JN292571

境界性人格障害＝BPD
実践ワークブック

はれものにさわるような毎日をすごしている方々のための具体的対処法

著
Randi Kreger　James Paul Shirley

監訳
遊佐安一郎

訳
野村祐子　束原美和子　黒澤麻美

星 和 書 店

Seiwa Shoten Publishers

2-5 Kamitakaido 1-Chome
Suginamiku Tokyo 168-0074, Japan

The Stop Walking on Eggshells Workbook

Practical strategies for living with someone who has borderline personality disorder

by

Randi Kreger

with

James Paul Shirley, L.M.S.W.

Translated from English
by
Yasuichiro Yusa
Yuko Nomura
Miwako Tsukahara
Asami Kurosawa

English edition copyright©2002 by Randi Kreger
New Harbinger Publications, Inc., 5674 Shattuck Ave., Oakland, CA 94609
Japanese edition copyright©2006 by Seiwa Shoten, Publishers, Tokyo

この本は，無条件の愛なんて信じないといいながら，無条件の愛を与えてくれる，夫のロバート・L・バーコに捧げます。この数年にわたり，夫の愛，受容，私自身と私の境界性人格障害に関する仕事をサポートする姿勢が，このワークブックを可能にし，夫は決して知る由もない何万もの人々の生活を豊かにしたのです。ありがとう。

終わりはやってくる

　　　　　　　　　　　　　　　　　　キャリー・ニューカマー

しっかり，しっかり手を握って
見渡す限り困難の海
だからここにいて，ここに立っているのだわ
だからじっと見下ろして，できるんだってわからせてやりましょう
そして最後まで乗り切るの
うそじゃないわ　終わりはやってくる

深い苦しみに癒しはわずか
夜は眠れず寝返りばかり
本当よ，知っていることを教えるわ
困難はかならずやってくる
ええ，困難は去っていく
聞かれもしなかったけど，言っておくわ
うそじゃないわ　終わりはやってくる

だから，ここにおいて，ちょうどここに
悲しみのすべて，苦しみと恐れのすべて

どうしてこんな深みにはまるのかはわからない
どうしてこんなにつらいのか説明もできない
宝石のように輝くときがあるのか
乗り越えてきたものの分だけいっそう輝くのか
だからこんな時間をしっかり握り締めて
うそじゃないわ　終わりはやってくる

真っ暗な闇のせいで
今までで一番つらかった時間のせいで
信じられないくらいやさしくなれる
それでも，ほしいものを求めるのは難しい
でもまだあきらめないで
うそじゃないわ　終わりはやってくる
うそじゃないわ　終わりはやってくる

目　　次

　　まえがき　xv
　　謝　辞　xviii
　　はじめに　xxi

パート1　混乱状態から解明へ：境界性人格障害の理解　1

第1章　はれものにさわるような状況：境界性人格障害の特徴をもつ人と関わっていますか？……3

　現在どう感じていますか？　4
　このワークブックがどう役立つのでしょうか？　5
●アクション・ステップ1　このワークブックが伝授する技術（スキル）の優先順位づけ　6
　知的・感情的・自己改造につながる理解　7
　　知的ルート　8
　　感情的ルート　8
　　自己改造ルート　9
　ボーダーライン・ダンスでのあなたの役割　10
　　自分を変えることで状況も変えられるのです　11
　　変化はあなたが「間違っている」ことを意味していません　12
　旅の第一歩　13
●アクション・ステップ2　あなたの関わっている誰かが，ボーダーラインの特徴をもっていますか？　14
●アクション・ステップ3　あなたの人生からの例　19
　今すぐヘルプが得られます　29

第2章　ボーダーラインを定義する：DSM-IVと認知の歪み…31

　ボーダーラインを理解することの益　32

新世紀におけるボーダーライン　32
　　人格障害とは何でしょうか？　33
　　DSM-IVによるボーダーラインの定義　34
● **アクション・ステップ4　あなたの愛する人は，DSM-IVの基準にあてはまりますか？**　35
　　ボーダーライン特徴の例　36
● **アクション・ステップ5　子どものための評価基準**　43
　　ボーダーラインの歪んだ信念と情緒　44
● **アクション・ステップ6　あなたの関わっているボーダーラインの人は以下の信念を抱いていますか？**　45
　　ボーダーラインの信念　45
　　大脳辺縁系：どのようにして非論理的な信念がはびこるのでしょうか？　55
　　　この知識の副次的な意味　56

第3章　ボーダーラインを定義する：下位分類 …………57

　　機能と行動タイプによるボーダーラインの分類　58
● **アクション・ステップ7　あなたのBPは連続体のどこにいますか？**　60
　　ローソン法によるボーダーライン行動の記述　61
● **アクション・ステップ8　魔女，女王，捨て子，あるいは，世捨て人**　62
　　魔女　62
　　　典型的な思考　62
　　　典型的な感情　63
　　　典型的なふるまいと中心的ジレンマ　63
　　女王　63
　　　典型的な思考　63
　　　典型的な感情　64
　　　典型的なふるまいと中心的ジレンマ　64
　　捨て子　64
　　　典型的な思考　64
　　　典型的な感情　65
　　　典型的なふるまいと中心的ジレンマ　65
　　世捨て人　65
　　　典型的な思考　65
　　　典型的な感情　66

典型的なふるまいと中心的ジレンマ　66
　　　ボーダーラインを抱えているとはどういう感じなのでしょうか？　67
●アクション・ステップ9　法廷のアクション・ステップ　67
　　　葛藤（双極価値＝アンビバレンス）の感覚　70
●アクション・ステップ10　沈没船のアクション・ステップ　71
　　　ボーダーラインの人の良い性質を思い出すこと　74
●アクション・ステップ11　プラスの面を強調する　75

第4章　一緒になると：対人行動パターン ……………………………… 77

●アクション・ステップ12　BP/non-BPパターンを明確化してみましょう　77
　　　鬼ごっこ＝あなたが鬼よ：投影ゲーム　78
　　　すべてあなたが悪い　80
　　　私の要求がなにより重要　82
　　　表なら私の勝ち，裏なら君の負け，あるいは勝ち目のない状況　83
　　　もう少し近くで距離をおいて　84
　　　言葉による虐待：「あなたをよりよい人間にするために言っているのです」　87
●アクション・ステップ13　ダイナミック（力動関係）の組み合わせ　93
　　　現実生活でのBP/non-BPの相互作用　95
●アクション・ステップ14　BP/non-BPパターンの発見・特定　96

第5章　洗脳101：ボーダーライン行動がどのようにあなたに影響するか ……………………………… 107

●アクション・ステップ15　ボーダーラインの人はどのようにあなたの人生に影響を及ぼすのでしょうか？　109
　　　あなたのニーズは何ですか？　111
●アクション・ステップ16　あなたのニーズや願望とは何ですか？　113
　　　ある女性の引き金　116
　　　ノン・ボーダーラインの人に対してボーダーライン行動が及ぼす影響　117
●アクション・ステップ17　捨て子，世捨て人，魔女，女王との生活　118
　　捨て子　118
　　　捨て子の行動についての典型的なnon-BPの思考　118
　　　Non-BPの思考から派生する典型的な感情　118

  Non-BP の感情が駆り立てる典型的な行動　119
  捨て子の親をもつことの影響　119
 世捨て人　120
  世捨て人の行動についての典型的な non-BP の思考　120
  Non-BP の思考から派生する典型的な感情　120
  Non-BP の感情が駆り立てる典型的な行動　120
  世捨て人の親をもつことの影響　121
 女王　121
  女王の行動についての典型的な non-BP の思考　121
  Non-BP の思考から派生する典型的な感情　122
  Non-BP の感情が駆り立てる典型的な行動　122
  女王の親をもつことの影響　122
 魔女　123
  魔女の行動についての典型的な non-BP の思考　123
  Non-BP の思考から派生する典型的な感情　123
  Non-BP の感情が駆り立てる典型的な行動　124
  魔女の親をもつことの影響　124
●アクション・ステップ18　ボーダーラインと２人の関係に関する神話を放棄すること　126
 悲嘆過程の通過　135
●アクション・ステップ19　悲嘆自覚のアクション・ステップ　135

第6章　否認を超えて：変えられないものを受け入れること（そして，変えられるものを変えるということ）……… 139

 関係の成果　140
●アクション・ステップ20　ボーダーラインの人を変化させるための過去の努力　142
●アクション・ステップ21　変化実験　144
 アイデンティティーの問題　147
 ボーダーライン行動はあなたに無関係です　147
  愛情をもって離れること　148
  ボーダーラインの人の問題から手を引くこと　149
 忘れないでください：「愛情をもって」距離をとるのです　150
●アクション・ステップ22（1）　愛情をもって距離をとることを学び

ましょう　150
- アクション・ステップ22（2）　距離をとるための表現　152
　　新しいスキルが古いスキルに取って代わります　153
- アクション・ステップ23　意見は違ってよいのです　154
- アクション・ステップ24　心の（あるいは現実の）休暇　156
- アクション・ステップ25　私がそう言っているからです！　158
- アクション・ステップ26　フランキーいわく，リラックスせよ　161
　　リラクゼーション・エクササイズの方法　161

第7章　自分自身を大切にすること：自分の現実を把握すること …165

　　信念があなたの現実を創り上げます　166
　　　どのようにして信念が現実を創り上げるのでしょうか？　166
　　　学習した教訓　169
　　　誰があなたの真実を決定するのでしょうか？　170
- アクション・ステップ27　消滅しそうになっていませんか？　170
- アクション・ステップ28　なぜ消滅するのですか？　173
　　自分の愛し方を学ぶこと　176
　　　大切にされた人生を生きること　176
- アクション・ステップ29　自分を大切にするアクション・ステップ（1）　177
- アクション・ステップ29　自分を大切にするアクション・ステップ（2）　179
- アクション・ステップ29　自分を大切にするアクション・ステップ（3）　181
- アクション・ステップ30　他人は私のことをどう思っているのでしょうか？　183
- アクション・ステップ31　自分で自分をどう考えていますか？　186
　　自己価値感を高める方法　187
　　個人的境界そしてあなた自身を大切にすること　192
　　　感情的虐待と言葉のうえでの虐待の周囲に境界を設けること　192
- アクション・ステップ32　実生活のなかでDEARを使うこと　194
　　境界についてのよくある質問　197

第8章　霧（FOG）をはらって：怖れ，義務感，罪悪感 ……201

感情的脅迫とは何ですか？　201
　活動状態のFOG　202
　感情的脅迫には二者が必要です　203
　脅迫はどう機能するのでしょうか？　204
FOGと感情的脅迫でのFOGの行使　205
●アクション・ステップ33　日常の容疑者を逮捕すること　206
●アクション・ステップ34　自分の人生をFOGから脱却させること　207
　怖れ　207
　義務感　209
　罪悪感　210
　FOGを切り抜けて　212
●アクション・ステップ35　FOGと闘うテクニック　212
●アクション・ステップ36　予想して実行すること　216
　得られるものを心にとめ続けましょう　216

第9章　話を聞いてもらうこと：ボーダーラインの人との意思疎通 …219

正しいコミュニケーション方法を選択すること　219
　聞く能力と才能　220
　激怒しがちな人にDEARを用いること　221
●アクション・ステップ37　激怒状態の間は離れること　222
低機能BPに話を聞いてもらうための秘訣　223
　練習，練習，そして練習　225
●アクション・ステップ38　これらの言い回しを暗記しましょう　225
　「私」主語の文を用いること　226
　覚えておくべきこと　227
　異なった気分状態に対しての異なった対応　228
　不正確な憶測に対しての対応の仕方　230
斬って捨てるようなセリフや皮肉　230
　皮肉への対応　231
●アクション・ステップ39　練習，練習，そしてもう少し練習　232
　自分のものの見方を認めさせること　233

- アクション・ステップ40　語句を繰り返すこと　234
- アクション・ステップ41　正しい対応を選びましょう　237
   - 上級のコミュニケーション技術　239

パート2　賢い決断をし，実行する　245

第10章　選択肢を考察し，決断すること　247

　BPがあなたのパートナーである場合　247
- アクション・ステップ42　関係を診断すること　248
   - 安心感という要因　251
- アクション・ステップ43　決断することを避けること　252
   - 治療はどうなのでしょうか？　255
   - もし去ることを決心したら　256
   - BPの見捨てられ恐怖が発動するとき　256
- アクション・ステップ44　あの大きな吸い込み音を消しましょう　257
   - BPがあなたの子どもである場合　259
   - 入院　260
- アクション・ステップ45　治療センターをリサーチすること　262
   - 居住型の治療センター　263
- アクション・ステップ46　居住型施設の背景事情を評価すること　264
   - 長期プログラムを選ぶこと　265
- アクション・ステップ47　長期プログラムを評価すること　266
   - ティーンエイジの子どもが治療を拒否した場合　267
   - 入所措置が効果をあげていないことを示す赤旗信号　269
- アクション・ステップ48　預け先を監視すること　269
   - BPがあなたの親である場合　270
- アクション・ステップ49　自分の感情に対処すること　271
- アクション・ステップ50　違うやり方で行動するために決断すること　272

第11章　資格を有する専門家のヘルプを見つけること　279

　第一に，有害なことをしないように　280

臨床家を見つけることが難しい理由　281
弁証法的行動療法　283
どこにいても臨床家を見つける方法　284
　精神科医に尋ねるべき質問　286

用語解説　289
文　献　302
著者紹介　304
訳者あとがき　305
監訳者・訳者紹介　306

まえがき

　このワークブックは，境界性人格障害（Borderline Personality Disorder：以下BPD）を抱える人の家族や友人たちを直接的に助けるのみでなく，このような家族や友人をクライアントとして診ているメンタルヘルスの専門家たちに，希望のもてる新しいアプローチを提供するものです。ちょうど，アルコール依存症から間接的に影響を被っているクライアントを担当する臨床実践家にとって，アルコール依存症の人々の自助団体（Al-Anon）が最良の友であるように，"Stop Walking on Eggshells"（Mason and Kregar 1998）とこのワークブックは，オンラインサポートグループとともに，BPDに間接的な影響を受けている人々のための支援を提供できるコミュニティーへの第一歩となるでしょう。

　今日，BPD治療は，1970年代の初期にさまざまな中毒の治療が直面した問題の多くを抱えています。当時，社会は「嗜癖・中毒」を深く恥ずべき個人的な問題であり，かつ個人の道徳上の失敗であるとみなしていました。ほとんどのメンタルヘルスの実践家は，それほど道徳観念に縛られてはいませんでしたが，多くがなお悲観的であり，楽観的な考え方の人でも「治療は難しい」という程度でした。2つの実践的手段がこういう態度に変化をもたらしました。第一に，臨床家は治療過程での共同作業者として，セルフヘルプ（自助）団体と連動することに，前向きな姿勢をとるようになりました。第二に，臨床家は欠くことのできない役割を果たすものとして，家族を治療過程に含めるようになりました。結果的に，現場の臨床家が嗜癖の間接的な影響，すなわち，「相互依存状態」を認識し始めるにつれて，さまざまな改善が生じてきました。この相互依存は中毒のサイクルを断ちにくくしてしまうもので，別個の臨床的な注意を要するものなのです。

　現在，嗜癖に関して効果があった原則が，BPDに関しても機能することが

証明されつつあります。クリーガーの対人関係アプローチは常識的で簡潔なものであり，古典的で，より限定された精神内界を扱う個人的なアプローチがしばしば失敗してきた部分で，効果をあらわします。私は，クリーガーの「ようこそオズへ」(Welcome to Oz) と呼ばれるインターネット上のサポートグループファミリーにおける，治療に関する相談者という役割を通じ，このワークブックに収載されている法則を用いて，人々が良い結果を生み出しているということを目にしてきました。BPDである友人，パートナーや家族に対処しようとがんばっている人々は，"Stop Walking on Eggshells"（以下"SWOE"と略す）というクリーガーの前作が情報を補完する形で成立している，オンラインのサポートグループが，カウンセリングよりも速やかで効果的なヘルプとなった，と繰り返し主張しています（クリーガーと統計学教授エディス・クラッチオーロの調査《Cracchiolo and Kregar 1997》によると，「ようこそオズへ」の《当時250名いた》メンバーの75％が，大切な人への対処という問題について，専門家に援助を求めたことがありました）。

　セラピストが"SWOE"に含まれる情報をもっていればよかったのにとか，クリーガーのウェブサイトや「ようこそオズへ」のサポートグループを紹介してくれればよかったのに，というオンライングループ参加者の声がどんどん耳に入ってきます。仲間同士の支援と適切な情報との組み合わせが効果をあげているのです。

　このワークブックのゴールは，"SWOE"を読み，オンラインサポートグループに参加するという有益な経験をできるだけ再現していくことです。実体験の編集に基づいた現実的なシナリオを使い，クリーガーと私は，読者の皆さんが，"SWOE"に記述されている諸法則の適用に必要な知識と自信を築くべく考案された一連のアクション・ステップを進んでいけるように，ガイド役をします。結果的に，BPDに関する学術的な記述ではなく，むしろBPDの引き起こす問題行動に対処するためのガイドブックとなりました。

　私たちの仕事の長期的な結果として，願わくば，共通の言葉を話す（理解・意思疎通のできる）人たち，BPDに対応するためのテクニックを知っている

人たち，そして現実の生活の中でこれらのテクニックをどう応用していくか理解している人たちのコミュニティーが発展していってほしいのです。もし，このワークブックが，たとえ1人の人でも人生のコントロールを取り戻すことを助けられたなら，私たちは成功をおさめたといえると思います。

　　　　　　　　　　ジェイムズ・ポール・シャーリー，M.S.W.

謝　辞

　この本の著者として私の名前が記されていますが，この本を世に送り出すことに貢献した人々は書ききれないほどに存在します。最初に，ジェイムズ・ポール・シャーリー，M.S.W. をはじめとする本書の主要な貢献者諸氏に心から感謝いたします。シャーリー氏は，この本の検討を重ね，多くのアクション・ステップを作成してくださいました。そして，編集者・ライターであるウィン・ブラウンは，原稿の編集とボーダーライン（境界性人格障害）の子どもたちに関するセクションの一部を書くにあたり，大活躍しました。その他の貢献者，"I'm Not Supposed to Be Here : My Recovery from Borderline Personality Disorder"（2002）の著者であるレイチェル・ライリンド，"Hope for Parents : Helping Your Borderline Son or Daughter without Sacrificing Your Family or Yourself"（Winkler and Kreger 2000）の共著者であるキャシー・ウインクラー，そして "Love and Loathing : Protecting Your Mental Health and Legal Rights When Your Partner Has Borderline Personality Disorder"（Kreger and Williams-Justesen 1999）の共著者，キム・ウィリアムズ＝ジャスティセンにも感謝いたします。

　サイバー・スペースでは，BPD の人々の家族や友人たちのためのインターネットコミュニティーである「ようこそオズへ」（Welcome to Oz：以下 WTO と略す）を創造し，参加してくれたすべての人々に感謝いたします。WTO メンバーからのフィードバックは，本書の出版をできるだけ有効なものにするために，この上なく貴重なものでした。私はまた，社会心理学者でメーリングリストの管理チーフであるリタ・クロッソン，M.A. とエディス，ジェイムズ，エリック，デボラの持続的な指導と援助に対して感謝いたします。このワークブックは，WTO のファシリテーターと，現在あるいは過去における WTO の仲間たちの達成したものを反映しているのです。メンバー

たちはいつも私に，"SWOE" とこのワークブックに載っている技法を用いることにより，ボーダーライン行為の破壊性がやわらげられる，あるいは排除すらできるということを思い出させてくれます。

「実世界」でこのワークブックを出版することを可能にしてくれた人々に特別の感謝の念を示したいと思います。"SWOE" の共著者ポール・メイソン，M.S.，夫のロバート・バーコ，私の守り神であるエディス・クラッチオーロ，そして New Harbinger 社のすべてのスタッフ，特にパトリック・ファニング（このプロジェクトでの私の魂の指導者）に対して。同社では，経営者から顧客サービスで働く人々まで，全員熱心で協力的で柔軟な姿勢を示してくれました。"SWOE" とこのワークブックを出版するという同社の決意は，数千にのぼる人々が自分の人生を取り戻すのを助けました。

"SWOE" と，私の出す小冊子の注文に遅れないようにすることは，繊細かつ決定的に重要な仕事です。アラン，メアリー＝ジェインと PIP Printing 社のスタッフには，小切手が未処理の時でも小冊子が迅速に送り出されるようにしてくれたことに対して，ナンシー，ダイアンと，ニューヨークの Book Clearing House 社の全スタッフには精力的なサービスと電話をかけてくる人たちへの思いやりに対して，merci beaucoup（フランス語：どうもありがとう）と言いたいです。

特別に私を触発したメンタルヘルス関係の著者たちには，非常に素晴らしい作品である "Better Boundaries：Owning and Treasuring Your Own life"（1997）の著者であるジャン・ブラックとグレッグ・エンズ，セルフヘルプ関係のライターであるビバリー・エンゲル（主として "Loving Him without Losing You"《2000》に対して），"Understanding the Borderline Mother：Helping Her Children Transcend the Intense, Unpredictable, and Volatile Relationship"（2000）の著者クリスティーヌ・アン・ローソン，そしてスーザン・フォワードとドナ・フレイザー（特に "Emotional Blackmail：When the People in Your Life Use Fear, Obligation and Guilt to Manipulate You"《1997》に対して）がいます。

ジェイムズ・ポール・シャーリーとポール・メイソンに加え，マクリーン病院で外来人格障害担当副部長を務めるジョージ・スミス, L.I.C.S.W., ハーバード・メディカルスクールの臨床指導者兼ケンブリッジ家族言語プロジェクトのディレクターであるテレサ・ホワイトハースト博士は，このワークブックのためのインタビューに，ご親切に時間を割いてくださいました。

最後に，励まして，正しいことをしていると勇気づけてくれたメアリー・J・Tと，私がこの仕事が大切なものであって，何があっても続けるべきだということを忘れないようにしてくれた数人の人々にも感謝します。皆さんが私を支え続け，この本を可能にしてくれたのです。

はじめに

　境界性人格障害（Borderline Personality Disorder：BPD）の人の行動が，どのように家族に影響するのかについて調査・記述するために，5年以上の歳月を捧げることになるとは，当初は思っていませんでした。ある種の仕事では，こちらが選ぶ側ではなく，仕事が私たちを選ぶのです。もしくは，シンガーソングライターのキャリー・ニューカマーが"Close Your Eyes"（瞳を閉じて）で使った言葉を借りれば，「どうして私がこの仕事をすることになったかはわからないけれど，その仕事が求めてくれば，駆けつけずにはいられない」ということです。

　私のボーダーライン（境界性人格障害）との関わりは，個人的な探求心から始まりました。1990年初期，私の人生に大きな影響を与えた人が，ボーダーラインの特徴をいくつか抱えていたことを知りました。この障害について全く聞いたことがなかったので，この人の見せたような歪んだ行動が，いかに愛する者たちに影響を及ぼすかについての知識を，熱心に探し求めました。そして，答えを知っている臨床家はほとんどいないこと，ざっくばらんに言ってしまえば，答えの探求すらもしていないことを知りました。

　これは驚くべき事態だと感じました。精神疾患の診断と治療についての標準的な参考書である「診断と統計のためのマニュアル第4版（DSM-IV）」によると，境界性人格障害の定義づけそのものに，負の影響を与える形で他者を巻き込むことが含まれています。ボーダーラインを抱える人たち（BP）は，感情的にあるいは言葉のうえで虐待を行い，操作的であり，嘘つきで，他人の言うことを否定し，要求が多く，共感する力に乏しくて，理不尽であり，不公正で自己中心的，子どもに対して虐待的といったように他人の目に映ります。これは彼らの内的な苦痛の結果なのです。かといって，ボーダーラインの人の及ぼす影響がとても破壊的であることに変わりはありません。なぜ

誰もこの問題を研究していなかったのでしょうか？

　DSM-IV によれば，ボーダーラインの罹患率は，人口の2％に及び，北アメリカでは，600万人にのぼります。しかし，その統計は，人為的に低くおさえられています。私がワークショップを行うときに，参加する臨床家の約半数が，クライアントのカルテに二次的な診断（よくあるのはうつ，摂食障害，薬物乱用のような物質依存）を記載することを学んだと言っています。これには2つの理由があります。第一は，保険会社の中に，人格障害の治療に対する支払いを拒否するものがあるということです[注1]。ボーダーラインの諸症状は改善するのだということが，薬物療法や精神療法によって示されているにもかかわらず，保険会社は人格障害を「治癒不能」とみなしているのです[注1]。第二は，メンタルヘルスの臨床家たちが，ボーダーラインという恐るべきスティグマ（烙印＝汚名）から，患者たちを守ろうとしているということです。ボーダーラインの人々が改善を示さないといって責めたり，BPDと診断された人たちは治療しない，という態度をとっている臨床家によって，額に緋色でBと刻まれた状態のことです。烙印を押されているのが主たる症状のようになってしまうのです。したがって，2％という数字は実際よりもずっと低いと私は考えています。

　各ボーダーラインの人（BP）が，それぞれ3人の人に影響を及ぼしているとすれば，ボーダーライン行動は3,000万人の人々に強い影響を与えていることになります。その代償は計り知れません。激しい対立抗争含みの離婚，物質乱用，自殺，生産性の喪失，犯罪行為，家庭内暴力，入院，セラピストのバーンアウト（燃え尽き症候群）などです。金銭と生産性でのロスは総計でどのくらいかわかりませんが，おそらく何億ドルにもなるでしょう。

　しかし，金銭のことは私の主たる関心事ではありません。治療を受けることを拒否している虐待的な BP による（自ら BP になる危険にさらされている）子どもへの虐待の防止を助けたり，感情的，言語的，さらには肉体的な

注1）日本とアメリカの保険システムは非常に異なるため，このままでは日本の現状には合いません。

虐待をとめることはできないと感じているパートナーにパワーを与えるために，この仕事をしているのです。ボーダーラインの人々は，普通，虐待しようと意図しているわけではないのですが，その行動は虐待になりうるのです。さらに言葉による虐待と感情的な虐待は，ボーダーラインに加担する点で，身体的な虐待と同じようにひどいものです。言い換えるならば，私の使命はボーダーラインの治療ではなく，その予防です。

メンタルヘルスの専門家や，メディア（大体は有名人を「報道官」として病を報じるわけですが），あるいは BPD が BP 本人と周囲にいる人々に与える多岐にわたる影響の問題に関して，サポートや情報を与えることになっている公的あるいは私的なメンタルヘルス組織があてにならないことを知ったとき，私はインターネットサポートグループを立ち上げ，セラピストのポール・メイソンと共に（最終的に "Stop Walking on Eggshells" としてまとまった）本を書こうと決心したのです。

私たちの望みは，何百万といる「ノン・ボーダーライン」の人々，略して non-BP（ボーダーラインの人のパートナー，友人，家族）の体験を有益なものにすることにあり，すべてのタイプの障害に対しての意識を高め，ボーダーライン行動を混乱，混沌，あるいは虐待として体験している家族や友人に，対処する方法や，より健全なふるまいを教えることにあります。ポールが科学的研究からできる限りのものを搾り出す一方で，私は，ボーダーラインの人々と関係している人たちとの会話を始めました。こういう人たちを見出すことができたたったひとつの場所，つまりインターネットと，アメリカオンラインで。

話題を共有するため，1995 年 12 月にオランダのコンピューター指導者による技術的な支援を受けて，私はインターネット上のリスト形式のサポートグループを開始しました。「ようこそオズへ」（Welcome to Oz）（「オズの魔法使い」の主人公であるドロシーがカンザスからオズへ旅をしたときの迷いさまよう姿にちなんだものです）というメーリングリストは，総計 2,000 名のメンバーをもつ複数のグループへと，花ひらきました。

ポール・メイソンと私はこれらのインターネット上の討論を，"Stop Walking on Eggshells（SWOE）"の青写真として用い，New Harbinger 社がこれを 1998 年 7 月に出版しました。'The Little Book that Could'（やればできる小本）は，4 万 5,000 部（原著執筆時まで）を売ることができましたし，数回にわたり Amazon.com の「注目の本」リストに入りました。もともと「読者層が狭すぎる」とか「誰も境界性人格障害なんて聞いたこともない」という理由で，30 にのぼる出版社に拒否された特殊な本にしては悪くない成績です。

　読者とオンラインサポートグループの参加者は，ボーダーラインである家族あるいは友人が，治療を受けることや共同での問題解決を拒否したときでさえ，自らの洞察やお互いから得られたサポートと，"SWOE"に書かれた手段や情報を使って，人生のコントロールを取り戻し始めました。私たちのウェブサイトとメーリングリストは，他の人々がサイトやリストを展開する動機づけとなり，インターネット上で豊かなボーダーラインの情報源を作り上げてきました。

　次に私は，自分自身の出版社，Eggshell Press 社を創設し，スペース不足のため "SWOE" では詳しく触れなかった内容も編集・出版しました。こうして世に出たのは "Love and Loathing：Protecting Your Mental Health and Legal Rights When Your Partner Has Borderline Personality Disorder"（Kreger and Williams-Justesen 1999）（星和書店より 2006 年夏，出版予定），"Hope for Parents：Helping Your Borderline Son or Daughter without Sacrificing Your Family or Yourself"（Winkler and Kreger 2000）（星和書店より 2006 年夏，出版予定），3 枚 1 組の CD である "You're My World：A Non-BP's Guide to Custody" と，"I'm Not Supposed to Be Here：My Recovery from Borderline Personality Disorder"（Reiland 2002）（星和書店より 2006 年春，出版予定）です。

　大半のライターたちは，読者とほとんど接触しません。しかし，私はインターネットサポートグループと数回の対面集会によって，non-BP たちがど

の程度"SWOE"で示される規則と技法とを理解し，用いているのか測ることができました。長い間，メーリングリストのメンバーたちは"SWOE"にはあまりに密度濃く情報がつまっているので，5, 6回は読んで，重要な部分にマークをしたり，欄外に書き込みをしないとならなかったと私に言っていました。明らかに，BPとnon-BPとの相互作用，かかわり合いは大変に複雑なので，"SWOE"にある内容を実人生に適用するためには，援助が必要となるようです。

　人々は，「なぜ私の関わるBPはこのようなことをしたのだろう」「このような状況で，何をすべきだったのだろう」「この混乱した行動はいったい何を意味しているのだろう」といったことが知りたかったのです。ボーダーラインは複雑な障害であり，頭のみでの理解を自己啓発には変換できません。もっとも重要なのは，non-BPが"SWOE"に詳述されている悲嘆段階とBP対non-BP関係の5段階を進んでいくには，時間とフィードバックが必要だということです。

　そこで，このワークブックのアイディアが生じたのです。科学的な研究に基づくものではありません。そんなものは存在しないのです。ボーダーラインに関する科学書ではありません。実際，ボーダーラインがテーマではないのです。この障害をもった人とどのように一緒に生活し，なお自分自身の人生をコントロールしていくかがテーマなのです。私のBPやnon-BPとの経験，臨床家へのインタビュー，5年間にわたる「ようこそオズへ」(Welcome to Oz)の共同運営という作業がもとになっているのです。実生活でボーダーラインのふるまいがどのように作用するかを示すために，エクササイズとアクション・ステップには，"I'm Not Supposed to Be Here"の一部を使うものもあります。

　このワークブックはnon-BPのためのバイブルでもありません（"SWOE"をバイブルと呼ぶ人もいますが）。なぜなら完璧なものになるためには，あまりにも多くの「変数」が絡んでいるからです。つまり，ボーダーラインの人たちはさまざまなパターンで行動し，180度正反対の行動もありうるので，

家族や友人のニーズも全く異なったものになります。Non-BPの心を悩ます関心事は，BPとnon-BPの関係の種類によっても違ってきます。よって，このワークブックでは，すべての人にすべての答えを届けようとするより，物事をできるだけ簡潔で普遍的な形にとどめることにしました。より特殊化された情報を求める場合は，"SWOE"と巻末に掲載した文献を参照するとよいでしょう。

しかし，このワークブックを本当に役立てたいなら，読むだけでは十分ではありません。アクション・ステップを掲載の順番どおりに実行し，テクニックを練習する必要があります。理想としては，すでに"SWOE"を読んでいるか，このワークブックと並行して読むように計画していただきたいのです（ただし必須ではありません）。

また，New Harbinger社のサイト（www.NewHarbinger.com）を開いてみることもお勧めしたいと思います。そこでは，自己愛的な両親，境界，怒り，アサーティブネス（注：他人の権利を侵害せず着実に自己主張できる能力），ストレス，不安，物質（薬物など）乱用，トラウマ，自己の許し，育児など，関連した問題や，読者にふさわしいその他の問題についての本やテープを紹介しています。同社は，ボーダーラインを克服したいと願う人々のためのセルフヘルプの本 "The Angry Heart: Overcoming Borderline and Addictive Disorders（Santoro and Cohen 1997）も出版しています。

さて，最後の重要な情報です。多くのBPは，感情的に激しい苦痛を味わっており，メンタルヘルスシステムの常連客です。このタイプの人たちは，機能水準が低くて，問題を抱えていることを素直に認めるため，臨床家やメンタルヘルス関係の組織によく知られています。けれども，あなたが本書を読んでいるということは，ボーダーラインの特性をもちながら，そのことを否認している人と関わっているのでしょう。"SWOE"の読者やWTO（= Welcome to Oz）のメンバーたちはほぼ例外なく，治療を拒否し，人との関係の中で生じる問題はすべて相手側が悪いせいだと感じるような，ボーダーラインの特徴をもつ人と関わっています。

私が接触した臨床家とボーダーライン関連組織のほとんどは，診断が下され，各自がある程度の責任を負担し，時々 BP の家族が治療に参加するような人たちを扱っていました。こういう専門家は，機能レベルが高く自傷することのない BP のことをほとんど知りませんし，そのような人々の存在すら認めないグループもありました。

　自ら問題を抱えていることを認める低機能の BP と関わりのある non-BP との作業と，問題があることを否認する高機能の BP と関わりのある non-BP との作業は，否認状態のアルコール依存症患者と作業することと，治療中あるいは Alcoholics Anonymous（注：アルコール依存症の人たちの全国規模自助団体。アメリカでは長い歴史があり，効果が高いことで知られている。Anonymous とは匿名，無名という意味）に所属しているアルコール依存症患者と作業することと同じくらいに差があります。もし，あなたの人生の中に存在する BP が，治療の場で努力することや，新しい対人様式を試すことに乗り気であるのなら，それは素晴らしいことです。もし，そうだとしたら，すでに道のりの半分は消化できています。もし，そうではないとしても，このワークブックは，あなた自身と巻き込まれているすべての子どもたち（最優先事項です）のケアをするため，何をしたらいいのかということに気づくための助けになるでしょう。大人たちは，人間関係について自分自身で決断をすることが可能ですが，未成年の子どもたちはそうはいきません。BP は，強力で恐ろしい力をふるいうるので，何が起こっているのかを理解している大人たちは，子どもたちを守る道徳的な義務があると——私は——信じています。

　このワークブックが，あなた自身や BP をよりよく理解することに役立つことと，あなた自身とあなたの愛，支え，保護に頼っている子どもたちのために，最良の決断を可能にすることを祈っています。

パート 1

混乱状態から解明へ：境界性人格障害の理解

第1章

はれものにさわるような状況：
境界性人格障害の特徴をもつ人と関わっていますか？

　　　　強引に酒を3杯飲まされた後，洗濯機の脱水サイクルで回されて，それから
　　　　Pin the Tail on the Donkey（目隠しをして，ピンでロバの絵に尻尾の部分を
　　　　刺しとめる福笑いのような遊び）をさせられたような感じです。これで正しい
　　　　場所に置けないなら――神様がお救いくださるだろう。
　　　　　　　　　　インターネットサポートグループ「ようこそオズへ」のメンバー

　おそらくあなたは，自分の人生に関係している誰かが境界性人格障害であるという疑惑をもっているので，このワークブックを読んでいるのでしょう。あるいは，タイトルにピンときたのかもしれません。友人やセラピストに薦められた可能性もありますし，ポール・メイソン，M.S. と私の書いた"Stop Walking on Eggshells : Taking Your Life Back When Someone You Care About Has Borderline Personality Disorder"（1998）（邦訳書：荒井秀樹，野村祐子，束原美和子訳『境界性人格障害＝BPD：はれものにさわるような毎日をすごしている方々へ』星和書店，2003）をすでに読まれたのかもしれません。
　どんな状況であるにしても，現在あるいは過去における対人関係が，あなたに痛みを与えている可能性が高いと思われます。この悲しみの原因になっている人物は，健在であなたの毎日の生活の一部になっているのかもしれま

せんし，ずっと昔に亡くなった親だという場合もあるでしょう。苦痛の根源が誰なのか，あるいは何であるのか，わからないでいるのかもしれませんし，ましてやその苦しみに対して何をすべきか，ということはさらにわかりにくいでしょう。苦痛が自分にどういう影響を与えてきたのか，描写することすらできないかもしれません。けれども，あなたは何かがおかしいこと，ずっとおかしかったことを感じているのです――『マトリックス』の主人公のように。

境界性人格障害（Borderline Personality Disorder：BPD）は，障害を抱える人と，その人と関わる人の双方に苦痛をもたらします。絡み合った生物学的要因と環境的要因のせいで，ボーダーラインを抱える人々はとても苦しんでいるのです。恥や激しい自己嫌悪を感じているかもしれませんし，自分が本当は何者なのか問い続けているのです。強烈な見捨てられ恐怖と，交互に入れかわる親密さへの欲求と分離への願望が，しばしば不安定な対人関係につながるのです（第2章でより正確な定義づけを示します）。

現在どう感じていますか？

あなたは孤立しているとか，人が信じられないとか，自分は欠陥人間などと感じていますか？　意見の対立を怖れ，次の恐ろしい出来事――悪くすれば修羅場のようなもの――が起きるのを，手をこまねいて待つだけの人生を生きていますか？　大切ではあるけれど不健全な関係から，逃げることもそこにとどまることもしかねて，囚われの身のように無力に感じていますか？

あなたはアメリカとカナダに3,000万人いる「ノン・ボーダーライン（non-BP）」と言われる人々のひとりなのかもしれません。これは境界性人格障害の特徴をもつ人々に，自分の人生が影響されている人々のことです。ここでとりあげる「通常でない思考や感情」には名前，診断名があるのです。そして，このワークブックや巻末に掲載した文献などの助けを借りれば，あなた

はこの問題に対して「何かする」ことができるのです。

このワークブックがどう役立つのでしょうか？

　うつ病のような脳の病気は，病んでしまった人に最も直接的な影響を与えます。もちろん，他の人たちが後始末をしなければならないこともあります。けれども，うつ病の女性が釣竿とマッチだけを与えられて，熱帯の島に1人で置かれたとしても，「うつ病の女性が1人そこにいる」ことに変わりはありません。空腹でひどく日焼けしたうつ病女性，ということになるでしょう。何よりしっかりと理解すべきなのは，彼女こそが一番影響を受けている人間だということです。

　しかし人格障害というのはこのようなものではありません。障害を抱えた人とその友人，家族，その人と関わるどんな人も影響を受けるのです。まさにこの事実が人格障害の定義でもあるのです。仮に境界性人格障害の特徴をもつ人（BP）を無人島に行かせて，やぶに隠しマイクをしかけ，望遠鏡でこっそり監視したとすると，自己同一性障害，不安定な対人関係，現実に，または想像の中で見捨てられることを避けようという常軌を逸した努力，といった決定的なボーダーラインの特徴を観察することは難しいでしょう。関わり合う人間がいなければ，このような特徴は表面化しないものなのです。アメリカ精神医学会が，精神疾患のガイドブックとして出している「診断と統計のためのマニュアル第4版（DSM-IV）」に書かれているように，人格障害のいくつかの特徴は，目撃したり関わり合ったりする（「ボーダーライン・ダンス」とも言います――ふたりでステップを踏む社交ダンスをイメージしてください）もうひとりの人間の存在を前提にしているのです。

アクション・ステップ1
このワークブックが伝授する技術（スキル）の優先順位づけ

　このワークブックは多くのスキルを教えます。以下にそのいくつかを挙げました。あなたにとっての最重要項目には「1」，二次的な関心事には「2」，一番関心の低い項目には「3」を記してください。

＿＿＿あなたと関係している誰かが，ボーダーラインの特徴をもっているかどうかの判断を助ける。

＿＿＿ダメージの回復を試みるため，あなたや他の人々がこの問題にどのように影響されてきたのか説明する。

＿＿＿望まない結果を予防できるように，ボーダーラインの行為があなたにどう影響するかということに焦点をあてる。

＿＿＿ボーダーラインの人たちがどのように世界を見ていて，その世界観があなたの人生とボーダーラインの人たち自身の人生にどういう影響を与えるのか，解明する。

＿＿＿どう対処したらいいかわかるように，ボーダーラインの人がなぜ人を混乱させるようなふるまいをするのか，説明する。

＿＿＿よりよい決断ができるように，脳がどのように感情を処理するか，説明する。

＿＿＿あなたが変わろうとする動機づけとなるように，この障害が要求する代償の真の値を測ってみせる。

＿＿＿より効果的な対応ができるように，ボーダーラインの人の行動に対するあなたの反応を浮き彫りにする。

＿＿＿あなたの関わるボーダーラインの人に，自分の行動の責任をとらせるようにすること，そしてそこから学ばせるようにすることを手伝う。

___コントロールができるのだという感覚につながるように，あなたが自分自身の行為に責任をもつようになることを助ける。
　　___自分の人生の「所有者」になるために，人生をコントロールする力を高める方法を説明する。
　　___同じあやまちを何度も繰り返すのを防ぐ。
　　___混沌状態や危険な状況を最小限にとどめる方法を示す。
　　___あなたの個人的境界を見出し，それを伝達することを助ける。
　　___これらの境界をあなたの関わっているボーダーラインの人に伝えることを助ける。
　　___有能で資格をもった専門家の助けを見出すことに役立つ。
　　___多くの選択肢からの選択を助ける。

　この章では，あなたの視点からボーダーラインを考察して，どのように独自の「感情救急処置セット」をそろえていったらよいのかを示します。臨床家たちがどう境界性人格障害を定義しているのかは，次章で見ることにします。

知的・感情的・自己改造につながる理解

　続きを読まれる前に，このワークブックを最大限に生かすには，3つのレベル——知的レベル，感情的レベル，自己改造につながるレベル——で読む必要があることを説明しましょう。
　この知的ルート，感情的ルート，自己改造ルートは，「魔法の国オズ」から抜け出す，困難度が異なった3種類の旅路のようなもので，やや違う場所へ到達します。プラットホームに立っている人々は皆，どこかよそへ行きたいのです。現在の境遇が耐え難いものだからです。しかし，旅につぎ込むエネルギーと精神的な投資の量が最後にどこに着くか，ということを左右するのです。

知的ルート

　ボーダーラインに関する知的な理解を深めるためにこのワークブックを読む人たちは,「エメラルドの都」から心地よい遠足に出かける列車の客のようなものです。重いスーツケースはなく,地勢もなだらか,疲れる旅ではありません。言い換えると,心理学専攻者のようにボーダーラインの理論を学ぶのは,努力の要らないことではないにしても,長い間埋め隠されてきた可能性のある感情に直面することのように,人を脅かす性質のものではありません。容易な分だけ,最終的な見返りも大きくないでしょう。旅を本当に体験するというよりも,車窓から景色を眺めているのです。時間をかけてアクション・ステップを実行する代わりに,さっさとこのワークブックを読み進んでいくわけです。したがって,「旅」が終わっても,最終目的地が現状と期待したほどには違っていないと感じることでしょう。それはそれでいいのです。この時点では,無理なくできることをしてください。感情をこめて物事を精察する準備ができたら(次のレベル参照),自分でもその時が来たとわかるでしょう。

感情的ルート

　この行程を行く人々は罪悪感,悲しみ,怖れ,否認やその他の混ざり合った感情でいっぱいの重いスーツケースを引きずっています。列車が停まったとき,今までとは違うもっとさわやかな環境で,思い切って深呼吸ができるでしょう。言い換えると,単に知的な理解をするだけでなく,アクション・ステップを実行して,現状に対する自分の感情を明確化するということです。とはいえ,感じ方を変えるのは簡単ではありません。旅の終わりに,最終目的地を目で見ることはできるでしょう。他人の問題から一歩引いて,しかしその人への思いやりは保ち続けられるような場所,他人の苦しみが自分の苦しみに化けてしまわないような場所です。しかし,この新たな目的地への門は,錠がかかったままで,鍵もいまひとつ合いません。この段階はおそらく

必要な旅程です。本当に心の底から自分は変わったと感じられるほどに，知的理解が体の奥にまで浸透するには時間がかかります。繰り返しますが，時間をかけてください。そして自分に優しくしてください。

自己改造ルート

　この自己改造の道程はアクション・ステップを実行するばかりか，身近なボーダーラインの人への感じ方や関わり方に，新たな理解を組み込んでいくため，たくさんの努力をする準備のある人たちのためのものです。例えば，ボーダーラインの人の問題が自分にとって危機的状況になる必要はないと頭で理解することと，問題から一歩引いて，ボーダーラインの人が自分で問題を解決できるように自信回復を手伝うということは，別次元のことで，後者の方が難しいのです。

　変化は痛みを伴います。けれど，今の状態も苦痛です。アドバイスのいくつかは，現実の生活に本当に取り入れるのに時間がかかるようなものです。取り入れられた後でも変化への違和感があるでしょう。慣れていないのですから。それまでなかった悲しみの対象が生じるかもしれませんし，失ったものを惜しんで，胸が張り裂けるほどに泣くこともあるでしょう。そして，どうしても変えられない事実を受け入れるようになるのです。けれども，つらい努力にはご褒美があります。旅の終わりには，自分がコントロールできる新しい人生への鍵を手に入れられるのです。混沌や他人の苦痛，誰かを変えようという無駄な強迫観念に満ちた日々はもうありません。自分で自分の運命を選択できるところにたどり着き，これまでのように「反応」するのではなく，自分にとって最善の形で能動的に「行動」できるのです。

　この最終目的地がはるか彼方に思えても，到達できることはお約束します。たぶん，一気に，ではありませんが。列車は鈍速かもしれません。それでも，やり遂げられます。ゆったり構えて，完璧は期待しないでください。間違いを犯す余地を残してください。これは他の段階でも同様です。目的地が，旅をして行くだけの価値のあるものであることは約束できます。

ボーダーライン・ダンスでのあなたの役割

　ダンスの比喩を使って言うなら，あなたの愛するボーダーラインの人（BP）はダンスの仕方を変えられないし，変えようとしないでしょう。この本に関する限り，『クリスマス・キャロル』の有名なエピソード——けちで意地悪だったスクルージ爺さんが，ティム坊やに七面鳥を買ってやる——とか，頑固なへそ曲がり人間が市民権運動のリーダーに生まれ変わるとか，盗賊がお宝を孤児院に寄付するといった奇跡的変化は無縁のものです。ボーダーラインの人たちは回復しますが，このワークブックは，そもそも自分が「何かから回復しなければいけない」ということを信じようとしないような相手を，大切に思っているノン・ボーダーラインの人（non-BP）に向けて書かれているのです。

　あなたが本当の意味でこれを受け入れたなら（言うは易く行うは難し，ですが），変えられるのは自分だけであるという事実に納得がいくでしょう。これがわかれば，無力感は軽減し，さまざまな選択肢に目が開かれるでしょう。例えば，ボーダーラインの人のふるまいに対する見方を変えることもできるでしょうし，効果的な境界設定もできるでしょう。「非難合戦」をおしまいにすることもできるし，何もかも売り払い，ハワイに移り住むことだってありえます。子どもがいる場合，第一の義務は子どもの保護ですが，そこから先は世界があなたに向かって開いているのです。

　このワークブックはあなたが理屈と感情を連結させることを助け，次のことを教えます。

＊一歩引いて，「ダンス」（相互作用）の真の姿を見ること。これには（あなたとボーダーラインの人の）行動を客観的に観察することが必要になります。

＊ボーダーラインの人がダンスの「リード」役をしていて，あなたが必死

についていっていることを認識すること。しかもあなたは後ろ向きで踊っています。「リアクション（反応）」としてではなく，「アクション（自主的行為）」として動くこともできるはずなのです。
* どうやってより健全なステップを踏むかということ。言い換えると，コントロール不可能な状況をただ耐え忍ぶのではなく，自分自身と家族にとって一番いいように動き始めるということです。
* この新たな「ステップ」を学べば，助けを必要としている人たち——ボーダーラインの人や子どもも含めた家族のメンバー——に対して手本を示すことができるということ。

自分を変えることで状況も変えられるのです

　今現在，あなたはたぶん，状況の改善のためにはあなたの関わっているボーダーラインの人が変わらねばならないと思っているでしょう。もし，そのボーダーラインの人が13歳だとしたら，あなたの方が変わらねばならないと言われるのは，よりいっそう腹立たしいことでしょう。したがって，「責めを負うこと」と自ら変化を起こすことの違いを理解することが大事になります。

　もし他人の行動を変える力が本当にあるのなら，その能力を世界平和のために使うことができるでしょう。少なくとも，人々がこぞって商品を買うようになる方法を伝授するといって，小売業者に時給300ドルくらい要求することができそうです。実際は，変わりたいと望んでいるときに自分自身を変えることすらも，十分に難しいとおわかりでしょう。それなら，変わる気がない人が変わる可能性というのはどんなものでしょう？　ほぼゼロでしょう。マイナス10かもしれません。人々は，未知のものへの恐怖よりも，現在の苦痛の方が甚大であるときに変わるのです。ボーダーラインの人が，自分の行動の当然の結果としての報いを，受けなくていいようにしてあげればあげるほど，その人が変わる可能性は低くなります。ここにあなたのパワーがあります。自分の人生をコントロールする能力，自分のために最善の選択をす

る能力，ボーダーラインの人に自分の行為の結果に直面させる能力です。

変化はあなたが「間違っている」ことを意味していません

　変化が求められているということは，今のままではだめだということではありません。ここでの意味は，あなたが大切に思う人は人格障害を抱えているので，関係改善がゴールであるなら，その目標のために行動を変容させる精神的な能力はあなたの方がもっている，ということです。たとえ話をしてみましょう。もしあなたの大事な人が腕を骨折したらどうしますか？　しばらく我慢して，夕食の支度をしたり外食したりするでしょう。ボーダーラインを骨折の延長と見てください。ボーダーラインの人はこの骨折を無視することもできるし，治療を受けるという選択もできます。この事実があなたに力を与えます。以下のような選択肢があるということなのです。

* 操作されているという感じを軽減する。
* 罠にはまって動けないという感じを軽減する。
* あなたと関わっているボーダーラインの人をよりよく理解する。
* 害を受けそうな他の人たち（特に子ども）にとってのロールモデル（手本）になる。

　けれども，根底にある価値観を変える義務はありませんし，ボーダーラインの人や他の誰かに，いいようにされてしまう必要はありません。病気の家族のために，1カ月の間，料理洗濯をすると決めることがあるかもしれません。しかし，その家族のメンバーが健康の改善のために医師が命じたことをするのを拒んだら，忍耐も続かないでしょう。
　同じように，ボーダーラインの人は好きで障害を抱え込んだわけではありません。あなたは絶対の忠誠を誓い，その人の気分がよくなるようにふるまうことはできます。けれども，その人が問題の存在を認めることやヘルプを求めることを拒絶するなら，はれものにさわるようにして生きる必要はない

のです。

旅の第一歩

　最初の作業はあなたに関係のある人物が，ボーダーラインの特徴をもっているかどうか判断することです。愛する人が脳の障害を抱えていると認めることは，決して簡単なことではありません（人格障害は脳障害です。環境的影響の他に医学的原因があるからです）。けれども，ほとんどの人が，自分の経験していることには名称があり，自分の頭がおかしくなっていっているわけではないとわかると大きな安堵感を得るものです。これはボーダーラインの人にも，ボーダーラインの人の行動に影響を被っている人にもいえることです。もしあなたの親がボーダーラインの特徴をもっていると，ボーダーラインの特徴のあるパートナーを選択してしまったかもしれません。そしてボーダーラインのパートナーと共に子どもを育てているのなら，どの子にしてもボーダーライン的な対処手段をレパートリーに取り入れつつある可能性があります。

　このワークブックを使っていくと，無数の答えが考えられる質問という形をとるアクション・ステップもあります。質問に答えるために，ノートなりコンピューターなりを用意してください。もしも質問が織り込まれていて，ノン・ボーダーラインの人のためのさらなるアイディアを含む，より体系的なものをお望みでしたら，"Stop Walking on Eggshells Action Step Journal" を購入することもできます。以下，記録をとるべき場合は ✏️ の印がついています。

アクション・ステップ 2
あなたの関わっている誰かが，ボーダーラインの特徴をもっていますか？

　ボーダーラインかどうかを決定するために用いられる大半の心理テストは，クライアントあるいは患者たちに向けられたものです。"SWOE"（Mason and Kreger 1998）初出の以下の質問は，McGraw-Hills社が3冊のテキストでも使用しているもので，誰かがボーダーラインかどうか，その人の友人や家族が決定することに，より適しています。ボーダーラインの人がどのように感じるかはわからないので，あなた自身の感情をものさしにすると，その人がボーダーラインの特徴をもっているかどうかを示す優れた基準となることがわかっています（しかし，それは科学的なものではなく，単なる目安です）。各問題の「程度」として最適の言葉に✓印をつけて，以下の質問に答えてください。

1. その人の過剰反応に対応するより楽だとか，問題に関して話しても事態が悪化するだけだという理由で，否定的な思考や感情を隠していると思いますか？
　　□問題ではない
　　□時々，問題と感じる
　　□問題と感じるときが半分ほど
　　□しばしば心配事になっている
　　□非常に心配な持続的問題である

2. あなたが自分側の説明をした後で，相手は自分の言い分（大体はあなたが「悪い」とか間違ったことをしているといったこと）を正当化するため，あなたの言葉を取り上げてねじ曲げますか？　その人は人生（とあ

なたたちの関係）の全問題についてあなたを責め，自分の行動が他の人々やその人自身にとっての問題の源となっていることを認めるのを拒否しますか？
　　□問題ではない
　　□時々，問題と感じる
　　□問題と感じるときが半分ほど
　　□しばしば心配事になっている
　　□非常に心配な持続的問題である

3. その人の怒りの爆発が予測不可能なので，いつも油断ができず，アドレナリンがどんどん分泌しているようで，次なる言葉の暴力を待っているかのような状況ですか？　その人を落ち着かせようとすると，もっと怒らせてしまいますか？　年中だまされてしまい，いつもガードしてかかることが身についてしまったので，楽しい時間を満喫するのが難しいですか？
　　□問題ではない
　　□時々，問題と感じる
　　□問題と感じるときが半分ほど
　　□しばしば心配事になっている
　　□非常に心配な持続的問題である

4. その人が，あなたのことを中間なしの，「すべて善い」か「すべて悪い」かのどちらかで見ているように感じますか？　この両極の変化に，理にかなった理由が何もないときがありますか？　毎日，仕事から家に帰ってくるとき，今日はいったい誰がドアのところで迎えるかな，と考えたりしますか？　あなたの愛に快く浴している人物なのか，激烈で暴力的かつ理にかなわない怒りからエネルギー供給を受けているかのような小暴君なのか，と。そういうことが起こっていると説明しても，誰も信じ

ませんか？
   □問題ではない
   □時々，問題と感じる
   □問題と感じるときが半分ほど
   □しばしば心配事になっている
   □非常に心配な持続的問題である

5. 操作されているとか，コントロールされているとか，さらにはだまされていると感じますか？　その人はあなたに自分の感情の責任をとらせて，欲しいものを手に入れようとしますか？（例：「ロックのコンサートに行かせてくれないなら，一生憎んでやる」とか，「クリスマスに帰郷しないで学校にとどまるなんて，感謝の気持ちがなくて自己中心的な娘にしかできないことだわ」など）
   □問題ではない
   □時々，問題と感じる
   □問題と感じるときが半分ほど
   □しばしば心配事になっている
   □非常に心配な持続的問題である

6. その人は，絶え間なく注目を要求するようですか？　万事がその人に関係しているかのようですか——例えば，あなた自身の医療上の決定でさえも。例えば，あなたのボーダーラインの妹は，他の誰かに注目が集まる誕生パーティーに参加できますか？　あるいは，自分に注目が戻ってくるような劇的な場面を作り出して，人々の境界を踏み越え，マナーを無視するようなことがありますか？
   □問題ではない
   □時々，問題と感じる
   □問題と感じるときが半分ほど

□しばしば心配事になっている
□非常に心配な持続的問題である

7. 自己中心的で要求が多いなどと言われるので，その人との関係において何かを求めることを怖れていますか？　その人はあなたのニーズは自分のニーズほど重要ではないとほのめかしたり，言葉に出して宣言したり，例示したりしますか？
   □問題ではない
   □時々，問題と感じる
   □問題と感じるときが半分ほど
   □しばしば心配事になっている
   □非常に心配な持続的問題である

8. その人は自分が「権威の声」になれるように，あなたのニーズや意見に対してひっきりなしに反駁しますか？　その人のあなたに対する期待は四六時中変わるので，何をしても的外れということになりますか？
   □問題ではない
   □時々，問題と感じる
   □問題と感じるときが半分ほど
   □しばしば心配事になっている
   □非常に心配な持続的問題である

9. 決してしなかったことをしたとか，決して言わなかったことを言ったとして責められることがありますか？　誤解されていると感じ，説明しようとしているときも信じてもらえていないと思いますか？
   □問題ではない
   □時々，問題と感じる
   □問題と感じるときが半分ほど

□しばしば心配事になっている
□非常に心配な持続的問題である

10. 周りの人々が，その人のことを言語的にも感情的にも，虐待的であると述べたり，あるいは，あなたに関係を終わらせるように促したりしますか？ その人は，自分よりあなたを愛することができたり，あなたに我慢できるような人間はいないのだと信じ込ませようとして，その人のもとを去ろうとしても妨害しようとしますか？
　　□問題ではない
　　□時々，問題と感じる
　　□問題と感じるときが半分ほど
　　□しばしば心配事になっている
　　□非常に心配な持続的問題である

11. その人の気まぐれや衝動性，予想不可能性のため，土壇場で台無しになるかもしれないので，交際上の約束や休暇，その他の活動を計画することが難しいと感じますか？ これは問題ではないと，他人に（そしてあなた自身に）納得させるために，その人の行為を弁解しますか？
　　□問題ではない
　　□時々，問題と感じる
　　□問題と感じるときが半分ほど
　　□しばしば心配事になっている
　　□非常に心配な持続的問題である

12. たった今，「他にも同じ経験をしている人がいるなんて信じられない」と考えていますか？
　　□はい
　　□いいえ

ここで 1.〜 11. の質問に対する答えを次のように点数化してみてください。

* 問題ではない＝ 0 点
* 時々，問題と感じる＝ 1 点
* 問題と感じるときが半分ほど＝ 2 点
* しばしば心配事になっている＝ 3 点
* 非常に心配な持続的問題である＝ 4 点

最後の質問に関しては「はい」の場合は 3 点，「いいえ」の場合は 0 点をつけてください。そして，合計点を以下の該当欄と比べてみてください。

* 20 点以上のスコアは，あなたが関わっているその人が多分ボーダーラインの特性をもっているということです。
* 11〜20 点は，ボーダーラインとボーダーラインではない境界にいる人と関わっているということを示しています。つまり，ボーダーラインの傾向をもっているけれども，ある程度抑制が利く人，ということです。
* 11 点かそれ以下のスコアなら，その人は，ボーダーラインではないということか，あるいは，「静かなアクティング・イン（acting-in：自分に向かう行動化）」タイプで，ひとに向かってよりむしろ（自傷行為や，自殺企図により）問題を内面に押し込めているボーダーラインの人だということを意味します。

■ アクション・ステップ❸
あなたの人生からの例

今度は，あなたが 2（問題であると感じるときが半分），3（しばしば心配

事になっている），4（非常に心配な持続的問題である）と答えた問題を見てみましょう。経験から得られたいくつかの実例をノートに簡単に書きとめてください。記憶を蘇らせるのに十分なだけでよく，ストーリー全体を書く必要はありません。参考にいくつかの実例を示してあります。ここでの話は，本書の中のすべての実例と同様に，個人を特定できないようにするために細かい部分を変更してありますが，インターネットサポートグループで共有された実話を基盤にしています。

1. その人の過剰反応に対応するより楽だとか，問題に関して話しても事態が悪化するだけだという理由で，否定的な思考や感情を隠していると思いますか？

●ゲイルの反応
　長年の経験で，母親の情緒が不安定なとき――特にアルコールを飲んでいるとき――反論しない方がよいということを学びました。どうでもいいことで議論をふっかけ，がんがんと頭に叩き込もうとするのです。何を言ってもこちらが悪いことになってしまうので，何も言いません。もし，質問をしてきたら，私はただ，「わからない」と言います。現在私は33歳ですが，「わからない」とだけ言うこともできるのだ，そして時にはこれで彼女を黙らせる効果があるのだ，と発見した日（わずか11歳のときでした）のことを覚えています。当時はすべての母親がそのようにふるまうものだと思っていました。

2. あなたが自分側の説明をした後で，相手は自分の言い分（大体はあなたが「悪い」とか間違ったことをしているといったこと）を正当化するため，あなたの言葉を取り上げてねじ曲げますか？　その人は人生（とあなたたちの関係）の全問題についてあなたを責め，自分の行動が他の人々やその人自身にとっての問題の源となっていることを認めるのを拒

否しますか？

> ●ロシェルの反応
> 　私は義理の姉と姪たち，そしてボーダーラインの兄を訪ねるために，車でジョージア州まで行きました。ボーダーライン行動が原因で，兄と最後に会ってからもう長い時が経っていましたが，そちらの方向へ向かっていたので，立ち寄ってみてもいいと考えたのです。そんなわけで，私が我々は長い間，話もしていなかったという事実を持ち出すと，兄は私が兄のことなどどうでもいいと思っている，両親は兄よりも私の方をかわいがっている――私はそうは思いません。兄がさんざん親を悲しませたのは本当ですが――とわめきだしたのです。兄はわめき続けましたが，同じ車の中にいたのでどこへも行くことはできませんでした。自分は医療技術者ではなく，医者になることを皆に期待されていたと言うのです。それから，まったく唐突に私の結婚式（1994年という大昔！）のとき，カメラマンに自分の写真を撮らせなかったと言って私を責め出したのです。何なのでしょう？

3. その人の怒りの爆発が予測不可能なので，いつも油断ができず，アドレナリンがどんどん分泌しているようで，次なる言葉の暴力を待っているかのような状況ですか？　その人を落ち着かせようとすると，もっと怒らせてしまいますか？　年中だまされてしまい，いつもガードしてかかることが身についてしまったので，楽しい時間を満喫するのが難しいですか？

> ●ビルの反応
> 　息子は16歳なので，時々，典型的なボーダーライン行動と典型的なティーンエイジャーの行動を見分けることが難しいのです。治療に行きたがらないので，この点は多分どうでもいいのでしょう。私たちは，恐怖を感

じながら暮らしています。私たちは，息子の暴力のせいで緊急に家から逃げ出す必要に迫られる場合に備えて，車の鍵を枕の下に置き，洋服を着たまま眠るのです。夜遅く電話が鳴るたびに，病院からではないかと思ってしまいます。また，予期しないときにドアのベルが鳴ると，「多量服薬をした，自動車事故に遭った，万引きをした，何でもありだ――警察だろう」という考えが自動的に浮かびます。

息子の治療には，何万ドルも――娘を大学に行かせられるほどの金額――かかりました。娘がこのせいでどれほどの影響を受けてきたのか，全く想像もつきませんし，率直にいって，深く考えるのは恐ろしいのです。息子は複数の違法行為にも関係していて，罰そうとする私たちの試みなどあざわらうのです。私たちはどうすることが期待されているのでしょう？　部屋に閉じこめる？　暴力に訴えて脅かされたとき，とうとう入院させました。しかし，息子はすぐ「ゲーム」を学習し，病院が望んでいるとわかったような答えを返したのです。私たちは，息子が18歳になり，彼の行為に法的な責任をもたなくてすむようになるまでの日数を数え続けています。息子を愛していますが，愛だけでは十分でないということを学んでしまいました。

4. その人が，あなたのことを中間なしの，「すべて善い」か「すべて悪い」かのどちらかで見ているように感じますか？　この両極の変化に，理にかなった理由が何もないときがありますか？　毎日，仕事から家に帰ってくるとき，今日はいったい誰がドアのところで迎えるかな，と考えたりしますか？　あなたの愛に快く浴している人物なのか，激烈で暴力的かつ理にかなわない怒りからエネルギー供給を受けているかのような小暴君なのか，と。そういうことが起こっていると説明しても，誰も信じませんか？

●スーザンの反応

　共同経営者と小さな広告代理店を経営しています。住宅ローン保険会社の大きなプロジェクトを担当できることになったとき，私たちは興奮してしまいました。どの保険会社を使用するかという決定をしばしば行う，ローン手続人を対象とする勧誘プログラムのプロモーションをすることになったのです。援助が必要だということがわかっていましたので，別の広告代理店の友人ロブに，フリーランスの時間給契約で力を貸してくれるか尋ねました。ロブとは近所の防犯活動の会合で出会い，1年ほど知っていました。私たちは毎週，日曜日の朝に，近所のカフェで会い始めました。ロブとジョーンと私は，たくさんのアイディアを考え，クライアントが心底気に入る勧誘プログラムを仕上げました。

　ジョーンと私が私たちの代理店のオーナーとして，その案を発表するために空路出張することになったときに，トラブルが始まりました。ロブは軽視されたと感じ，大声で苦情を言い始めました。私たちがロブの航空運賃も出すべきだと主張したのです。さらに，仕事部屋とコンピューターも要求したのです。まるで当初の契約は窓から投げ捨てられたかのようでした。「ノー」と言うと，ロブは自分の価値が認められていないし，私たちが彼を利用したとわめきました。私たちがクライアントでなく金のことしか考えないと責めるのです。ロブが嵐のように激怒して出て行った後，どうしたらよいかわかりませんでした。私はロブに非競争約款をとるように頼もうとは考えてもいなかったので，彼は保険会社に直接出向き，プログラム全体を自分が考案したのだと話したのです。そして保険会社はロブを信じてしまったのです！

5. 操作されているとか，コントロールされているとか，さらにはだまされていると感じますか？　その人はあなたに自分の感情の責任をとらせて，欲しいものを手に入れようとしますか？（例：「ロックのコンサートに行かせてくれないなら，一生憎んでやる」とか，「クリスマスに帰郷しない

で学校にとどまるなんて，感謝の気持ちがなくて自己中心的な娘にしかできないことだわ」など）

● サラの反応

私の母親はよその人の目には，高度な教育を受けた大学教授と映るでしょう。しかし，私の人生は母による操作，コントロール，虐待のために果てしのない悪夢でした。

* 母に対して怒りを示したり，疑問を呈したり，反抗することは決して許されず，ルールを破ったときには必ず厳しく罰せられました。
* 15歳のとき，目がさめて学校に行ってから，化粧品とコンタクトレンズがないことに気がつきました。母は，その前の晩に私が言ったことに対して謝るまで，こういう大事なものを返すことを拒んだのです。
* 17歳のとき，次の日の試験に備えて勉強しなければならず，家事をすることを拒否しました（私はオールAの優等生でした）。母は烈火のごとく怒り，私に平手打ちをしました。
* 母は，自分が教えていた大学生に，私のボーイフレンドが私をレイプして性病をうつしたという虚偽情報を提供しました。このことは後になってから，そのクラスの学生のひとりから聞いて知ったのです。
* 母のために雑用をすることを拒否したとき，母は非常に高価な私の香水の瓶を便器に投げ入れました。
* ボーイフレンド（現在の夫）と結婚について話し合ったけれど，彼はまだ心の準備ができていないのだと伝えると，母は彼の職場に電話をして，彼が結婚を望まないので私が自殺を考えていると言ったのです。
* 数年前のクリスマスに，父が母に3個だけ（注：アメリカではたくさんのプレゼントを交換する家庭もある）プレゼントをあげたとき（出費を減らす合意がありました），母は私を隅の方に追いつめて，ヒステリックなむせび泣き発作を起こしたのです。父があまりに残酷だ，と。母

は，それでも自分は何も言わない，誰のクリスマスも（私のクリスマスは勘定外なのでしょう）台無しにしたくないからと述べました。

6. その人は，絶え間なく注目を要求するようですか？ 万事がその人に関係しているかのようですか――例えば，あなた自身の医療上の決定でさえも。例えば，あなたのボーダーラインの妹は，他の誰かに注目が集まる誕生パーティーに参加できますか？ あるいは，自分に注目が戻ってくるような劇的な場面を作り出して，人々の境界を踏み越え，マナーを無視するようなことがありますか？

●アンディの反応
　時々，私の妻がいかに自己中心的か，信じられない気持ちになります。私が生体組織検査（がん細胞の有無などを調べる検査）を受けたとき，妻はハロウィーンパーティーをキャンセルしなければならなくなったので文句を言いました。それから，私の父親が亡くなり，葬儀に出席するために突然出かけなければならなくなったとき，妻はあまりに突然出かけすぎだ，自分がひとりぼっちになってしまう，と不満を言いました。このことを誰かに言ったとしても，信じてくれるかどうかわかりません。

7. 自己中心的で要求が多いなどと言われるので，その人との関係において何かを求めることを怖れていますか？ その人はあなたのニーズは自分のニーズほど重要ではないとほのめかしたり，言葉に出して宣言したり，例示したりしますか？

●マーシャの反応
　息子と結婚して以来，私がボーダーラインではないかと疑っている女性（ネル）は，私たち夫婦と息子を仲たがいさせるため，あらゆることを行いました。一度ネルと私の夫はあること――ぎりぎりになって赤ちゃんの世

話を引き受けるという話だったと思います——について議論していました。とても会いたいとは思いましたが，予定が入っていたために孫の世話をできなかったのです。夫が，操作されているという感じにとうとう嫌気がさしてノーと言うと，ネルは夫に向かって叫び，受話器をガチャンと置いてしまいました。私たちは，息子と孫を奪われたように感じていて，その苦痛は耐え難いものです。もうどうしてよいかわかりません。息子は，彼女に催眠術をかけられているようにしか思えず，はっきりした態度をとろうとしません。

8. その人は自分が「権威の声」になれるように，あなたのニーズや意見に対してひっきりなしに反駁しますか？ その人のあなたに対する期待は四六時中変わるので，何をしても的外れということになりますか？

●リンダの反応

私はいつもボーダーラインの夫に対して，勝ち目のない（no-win）状況に置かれています。子どもたちを稽古事やサッカーに連れていくと，自分を無視している，子どもたちにプレッシャーをかけていると言われます。そうしなければ，子どもたちに「十分な経験を与えていない」といって責められるのです。夫のホームオフィスに電話をかけると，侵害行為と言われます。かけなければ，自分を愛していないに違いないと言うのです。夫にプレゼントを贈ると，いつも別のものと交換してしまいます。贈らなければ，私が自分のことにばかり没頭していて「思いやりがない」とされます。ふたりで決断をして，私がすることになったことをすると，彼は逆上します。こんなことはもうこれ以上がまんできません。

9. 決してしなかったことをしたとか，決して言わなかったことを言ったとして責められることがありますか？ 誤解されていると感じ，説明しようとしているときも信じてもらえていないと思いますか？

●クワンの反応

妹は私に会いに，サンフランシスコに来ようとしていました。私が仕事を休む話になったとき，「夏時間」で働いているから金曜の午後はすでに休みになっているということをあらためて言いました。妹は制御不可能な様子で叫び出し，電話を切ってしまいました。私は電話をかけなおそうとし，妹もかけなおしてきました。最終的に，私の夏時間に関してのコメントを妹は「金曜の午後しか休む気はない」という意味に解釈してしまったとわかりました。私はそうは言わなかったし，そういう意図もなかったのですが，妹は私が説明しようとしてもさせてくれなかったのです。

10. 周りの人々が，その人のことを言語的にも感情的にも，虐待的であると述べたり，あるいは，あなたに関係を終わらせるように促したりしますか？　その人は，自分よりあなたを愛することができたり，あなたに我慢できるような人間はいないのだと信じ込ませようとして，その人のもとを去ろうとしても妨害しようとしますか？

●ハリーの反応

僕のガールフレンドは時刻合わせに使えそうな規則正しいパターンで動きます。最初はすべてがうまくいく「I love you（愛してる）」パートがきます。この部分が私を彼女との恋愛関係にとどめているのです。そして次に，「私を圧迫している」スピーチが出だし，緊張が高まってとうとう別れたいと言い出すのです。別れます。3日後には何もなかったかのように電話をしてきます。こういった種類の行動をこれまで見たことがありませんでした。うまくいっている間は，申し分がないわけです。しかし，なぜこういったサイクルが繰り返されるのでしょうか？

11. その人の気まぐれや衝動性，予想不可能性のため，土壇場で台無しになるかもしれないので，交際上の約束や休暇，その他の活動を計画するこ

とが難しいと感じますか？　これは問題ではないと，他人に（そしてあなた自身に）納得させるために，その人の行為を弁解しますか？

> ●ホリーの反応
> 　感謝祭を家で祝うことが，我が家での伝統になっています。しかし，年々恐怖が募ります。私たちの娘ケイは，生まれたときから親を悩ませましたが，最近12歳になりました。娘はここ2年，かつて私のお気に入りだった祭日を台無しにしました。食事の時間が近づき，やって来るいとこたち，兄や妹たち，その連れ合いなどの数が増えると，ケイの激しく興奮した行動も高まっていきます。誰も冗談を言ったわけでもないのに，堰をきったように笑い出し，テーブル越しに卑猥な言葉を叫ぶかと思うと，手当たり次第，男性にみだらな性的誘惑をするのです。もし，誰か他の人が注目の的になろうものなら，すねるか激昂してしまい，再び皆の注目を浴びるのです。

このアクション・ステップは，科学的な研究ではありません。しかし，いくつか目標があります。

* 回答を見て，自分の生活体験からの実例を思い出すときの感情を吟味することによって，あなたの関わっている人がボーダーラインの特徴をもっているか，そしてあなたにどのような影響を与えているかということについて，よりよく理解できるでしょう。
* 自分の怒り，あるいは否定的な感情と接することに困難を感じるノン・ボーダーラインの人もいます。このアクション・ステップが，他の人たちはどう影響されているのかを感じていただくことで，あなたが隠された感情と邂逅するための助けとなることを期待しています。
* 感情と言えば，このワークブックの中で最も重要なことは，診断の存在や不在ということではなく，ボーダーラインの人の行動があなたにどの

ような感情を抱かせるかということです。有資格者の臨床家だけが診断をすることができるのです。しかし，診断がどうであったとしても，関係を改善するために，誰でもこの本の中のステップを使うことができるのです。

今すぐヘルプが得られます

　最高の癒しのひとつは，同じ状況を通り抜け，トンネルの反対に出た人たちとオンラインサポートグループに参加することです。このワークブックの中にある情報を人生に応用できるようになるには，数週間，数カ月，あるいは数年かかるかもしれません（実際，ボーダーラインの人がつくり出す大混乱を，自分自身の問題から目をそらすことに使っている人もいます）。しかし，この旅路は一人旅ではありません。このワークブック，"Stop Walking on Eggshells" ほかの役立つ書物もありますし，その気になれば，あなたの経験していることをずばり理解してくれる，1,000人以上のメンバーからなるネットワーク共同体が一体となって助けてくれます。参加すれば，メンバーたちは体験を分かち合い，多くの選択肢の中から選別するのを助け，あなたの価値を肯定（validate）してくれるでしょう。すなわち，あなたとあなたの視点を承認し，信じ，大切にしてくれるのです。ボーダーラインが，あなたの視点からどんなふうに見えるのかということがわかったので，今度は臨床家の言い分を見ていきましょう。

# 第 2 章

ボーダーラインを定義する：
DSM-IV と認知の歪み

　人々がボーダーラインとは何かと私に尋ねるとき，高機能のボーダーラインの人（高機能 BP）は，マリリン・モンローのような脆さを内包しながら，外面的には，"Mommie Dearest"（最愛のママ）のジョーン・クロウフォード（注：ハリウッドの大女優ながら，その私生活は酒・男性関係・虐待・極度の潔癖などで荒れ果てていた。"Mommie Dearest" は養女クリスティーナの書いた伝記に基づき，映画化された）のようだと言うことにしています。

R.K.

　ジャニス・コーエルズの本，"Imbroglio"（複雑なもつれのこと）（1992）は境界性人格障害を定義するために，172 ページも割いています。そして，この 172 ページは簡単にできたわけではありません。コーエルズは，友人たちからボーダーラインの研究者や臨床家を紹介してもらったけれども，素人がこのような複雑な障害を効果的に正確に記述することなど不可能だという信念のために，インタビューを受けることを拒否した人たちもいたと語っています。この障害に興味をもつ人がいることは喜ばしいことであると感じる臨床家もいましたが，彼女と話すことを拒否したり，電話を受けることを拒否する人もいたのです。

ボーダーラインを理解することの益

　なぜこの障害を理解することが重要であるのかを検討してみましょう。一般的に，ボーダーラインをよりよく理解すればするほど，過去にそれがどのようにあなたに影響を与えていたのか，将来どのように影響しうるか，そして，どのようにボーダーラインの人（BP）と他の家族たちを援助できるかについて，もっとよく理解することができるのです。十分な情報とBPの視点から世の中を見る能力をもてば，どういう状況がBPの最良面（あるいは最悪面）を引き出すかを予測することもできるでしょう。ボーダーラインの理解は，難しいかもしれません。しかし，理解することは努力してみる価値のある行為です。

新世紀におけるボーダーライン

　今日，メンタルヘルスの専門家は，ヘルス・ライターと境界性人格障害について積極的に議論しています。しかし，境界性人格障害は大変に複雑で非常に多面的なので，プロの人たちでも境界性人格障害が何であるのか，何が引き起こすのか，あるいはいかに治療するかについて，完全に理解するには至っていません。この章では，DSM-IV（アメリカ精神医学会が1994年に発行した「診断と統計のためのマニュアル第4版」）の定義を見ていきましょう。DSM-IVは，最も一般的なものですが，多くの重要な特徴がもれています。それから，いくつかの重要なボーダーライン的信念あるいは認知の歪みを吟味していきます。これは，より全体的なBP像を示すのに役立つことでしょう。

人格障害とは何でしょうか？

境界性人格障害は，DSM-IV に載っている数種類の人格障害のうちのひとつにすぎません。「望ましい」とか「正常な」人格特性というものは，文化ごとにさまざまで，時代によっても変化する一方で，以下のような基準に達している強力な人格は「人格障害」と名づけられることもありえます。その基準は「当該個人の文化で期待されるものから著しく逸脱している，恒常的な内的体験や行動のパターン」(1994, p.629) というものです。文化というものは，大幅な多様性があるということに注意してください。同一国内においてさえ，許容可能なことと不可能なことは世代間で異なり，今でも部分的には年齢，性，社会的身分，民族によって定められています。しかし，すべての人格障害は，次の基準に合致しなければなりません。

* 当該の特徴は長期間続いている（すなわち数年間）。
* 当該の行動は，激烈である（言い換えると，「普通」の範囲を超えている）。言い換えるならば，パートナーがロマンティックな休日の計画の代わりに，釣り仲間と親睦を深めて休日の一部を過ごそうと決心した場合には，分別ある人でも失望したり，怒ったり，あるいは，悲しむかもしれません。ボーダーラインの人は，もしパートナーが出かけようとすれば，戸をふさいで，明白に，あるいは間接的に自分自身なりパートナーを傷つけると脅すかもしれません。
* 当該の行動は広範囲に及ぶ（つまり，ほとんどの人間関係に行き渡っているか，少なくとも親しい家族に及ぶ）。義理の母の前でだけボーダーライン傾向を示す人は，ボーダーラインの臨床的定義を満たさないかもしれません。

人格障害の特性は，それをもつ人々の中に深く根づいています。たいてい

の場合,治療は気分変動と抑うつを和らげる薬物療法と,クライアントに身についている行動パターンがいかに有害であるかを悟らせるのに役立ち,より健全でより効果的なやり方を育んでいくことに役立つ心理療法が基本となります。

DSM-IV によるボーダーラインの定義

ボーダーラインの人を診断するために,現場の臨床家は DSM-IV (APA 1994) の定義に従います。

境界性人格障害は,成人早期に始まり各種の状況に存在する,対人関係,自己イメージと情動(気分)の不安定性および顕著な衝動性という,広汎で不安定なパターンであり,以下の項目のうち5つ(あるいはそれ以上)の項目に示されます。

1. 現実的に,あるいは想像の中で見捨てられることを避けるための殺気立った努力。ただし,5.でとりあげる自殺的あるいは自傷的行為は含まない。
2. 理想化と,価値下げ(こき下ろし)との両極の間を揺れ動くことで特徴づけられる,不安定で激しい対人関係のパターン。
3. 自己同一性障害:自己像あるいは自己感が際立って,かつ継続的に不安定。
4. 少なくとも2つの潜在的に自己を傷つけうる領域における衝動性(例:浪費,性行為,物質乱用,万引き,無茶な運転,むちゃ喰い)。ただし,5.でとりあげる自殺的あるいは自傷的行為は含まない。
5. 自殺的行動,自殺のそぶりや脅し,あるいは,自傷行為の繰り返し。
6. 顕著な気分反応性による情緒不安定(例:激しく,エピソード的に生じる気分変調《dysphoria》,イライラ,不安。たいてい3〜4時間続くもので3〜4日以上にわたって長引くことはまれ)。(Dysphoriaは,

多幸症《euphoria》の反対語である。抑うつ，不安，激怒と絶望の混じりあったもの）
7. 慢性的な空虚感。
8. 不適切で強い怒り，あるいは，怒りをコントロールすることの困難（例：しばしば起こすかんしゃく。絶え間ない怒り，頻発する身体的な争い）。
9. 一過性のストレスに関係した妄想的観念，あるいは重篤な解離症状。

　ボーダーラインであると診断されるには，DSM-IV の 9 つの特徴のうち，少なくとも 5 つの特徴を示すことが必要です。もし 18 歳に達していない場合，ボーダーラインの特徴が，少なくとも 1 年間続いていて，正常な発達段階や物質乱用の影響，あるいは抑うつや摂食障害といった，より一過性の状態として，より的確な説明がつかないときに，その子どもはボーダーラインであると診断される可能性があります。

アクション・ステップ 4
あなたの愛する人は，DSM-IV の基準にあてはまりますか？

　DSM-IV の定義を再吟味して，ボーダーラインの特徴項目をすべて，あるいはいくつか示すような，あなたのそばにいるその人のことを考えましょう。どの項目がその人に関して特徴的ですか？　ノートに書き出してみましょう。
　もし，その人が DSM-IV の表にある 5 項目以上を示すとしても，正確な診断を下したり，ボーダーラインであるかもしれないと伝えられるのは，資格があり有能な臨床家だけだということをお忘れなく。しかし，あなたがこのワークブックを開いて，質問に「はい」と答え，愛する人が 5 つ以上のボーダーラインの特徴にあてはまるとわかったなら，このワークブックの中の情

報が役立つはずです。

　おそらく，そもそも，あなたの近くのBPが，問題を抱えているということを認めないからこそ，あなたがこの本を読んでいるのだろうということはわかっています。すすんで話してくれたボーダーラインの人々から得られた以下の話を読むと，ボーダーラインの内側にいるとはどういう感じなのかということに関して洞察を得るのに役立つでしょう。このワークブックの中のすべての例と同様に，以下の話と登場人物は実在の人々と状況をもとにして合成されています。2つ以上の特徴を例示するものもあります。例えば，はじめに出てくるメリッサの物語は，見捨てられ恐怖と衝動性との両方を描き出しています。

ボーダーライン特徴の例

1. 現実的にあるいは想像の中で，見捨てられることを避けるための殺気立った努力。

> ●メリッサ（BP）
> 　過去2年間は，私にとって地獄のようなものでした。何年も前に，自分から夫と別れるべきでしたが，夫が何の警告もなしに去って行った（ほとんど責める気もありません）ときに，はじめてはっきりわかったのです。ひとりぼっちになるのが恐ろしくて，身体的にも，言葉のうえでも，虐待される関係にとどまっていたのです。すぐに他の男性とつきあい始めましたが，性行為中毒のようなものでした。「親密さ」のかけらを人生に取り戻したくて，気がつくと倒錯的なことをしていました。2番目の男性には去らないで，と哀願しました。破局以来，復讐しようとしてひどいこともしました。法さえ犯したのです。19歳になるまでに，70名もの性的パートナーをもちました。

2. 理想化と，価値下げ（こき下ろし）との両極の間を揺れ動くことで特徴づけられる，不安定で激しい対人関係のパターン。

●ミア（non-BP）
　1年前，私は地元の自然センターでボランティアを始めました。森林学を学んでいたので，当然のようにリーダーになりました。市のさまざまな地域から子どもたちが校外見学にやってくると，私に案内してくれるようにと電話がかかってきたのです。すると……もうひとりのボランティアは，大変嫉妬しました。私をけなすように計画された微妙な皮肉を言い出しました。それから，私が関係した実際の出来事をねじ曲げて，もとの話がわからなくなるほどに大げさにしたのです。とうとう，私が職員のひとりと浮気をしていると言いふらしているのを知りました。真実ではないという抗議にもかかわらず，自然センターは私をクビにしたのです。かわりに誰を選んだと思いますか？　彼女です。彼女が入念に事実ねじ曲げ作戦を計画実行していたことを悟ったのは，何カ月も経ってからのことでした。それ以上耐えられず，辞めました。6カ月後，彼女が，ボランティアのひとりがストーカー行為をしているといって責めたときに，色々なことが噴出しました。この時は，誰も彼女の言葉を文字どおりには受けとりませんでした──多分，皆が知っていて人望がある人の良い評判を台無しにしようとしたからでしょう。さらに彼女は，愚かにもその人がよそに行っていた時期に，彼女をつけまわしたといって責めたのです。彼女は，職場を去るように求められました。この女性が私に対してしたことが最終的に表に出たのかどうかはわかりません。どちらにしても，時すでに遅しです。

3. 自己同一性障害：自己像あるいは自己感が際立って，かつ継続的に不安定。

●レイチェル（BP）

　長い年月，一連の見せ掛けを順に装うことで——何者であるのか，決してわからず——私はアイデンティティーの欠如をカバーしてきました。しかし，私の熱狂の強さのおかげで，どうにかその不確かさをマヒさせ，気をまぎらわせ，何とかやってこられたのです。最悪の時期には，混乱や自己嫌悪の鋭い痛みを鈍化させるため，いつもテキーラの瓶や巻きたてのマリファナ，一夜の関係に手を出しました。私は，自分は何者かという永遠の謎に対応するため，避けたり，逃げたり，深みにはまって絶望に追い込まれることがないように，決して長い間じっとしていないようにしました。アイデンティティーの危機という苦悩に，自分という人間・存在をゆっくりと破壊することで解決を図っていた，というのが事の本質でしょう（Reiland 2002）。

4. 少なくとも2つの潜在的に自己を傷つけうる領域における衝動性。

●レイチェル（BP）

　当時はすべてかっこいいことだと思っていました。両親もそうでしたし。学校で騒動を起こし，酒に酔い，麻薬でハイになって，悪さの限りを尽くしました——家で「申し分のない子ども」でいるかぎりは，何をしてもフェア・プレーだったのです。

　私は「両親はこれっぽっちも気にかけてくれなかったわ！」と担当の精神科医パジェット先生にヒステリックに叫びました。「助けを求めて泣いて叫んでも何もしてくれなかったのよ！　成績がトップクラスであるかぎり，家にトロフィーや褒美としてのリボンや記念プレートを持って帰るかぎり，家に栄光を持って帰るかぎり，他のことなんて全くどうでもよかったのよ！」

　治療から家に戻ってから屋根裏部屋に行き，母のなぐり書きで「レイチェル—賞」と記された箱を探し出しました。親にとって，「賞」だけが私の

価値のすべてなのだと，苦々しく思いました。賞。私はリボンや証書を腕一杯につかみとり，ひとつひとつグチャグチャにして，暖炉の中に放り込み火をつけました。すべてが燃え盛る炎の中で黒くなり灰になっていくのを見つめながら，後悔と復讐のほろ苦い感覚に満たされたのです。炎に飲み込まれ，証書の文字は舌のようにゆらめき，忘却の彼方へと消えてなくなりました。リボンに次ぐリボン──証書に次ぐ証書。高校の卒業証書。すべて燃えてしまいました。突然，夫が部屋に入ってきました。「いったい何をやっているんだ，レイチェル！」とショック状態で尋ねたのです（Reiland 2002）。

5. 自殺的行動，自殺のそぶりや脅し，あるいは，自傷行為の繰り返し。

●エイミー（BP）

　常に死について考えているけれど，本当は死にたくはありません。あまりに感情的に苦しいので，その苦しみを払拭するために唯一考えられるのが自殺なのです。どのように自殺しようかと想像するのです。電話で誰かと話していたいと思いますが，部屋にはいてほしくはないのです。止められないように。ボーダーラインの身体に封じ込められていて，その事実は変えられないのだということを認識するとき，たいていそんなふうに感じます。自分の行動を変化させることはできます──私をとても社交的だと思っている人もいるのです──が，誰かが何かそのときの私にとってまずいことを言ったりすると，気分が暗転するのです。罠にはめられたと感じ，死がたったひとつの出口となるのです。暗い気分を取り除くことができるのか，自殺願望はなしに試してみた日まで，自傷行為は決してしていませんでした。自分はなんて忌まわしい救いようもないヤツなんだろうと考えながら，鋏を手にとり腕に刺しこみました。愛する人々を傷つけるようなことは嫌いです。二度自殺企図をしてしまったので，私を二度と信用しない人もいるでしょう。いかに傷つき，怒っているのか，私には知るよ

しもありません。だから今は不快な気分のとき，正体がなくなるまで飲みます。いいことだとは思いませんが，死ぬよりはましです。

6. 激しい情緒不安定，いらだち，不安，激怒，そして絶望。

●ケリー（BP）
　数年前に，自動車事故で母親を亡くしました。まだ，そのことから本当に立ち直ってはいません。さらに，約3カ月前，イースターのときにガールフレンドが縁を切ってきました。私はセラピーや抗うつ剤を試し，しばらくの間は効果がありました。自殺したいと思う日もあり，他の誰かを殺したいと思う日もあるのです。時折の激怒は別として，人に害を及ぼしたりはしないし，誰かを傷つけたりは決してしようもないのですが。何かが自分のコントロールを超えた場合に，非常に欲求不満を感じるのです。よくない反応をし，過激に怒ったことを恥じます。自分がこれほど敏感でなかったら，どんなによいだろうと思います。ボーダーラインの感情は普通の人の感情と行動を奇異に誇張したものにすぎないことを，みんなに知ってほしいです。

7. 慢性的な空虚感。

●レイチェル（BP）
　私は何もない地表にあいている穴が恐ろしいのです。かつて何かがあった場所なのですから。精神科医と一緒に「解放」することができて，ボーダーラインとしての感覚や知覚の枠組みを破壊できたとしても，何がその穴を埋めるのでしょう？　慣れ親しんだものをあてにすることができなかったとしたら，何を頼りにすることができるでしょうか？　地獄のような状態，無の状態をどうやって扱えばいいのでしょうか？　他に何を永久に失うのでしょう？　私のユーモアのセンス？　自己主張？　これまで私を

第 2 章　ボーダーラインを定義する：DSM-IV と認知の歪み　41

生かし続けてきた闘志？　長い間，燃料となっていたボーダーラインの激怒が取り壊され取り去られたとしたら，いったい私はどのようになるのでしょうか？（Reiland 2002）

●ジェイソン（BP，17 歳）
　どこにもなじめません。本当の友人が誰もいないし，私のことや，私がすることを少しでも気にかける人は誰一人いないのです。両親は麻薬をやっていないかどうかということしか気にしません（やっていません）。学校の連中は，大学に志願したり，誰が誰とデートしているとか，州選手権に優勝できるかなんてことで盛り上がっています。自分にはどうでもいいことです。全く無意味です――そのうえ私はたぶん卒業のころにはこの世にもいないでしょう。どうでもいいのです。

8.　不適切で強い怒り，あるいは，怒りをコントロールすることの困難。

●バイロン（BP）
　ボーダーラインの人々は，恐怖心――コントロールを失う恐怖，相手が去っていく恐怖――を感じたり，人生なんて公平なものではないという感覚をもつときに激怒するのだと思います。あるいは，あまりにひどく苦しんでいて，どれほど苦しいのか誰もわかってくれないので，感じている苦痛を外在化するから怒るのでしょう。誰かに対し心底怒りを感じても，怒鳴るわけにもいかず，代わりに誰か他の人に叫ぶのです。家族との間には暗号があります。その暗号は「あなたを愛しているし，ちゃんと聞いているし，あなたの価値を認めているけれど，叫んだりしないで話ができるときになったら，話すわね」という意味で使われるのです。激怒しているときには，ボーダーラインの人は聞く耳をもたないのです。

9.　一過性のストレスに関係した妄想的観念，あるいは重篤な解離症状（解

離とは非現実感，あるいは，ボーダーラインを特徴づける「幽体離脱」（魂が肉体を離れてしまう状態）のような感覚）。

> ●シェリー（BP）
>
> 　人生というものに対処するためにずっと解離を使ってきました――言葉の意味がわかるようになるずっと前から。小学生のころ，いじめにあったとき，頭の中を真っ白にしてしまいました。算数の時間や両親がけんかしているとき，あるいは母親が私に大声で怒鳴るとき（頻繁にあったのですが），頭の中を真っ白にしてしまうのです。母は私が期待に沿っていない（今では，これは母の感情的なニーズに合うということで，母の方が合わせてくれたわけではなかったということがわかっています）といって私をののしり，批判しました。人生の中で，思い出すことさえできない時期もあります。IQ130 であったにもかかわらず，高校ではいくつかＤ評価をとりました。時折，においや色彩が痛ましい記憶を呼び覚まします。解離ができるとわかったので，こういう嫌な記憶も消せたらよいと思います。鍵を失くしては人々に「ボーッとしている」と言われ，用事も忘れてしまうのです――だからすべてを書きとめなければなりません。こういうことが，人間関係の中で問題を引き起こすのです。

　これまで見直してきた DSM-IV のモデルは，米国精神医学会によってボーダーラインがどのように定義されているか示すものです。有用ですが，私の経験に照らせば不備な点があります。

＊次のようなボーダーラインの本質的な特徴が抜けています。羞恥の感覚，ひとりでいることの困難，そばにいないときにある人が自分に対して抱いている愛情を思い出すことの困難（「脆弱な対象関係」と呼ばれています），脆弱な境界（自分自身の境界維持と，他者との境界の尊重の双方），コントロールの問題，ある状況では大変に有能なのに他の状況ではそう

でないこと，自己愛的な要求（自己中心性），欲しいものや必要なものを手に入れる洗練された手段の欠如（人々は，しばしばそれを操作と感じます）。
* マジックナンバーとされる「5」は，科学的に基礎づけられたものではありません。さらにいえば，9あるうちの5つの特徴ということは，数学的に考えると何千通りもの組み合わせがあり，同じ特徴でも人により違う形で表されるので，不正確でもあります（Sanderson and Widiger 1995）。
* ボーダーラインの人と，その人とかかわる人たちの間の，複雑な相互作用を実際には説明していません。この問題については次の2つの章で扱います。

アクション・ステップ 5
子どものための評価基準

　もしあなたのBPが子どもならば，何らかの心理テストを受けさせたいと思っているかもしれません。ガンダーソンのボーダーラインのための診断面接（Diagnostic Interview for Borderlines：DIB）は，資格のある専門家により実施されるべきものですが，子どもの社会的な適応性，衝動性，情緒，現実とのつながり，対人関係スキルと，対人関係を測定します。インターネットサポートグループの数百名の親たちは，正常な子どもの発達とボーダーラインの行動をエピソードをもとにして区別しています。以下に示したボーダーラインの子どもたちのための評価基準のリストは，その洞察を反映したものです。1（非常に特徴的）から5（非常に非特徴的）までの5段階で，あなたの子どもを評価してみてください。

あなたの子どもは,
＿＿非常に早期から「正常ではない」というふうにみえましたか？
＿＿大半の子どもよりも長く恨みや侮蔑を抱き続けますか？
＿＿典型的な親の罰による効果が少ないですか？
＿＿話を粉飾したり，嘘をつくことさえも巧みですか？
＿＿子ども時代（話すこともできない頃）のトラウマ体験，特に親との別れを含むトラウマがあったと思われますか？
＿＿刺激（音，ちくちくする服など）に対して非常に敏感ですか？
＿＿眠りが浅いですか？
＿＿集中力が貧困ですか？
＿＿良心がないように見受けられますか？
＿＿特別な注目を要求しますか？

ボーダーラインの歪んだ信念と情緒

「ようこそオズへ」という私たちのインターネットグループでは，ボーダーラインの人は本質的に別世界に住んでいるということを記憶しておくことを助けるために，魔法の国オズの比喩を使います。オズでは猿が飛び，人間は小さく，「醜い老女」というのが定番である魔女が美しいこともありうるのです。これを心にとめておけば，オズの文化，言語，宗教，そして，社会規範を学ぶ必要があることを忘れないでいられるでしょう。誰かを批判する前に，その人が履いているルビー色のスリッパ（オズの国で迷い込んだドロシーが履いていたもの）を履いて，1マイルくらいは歩いてみる必要があります。

アクション・ステップ❻
あなたの関わっているボーダーラインの人は以下の信念を抱いていますか？

　以下の特徴と諸例をひととおり読んで，その人がこういった信念を抱いていることを示すようなことを言ったり行ったりしたか，考えてみましょう。自己破壊，取り残されているという感覚，低い自尊心，言うこととすることの差異などを示唆するようなふるまいを探してみてください。与えられたスペースに，信念の強さを評価するために，5段階評価で1から5まで適切な数字を書いてください。1は歪んだ考えを強く信じていることを示しています。3は中立か不明，そして5は歪んだ考えに対する強い不信を示します。1や2の場合は，ノートに説明を書いてください。以下のストーリーは，これまで同様，実際の人々を合成して描き出したものです。

ボーダーラインの信念

＿＿ 1.「私は価値がなく，空虚で，愛されることなんてない」

　このボーダーライン信念のため，ボーダーラインの人は批判と解釈しうるコメントに敏感です（皮肉ですね）。ボーダーラインの人は酷評を投影するか，何か自己破壊的なことをして内面化することで，批判に対処するのです。
　高機能のボーダーラインの人（高機能BP）は，「うまくやっています」と語るある種のマスクをかぶることができます。しかし，ボーダーラインの人とあなたのどちらか一方が何をしようとも，無価値感と恥の感覚は，最終的には再び表に出てしまうのです。

● ブレンダン（BP）
　いつも自分が人と違っていると感じてきました。幼稚園のとき，クラスで他の子たち――自分に何をするか，言ってくるか――が怖かったことを覚えています。だから何も言わないでいると，お高いヤツだと解釈されました。子どものころは何度も引っ越したので，同じことがその度に起きました。私はクラスの「のけ者」で，誰にも好かれず，話しかけられることすらありませんでした。自分の写真を見ると見栄えの悪い子どもではなかったとわかりますが，自分はクズであるような気がしていて，いまだにいろんな意味でそう感じています。恥をかかされ，蹴られ，ののしられ，無視された 12 年間の歳月を消し去ることができるのかどうか，わかりません。

　　2．「私はひどい人間で，罰せられる必要があります」

　この信念は明白な場合もありますし，ボーダーラインの人が自分自身や他者をどのように扱っているかを観察することで推定することもできます。自己愛の欠如を，過度の補償，つまり，自分は自信過剰気味でハッピーかつパワフル，そして職業でも有能な人間だと人々をだますことで，埋め合わせするボーダーラインの人もいます。無価値感を他人に投影する人もいます。自分にはちょうどいいのだとして，虐待に甘んじる人もいます。

● メアリー（妹が BP）
　妹がなぜもっと自分自身の権利を主張しないのか理解できません。夫が働かせてくれないとか，十分なお金を与えてくれないと妹は言います。妹は完璧に有能な会計管理人なのです。妹はなぜ自分の人生をこの男に任せてしまい，がさつなふるまいで家族の集まりを台無しにすることを見過ごすのでしょう？　彼女こそ，「玄関マット」の元祖です（注：玄関マットは，靴を脱がずに家に入る欧米では必需品で，次々に踏みつけられ，汚れをこすりつ

けられることから，他人に踏みにじられ，いたぶられてばかりいる人をこう呼ぶ）。

___ 3.「自分を愛する人間がいたら，その人はどこかおかしい」

　この信念は，あからさまに述べられることはまずありません。その代わりに，ボーダーラインの人は，「完璧なパートナー」を求めるという想定で，ある関係から次の関係へと移っていくかもしれません。しかし本当の問題は，ボーダーラインの人が，近づきすぎることも本当の姿を見せることも怖れていることなのかもしれません。これはセラピストが相手でも起こりうることです。もしセラピストが，ボーダーラインの人の本当の問題を認識することに長けていると，ボーダーラインの人は突如としてセラピストのあら探しをし，自分の見解にもっと都合のいい別の誰かのところに移動していくのです。

●グラント（ガールフレンドがBP）
　ガールフレンドは自分が太っていて醜いと思い込んでいて，しょっちゅう外見のことを聞いてきます。中身も見た目も美しいと思っているので，そう答えます。でも，彼女はあらゆる欠点に焦点を当て，それを「神の顕微鏡」に差し出してしまい，決して満足はしないのです。そのうち彼女は，数ポンドやせくも悪くないんじゃないか，と言う男に出会ったのです。あっという間にその男と関係をもっていることがわかりました。自分自身に対して，私に対してこんなことができるなんて信じられません。

___ 4.「感情が事実を創り出す──逆ではない」

　私たちは皆かなりの程度まで，感情に基づいて判断を下し，それから合理化のために理性を使います。けれどもボーダーラインの人は裁判官と陪審員の両方の役を務め，現実になんの根拠ももたない決断をします。私たちのほ

とんどがいかに感情が思考に影響するか気づいている一方で，ボーダーラインの人にはその二者の区別がつかないかもしれないのです。したがって，堅固な基盤に基づくのではなく，衝動的な決断も出てくるのです。

●ハリエット（友人がBP）
　友人のエイミーは，私の方が彼女よりうまく子育てをしているとよく言います。比較ができるとは思いませんが，エイミーはするのです。ある日，私の一番上の息子がサッカーチームのキャプテンになり，エイミーは激怒しました。これっぽっちの証拠もなしに，コーチが彼女の息子より私の息子を気に入っているのだと決めつけて，だからキャプテンに指名されたというのです。明らかに嫉妬でした。けれども，怖いのはエイミーが本気で言っているということで，今では私が裏で手を回したと公に発言しているのです。理由を聞くと，ただ「知っているのよ」と言うばかりです。

___ 5.「すべてのものは黒か白である。明度差とか他の色は存在しない」

　分裂（スプリッティング）はボーダーライン傾向の最も顕著なもののひとつです。政治的な問題から，自分自身，パーティーでのホストの行動にいたるまで，ほとんどの話題で中間領域をみる能力が欠如しているのです。分裂は長い間——年単位——で続くかもしれませんし，わずか3分間だけかもしれません。「黒か白か」という思考は，ボーダーラインの人の生活のほとんどすべての領域に浸透し，他のボーダーラインの問題を複雑にします。ボーダーラインの人々についてよく言われていることは，ひとを銅像のように台座の上にまつりあげるけれど，この行為はそこから叩き落とすためだけにやっているようなものだ，ということです。

●パトリシア（養女と実の娘がBP）
　私たちは孫娘のデボラを養女にしました。その子の実の母親（私たちの

娘）が，育児をするには非常に感情的に不安定だからです。現在，デボラは 11 歳ですが，灰色の範囲で人をとらえることができないようです。友人から友人へ跳ね返るように渡り歩き，同じパターンを繰り返しています。最初，新しい友人は完璧中の完璧，魂の友で，めぐりあえたのは人生最高の出来事と言います。しかし，そのうちに何かが狂います。デボラは，その子についてひとつもよい点を見つけられなくなり，最も相手を傷つけるようなやり方でけなすためには，努力も惜しまないという具合です。デボラは，私たちも同じように扱います。素晴らしい人々でいくら抱擁しても足りないほどの相手になったり，悪の権化として純然たる憎悪のこもったまなざしで見てきたり，二つに一つなのです。

____ 6.「私は，他の皆の行動の犠牲者である」

　分裂に伴う黒か白かという思考は，ボーダーラインの人が自分自身を「すべて善い」あるいは「すべて悪い」と分裂させることも意味しています。全面的に悪だという感覚を避けるために，ボーダーラインの人はしばしば人生のうえでの不幸な結末に関与したことを否認します。すべての失望事項は，誰か他人の過ちなのです。例えば，インターネット上では，不適切に行動して，ガイドラインを破ったために参加停止処分になったり調停を受けた人々が，メーリングリストの管理者に嫌がらせをするということがよくあります。私の知っているある女性は，ガイドラインを破ったうえ，ソフトウェアのプロバイダーを欺くことでメーリングリストを牛耳ろうとしました。しかし，うまくいきませんでした。しかし，3 年経っても彼女は自分自身のことをかわいそうで不幸な犠牲者と表現し，メーリングリスト管理者についての事実ねじ曲げ作戦（誤ったマイナスの情報を植えつけること）をしています――自分が出ていくと決めた本人なのに。ほとんどのボーダーラインの人にとって，感情が事実に化けてしまい，その反対はないのです。ボーダーラインのパートナーが自分から去っていった後，しばしばノン・ボーダーラインの人

は「見捨てた側」としてボーダーラインの元パートナーに非難されるのです。

> ●シルビア（BP）
> シアトルでの新しい廃棄物エネルギー変容プロジェクトにフィードバックを提供するために，あれほどの時間をスケジュールから割いたなんて信じられません。朝6時に起きて，例によってごった返しの空港で2時間待たねばなりませんでした。厳密にいうと，そこに行けば手当てが支払われるということで合意していました。この仕事を引き受けた唯一の理由はただのコンサルタント契約ではなく，いい仕事を手に入れる可能性があったからです。金がいるのです。しかし，私が着いたときには委員会の会長は，幹部職の仕事を他の人──自分ではちょっとしたものだと思っているけれど，精神的な問題をかなり抱えた，ただの自己中心主義で資格もない犬のようなヤツ──に与えてしまっていました。その日のうちに飛行機で飲んだ飲み物に至るまで請求しました。当然でしょう。自分の方がずっといい幹部になったでしょうが，あいつらにはわかりません。無駄足を踏んだとわかるや否や，嵐のように飛び出してしまったので。あの会社がつぶれればいいと思っています。自分なしでは，どうせそうなるでしょうけど。

___ 7.「誰かをコントロールできれば，私を愛してくれる」

ボーダーラインの人は，自分の感情生活をコントロールできないあまり，できれば他者の環境とふるまいを完全にコントロールしようとします。要求に黙って従う人々は「愛され」，従わないと「極悪」と分類されるのです。

> ●タマラ
> 大きな手術を受けた後で，母に会いに行ったとき，まだひどい痛みが続いているのに，母は私にテーブルに座って夕食を食べるようにと主張しま

した。それから食事の度に私の食べ方に苦情を言うのです。母が寒いと思えば，自分もジャケットを着なければなりませんでした。万事が母流に母のスケジュールに従って行われねばならなかったのです。私は40歳ですが，母は私を子ども扱いするのです。

___ 8.「自分が幸せになるために他人が必要だ。けれど，この要求があまりに怖いので，他人を遠ざけねばならない」

これは，見捨てられ／飲み込まれのサイクルと呼ばれます。近づきすぎると，ボーダーラインの人は罠にはまったような気がします。距離を取りすぎていれば，見捨てられたと感じます。したがって関係はジェラルド・J・クライスマンが「大嫌い―行かないで」(1989)と名づけたような連続的な引いては押す，を繰り返す関係になります。

●レイチェル（BP）
　温かさ――父親に愛された娘が感じるのだろうと私が想像するようなもの――が，精神科医のオフィスから車で帰る途中に，私の体に広がりました。パジェット医師は，私が愛情に値し勇敢だと考えてくれました。私のためにそこにいてくれたのです。セラピーは，甘くて苦い依存症のようなものとなりました――カタルシスの瞬間であり，隠されたままで痛み続けていた私の魂が，パジェット医師の愛によって探し出され，なだめられる瞬間であり，愛と理解という甘い味によって，私の長い渇望がかきたてられる瞬間です。
　でも，今では私はひとりぼっちでした。セラピーまでの4日間ものつなぎ期間は暇つぶしであり，お義理ですべきことをこなすだけ。セラピーがすべてでした。いいえ，それは真実ではありません。パジェット医師のそばにいて，受容を感じるのは，私の必死の要求であり，束の間，満たされるのです。けれど次のセッションが来たとき，パジェット医師をあまりに

も必要としすぎていることで感覚が麻痺していました。何も言いませんでした。

「心に何か浮かんでいますか？」と医師は尋ねました。

「何も」と私は答えました。数分がたちました。

「自分の感情を，埋め隠していますね，レイチェル。感情が存在しているのに，表に表現してくれなければどうすることもできません」

力の感覚が自己増殖し，どんどん巨大化して万能感となります。やってごらんなさい，パジェット。ひれ伏しなさい。乞い求めなさい。ひざまずきなさい。

「おっしゃるとおりです。パジェット先生」と私は言いました。「私の心の中には，何か存在しています。けれど，あなたと共有するつもりはありません。なぜだかわかりますか？　先生が操作的で卑劣な人だからです。それが，理由だわ。先生はコントロール狂です。自分が搾取できるように，私を四つん這いにさせて，魂を完全に裸の状態にしたいのです。注目を求めて，這いつくばうのを見たいのでしょう。ふん，そんなことはしません。先生のことなんて要らないのです。誰のことも必要となんかしていません。たとえのど元に拳銃を突きつけられていたって，先生しかこの世にいないとしても，先生になんて助けを求めるもんですか！」(Reiland 2002)

____ 9.「もし誰かが，本当の私を知ったら，嫌いになるだろう」

これは，恥，怖れ，激しい自己嫌悪などの真の感情が暴かれることを避けるために，ボーダーラインの人が被っている「すべて善い」というマスクを指しています。

●ローラ（BP）
偉大な歌手だと多くの人に言われています。ソロのパートをもらってい

ます。ラ, ラ, ラー……コンサートの後には, 皆がサインを求めてきます。どれほど私の公演に感動したか, と語ってきます。でも, 私の本当の姿——学校で皆にからかわれた私, 両親に捨てられた私, 拒食症で三十数キロしかなかった私——は知りません。素晴らしいと言ってもらえるけれど, 誰も本気で自分のことを思ってくれないので, 目が溶け出しそうなほどにベッドで泣いている私なのです。誰も本当の私を知りません。

____ 10.「自信満々の仮面はすべての人を騙す」

「すべて善い」マスクは, 一部の人々を部分的に騙すことはできます。しかし, ボーダーラインの人は, マスクを永久に維持することはできないのです。多くのパートナーは, ひとたび婚姻届にサインをしたら, 完璧な連れ合いが全くの別人になってしまったと気づくのです。

● クリストファー（母親が BP）
　家族写真のためにポーズをとったときに, 母はまるで私たちが正常な家族生活を送っているかのように, 皆に笑顔を作らせました。閉じられたドアの後ろで母がどんなふうなのか, 人々は全く知りません。あるとき, 母はショッピング・モールで私に大激怒していましたが, 突然友人の姿に気づいたのです。母は怒りを中断していつも通り朗らかに「こんにちは」と言いました。そしてその人が声の届かないところまで行くと, また私にとりかかってきました。ちょうど中断したところから。

____ 11.「相手が惨めな, 申し訳程度に人間として通用する存在だと立証できれば, 自分は自分で思うほどには悪くはないという意味になる」

ボーダーラインの人は, 欠落している自己愛を埋め合わせるため, 際限なく注目, 愛情, 恋愛を必要とします。けれどもボーダーラインの人は愛とい

うものは有限の資源だと考えているので，愛する人の人生に関わる他の人々に嫉妬します。よって，ボーダーラインの人はノン・ボーダーラインの人の生活から友人や家族を排除しようとします。愛の「残り物」分が増えるように。あるいはボーダーラインの人は相手をけなそうとしてくるかもしれません。自己感情がよくなるからです。これは，例えば義理の親・きょうだいなどに対する，恒常的な非難と批判の嵐という結果になることもあります。ボーダーラインの人は配偶者の愛を求めて競争はしたくないので，夫と夫の親の関係を損なおうとします。この一見残酷な行為を無視するように最善を尽くし，義理の娘を仲間に入れようとわざわざ苦労をすれば，息子や孫たちとの関係を維持できる可能性は高くなるでしょう。

> ●ロンダ（non-BP）
> 　ボーダーラインである大学の同輩は，「嘘と曲解で満ちた」科学論文を書いたとして，私を告発するEメールを大量に送信しました。メールの中で自分は実際にはその研究は読んでいないと書いていましたが，「タイトルからしてろくでもないとわかった」というのです。数人が，彼女に対してタイトルに基づいて批評を書いたことを叱ったようで，彼女が私に謝罪の手紙を送ってきました。私は，彼女に自分がしたことについて考えてほしかったですし，どのように応じたらよいか確信がなかったので，即座に返事はしませんでした。しかし，全く応じる機会をつかめませんでした――24時間後，彼女は大激怒して，「彼女を許さない」ということに対して私をとても個人的に攻撃し，こそこそ悪巧みをする操作的な人間として糾弾するEメールを送ってきたのです。それから，インターネットに接続し，専門家のオンライングループにおいて私の悪口を書き込み始めたのです。私にこのようなことをしたのは2度目でした――他の人にもこういうことをしていると聞いています。

大脳辺縁系：どのようにして非論理的な信念がはびこるのでしょうか？

　ライターとして，冷暖房・換気装置のメーカーのニュースレターを書くように求められたことがありました。インタビューのため，小さな個室で担当者と会ったとき，私は彼が室内の温度も照明も，周辺のノイズさえもコントロールできることに気がつきました。そのことについてコメントすると，自分の会社で発明したのだけれど，発明者をよく思っていない重要人物が権力を握ったので，市場に出なかったとのことでした。言い換えると，その会社の社長は前任者への個人的感情のせいで，優秀な製品を販売することを拒んだということなのです。

　私たちは皆，自分は論理的な存在だという錯覚を抱いています。これは神話にすぎません。私たちの意見はすべて，見せかけは論理的な推論から生まれたような顔をしながらも，誕生前に感情的な「フィルター」を通ります。けれども，逆も起こります――私たちは（時には潜在意識のレベルで）感情で意見を構成し，それから論理的に合理化するのです。これは特にボーダーラインの人に起こります。ボーダーラインの人の大脳辺縁系はうまく機能しないと信じている臨床家もいます。

　陪審コンサルタントであるジョーエラン・ディミトリゥス博士と，マーク・マッツァレーラは，クライアントが陪審員にいい印象を与えることを助けるために，広範囲のリサーチを使っています。その著作，"Put Your Best Foot Forward：Make a Great Impression by Taking Control of How Others See You"（見栄えする脚を前に：他人からの見られ方をコントロールして強い好印象を与えよう）（2000）で，どのように大脳辺縁系（脳の感情をつかさどる中核）が，私たちの他者についての無意識の決定を助けているかについて解説しています。簡単にいうなら，大脳辺縁系は3つの主要な部分から構成されています――「闘争か逃走（fight or flight）」の本能と性欲を調整した

り，記憶を貯蔵し，その記憶に意味を供給したり，感情的・本能的衝動を抑圧することを助ける視床，視床下部，小脳扁桃です。「私たちが，合理的なコントロールを失うときは，小脳扁桃が圧倒されてしまっているのです。広範な心理療法を行っても，出来事がどうして正常な制御が利かなくなるほどの感情的反応を引き起こすのか，決定することは不可能です。その説明はしばしば人智の範囲を超えています。というのは，出来事というのは子ども時代の初期に起こって，感情的に記録されてしまったものかもしれないのです。その時期には，理性的な脳が出来事をきちんと認識できるところまで発達していないのです（p.25 – 26）。

この知識の副次的な意味

「あなたが出会うすべての人々は，その人自身の〈感情的な反応〉をもっていて，感情的なインパクトを与えたあなたの人格や行動の側面を記憶するでしょう。このような側面が，はじめに注目され，最も重要なものだとみなされ，そして最も長期間記憶されるのです」(Dimitrius and Mazzarella 2000, p.29)。このように，あなたがボーダーラインをもつ人たちに引きつけられるのは，出会う前の事柄に基盤があるのかもしれません。ボーダーラインの母親をもつ人の多くが，ボーダーラインの人と結婚する理由はここにあるのかもしれません——慣れ親しんだ，「合っている」ものに感じられ，無意識的に過去からもちこされた未解決の件を終わらせたいと望んでいるからなのかもしれません。何が自分とボーダーラインの人の内にさまざまな感情をかきたてるか知ることは，よりうまくかかわりあっていくことに役立つでしょう。少なくとも早めに起こりうる問題を予期することができるでしょう。

本章では，DSM-IV のボーダーラインの定義に目を通し，ボーダーラインの人の世界観における認知上の歪み，あるいは非論理的な方法を振り返りました。また，ボーダーラインの人だけでなく，すべての人が知性より感情で「思考」することを指摘しました。ボーダーラインの人は大変多彩な行動をするので，次章ではボーダーライン行動の下位分類の方法を示します。

第3章
ボーダーラインを定義する：下位分類

　　　今朝，偶然 BPDCentral を見つけました。自分の母と同じような母親をもっている人が他にもいるなんて，思ってもみませんでした。初めて自分以外の人間に出会ったターザンのような気分です。
　　　　　　　　　　　　　　　　　　　　　　インターネットでの女性の書き込み

　もし，ボーダーラインという障害をもつすべての人が同じように行動したとしたら，臨床家と社会の両方にはるかによく認識され，理解されることでしょう。しかしボーダーラインを理解することの主たる困難のひとつは，この障害をもつ2人の人間が正反対のふるまいをしうるということです。
　ボーダーラインの人（BP）は他の皆と同じです——異なる刺激は人々を全く違うふうにふるまわせるのです。飲酒運転をしていたドライバーによって愛する人を殺された人々について，ちょっと考えてみましょう。復讐を要求する人もいるでしょうし，許す人もいるでしょう。どうしても自分の人生を進み続けることができなくなってしまう人もいるでしょうし，飲酒運転の問題と闘うため，非営利団体を立ち上げる人もいるでしょう。そして当然のことながら，今見たのは，こういう状況で人々がどう反応しうるかを示したほんの少数の例です。実生活では，変数は無数にあります。けれども，刺激——防ぎえた，愛する人の死——は同じなのです。

研究者でもなぜボーダーラインの人の行動がこれほど多様なのかはわかりませんが，脳の化学反応，ボーダーラインの人の人生の中でサポートしてくれる人々，外的・内的な圧力，引き金となる状況，それに初期の環境要因のようなさまざまな要因が原因だろうと推定しています。

機能と行動タイプによるボーダーラインの分類

臨床家たちはボーダーラインの人たちの行動における差異を認識していますが，下位分類（サブグループ）やなぜ一部のボーダーラインの人たちはあるグループに入り，また別のボーダーラインの人たちは違うグループに入るのか，という点では同意に至っていません。"Stop Walking on Eggshells" の中で，ポール・メイソン，M.S. と私は，ボーダーラインを抱える人々を低機能で自分に向かって行動化するタイプから，高機能で他者に向かって行動化するタイプへの連続体でくくることにして，問題を単純化しました (Mason and Kreger 1998)。2つのタイプは，大幅に異なるので，まるで2つの違った障害であるかのようです。これまでの例のように，この2タイプは純粋な対極関係なのです。実生活のレベルでは，ボーダーラインの人は普通1タイプが優勢ながら，2タイプの混合体なのです。

高機能でアクティング・アウト（他者に向かって行動化する）タイプ

このタイプのボーダーラインの人たち（高機能 BP）は，働くことができ，自己を傷つけたり自殺企図をしたりはせず，よそでは正常という仮面を被っていますが，家族といるとその仮面は崩れ落ちます。身近な人といると，このタイプのボーダーラインの人は暴れたり，激怒したり，非難したり，批判したり，あるいは苦しい気持ちを肩代わりして経験するように強制して，自分の低い自己価値感を相手に投影します。一般に専門家のヘルプは求めようとしません。自分以外の皆に問題があると信じているからです。

子どもの高機能 BP は，オール A の成績をとり，陸上競技の代表選手にな

り，学校のバンドでトランペットを吹いたりする優等生です。教師たち全員が，完璧だと考えています。しかし，この子どもは1カ月以上同じ人と親友でいることはなく，家のペットには怖れられていて，服で隠れる部分にはたくさんの傷があるのです。

　この種の行動は，通常，ノン・ボーダーラインの人（non-BP）に自尊心を失わせ，BPに依存しているように感じさせ，他者に対するBPの行動の影響を心配させ，そして，BPとつきあうことをやめようかと考えさせるのです。このタイプのBPの例には，"Mommie Dearest"（最愛のママ）（前出p.31参照）の中のジョーン・クロウフォード役があります。

低機能でアクティング・イン（自分に向かって行動化する）タイプ
　このタイプのボーダーラインの人（低機能BP）は，障害者補助を受けていたり，失業していたり，自分の能力に見合わない，低いレベルの仕事についているかもしれません。高機能で他者に向かって行動化するボーダーラインの人と違って，自傷行為や，自殺企図，自己批判，薬物乱用のような自分自身を直接的に（そして他人を間接的に）傷つける行為によって，苦痛に満ちた恥の感情に対処します。このタイプのBPは，しばしば自分は他人とは「違う」と感じ，自分に問題があることを悟り，精神保健のプロの助けを求めます。このタイプのBPの例は，文献でも最もよく取り上げられるマリリン・モンローです。

　低機能でアクティング・イン・タイプの子どものBPは，自分を切りつけるとか，その他の自傷行為をしないように，生活の大半を病院や居住型の治療センターで過ごすことになるかもしれません。

両タイプの特徴を示す人たち
　この範疇のボーダーラインの人たちは，2つの基本タイプの真ん中，あるいは，一方に少しだけ偏ったところに位置する人々です。いい例はレイチェル・ライリンド（2002）です。もうひとりは故・ダイアナ妃で，彼女の境界

性人格障害は，いくつかの本に詳しく述べられています。ダイアナ妃は摂食障害，自傷行為，うつ状態と闘い，その他の低機能の行為を露呈する一方で，公の場に登場し，慈善事業を行い，2人の息子をみごとに育て上げたのです。

■□◆ アクション・ステップ 7
あなたの BP は連続体のどこにいますか？

　その人はどのような点で高機能でアクティング・アウト（他者に向かって行動化する）タイプで，どういう点では低機能でアクティング・イン（自分に向かって行動化する）タイプですか？　以下のうち，状況にあてはまる例に○をし，自分の実例を加えてください。ある特性がどこにあてはまるかわからない際は，その行為があなたに BP のことを心配させる（アクティング・イン）か，あなた自身のことを心配させる（アクティング・アウト）か，自問してみましょう。機能に関しては，BP が数週間あるいは数カ月そのようにふるまっていたら，ひとりでやっていけるかどうか，自問してください。「いいえ」はおそらく低機能を意味し，「はい」は多分，高機能を意味しています。

高機能でアクティング・アウト
____激怒する時期がある
____仕事をしている（特に責任を伴う仕事）
____友情関係を維持できる
____家族以外はほとんどの人が問題について知らない
____必要なときは「正常」にふるまえる

低機能でアクティング・イン
____自傷行為の歴史
____自殺の脅し，あるいは実際の自殺企図
____一定期間仕事を維持することができない，あるいは能力を下回る仕事をしている
____買い物といった日常生活での責任をもつのが困難である

＿＿人を近づけるよりは他人を遠ざける
＿＿すべてのことについて「完璧」を装う
＿＿他者を独自の欲求をもった分離した人々であるとみなすというより，自分の延長であるとみなす
＿＿他者を責め批判する
＿＿＿＿＿＿＿＿＿＿＿＿＿＿＿＿
＿＿＿＿＿＿＿＿＿＿＿＿＿＿＿＿
＿＿＿＿＿＿＿＿＿＿＿＿＿＿＿＿

＿＿不必要に危険な活動をする
＿＿苦痛の感情を述べる
＿＿治療を求めている
＿＿１つの失敗で，全面的な失敗という気持ちになる
＿＿＿＿＿＿＿＿＿＿＿＿＿＿＿＿
＿＿＿＿＿＿＿＿＿＿＿＿＿＿＿＿
＿＿＿＿＿＿＿＿＿＿＿＿＿＿＿＿

　第５章では，ボーダーラインの人が，機能と行動スタイルの連続体のどこに位置するのかということを含む多くの要因によって，ノン・ボーダーラインの人のニーズがどのように違ってくるかについて論じています。

ローソン法によるボーダーライン行動の記述

　最近，臨床家のクリスティーヌ・アン・ローソン博士は，著書の"Understanding the Borderline Mother: Helping Her Children Transcend the Intense, Unpredictable, and Volatile Relationship"（ボーダーライン・マザーの理解：子どもが激しく予測不能で不安定な関係を超越する助けに）(2000) の中で，BP の独立した４タイプを考案しました。

　ローソンの本では，母親を４グループに分類しました——魔女，女王，世捨て人，捨て子です。「女王」と「魔女」は，高機能でアクティング・アウト・タイプである一方，「世捨て人」と「捨て子」は，低機能でアクティング・イン・タイプです。ほとんどのボーダーラインの人は，４種すべての要素を表します。

この本は母親についてですが，ローソン博士は私との電話でのやりとりの中で，自分の描写は親子関係のみならず，性差にもかかわりなくすべての人間関係に応用できると言っていました。もちろん，子どもは自分を守れず，大人のように何かを参考にしたり参照したりできないので，子どもに向かう行動はより深刻です。ローソンは典型的な思考，情緒，活動を基盤にして，個人のタイプを決めています。以下のアクション・ステップでは，このモデルを取り入れ，ボーダーラインの人一般に応用しています。

アクション・ステップ❽
魔女，女王，捨て子，あるいは，世捨て人

　次の説明を読んで，あなたのBPにあてはまると思われる特徴，思考，感情に○をつけてください。BPについての観察を記入するために，ノートを使ってください。その特徴に○をつけた理由がはっきりするように，このセクションの終わりにメモをとることもできます。最後に○をつけた項目を数えて読み返し，これらの記述のうちどれか1つがあなたの愛する人に，よりぴったり当てはまるか決めてください。

魔女

典型的な思考

　魔女たちは「敵対的あるいは加虐的な養育担当者に，全面的な服従を要求された」環境の中で育ったから，無意識的に自分たち自身を憎むのです (Lawson 2000, p.131)。こういう人たちは，他人に対して——特に弱く，若く，力が足りないので自分を救うことができない者たちに対して——残酷にふるまって，同じサイクルを繰り返すのです。

典型的な感情

　魔女タイプの人たちは，自分が他人を傷つけたことへの配慮などよりも，自分の状態がよくなることに関心があり，悪夢のような行為をしても懺悔(ざんげ)の気持ちはもちません。魔女の引き金になりうるのは，嫉妬心，批判，裏切り，見捨てられること，疎外感，そして，無視されることなどです。

典型的なふるまいと中心的ジレンマ

　ほとんどのボーダーラインの親は，身体的に子どもたちを虐待することはありません。身体的虐待をする人たちはこのカテゴリーに入る可能性が大です。しかし，虐待というものは，たいてい他の能力ある大人たちがいないときに起こります。それゆえに家族たちは，外界にはすべてがうまくいっているように見えるのに，怖れを抱きながら生活することになりかねません。他人が自分を見捨てることがないように，魔女たちは権力と支配力を欲します。誰かあるいは何かが，魔女の見捨てられ恐怖の引き金を引くと，このタイプのボーダーラインの人は，残酷化し激怒でいっぱいになり，自分の邪魔をする家族を罰したり傷つけたりさえします。このタイプの人は，最も治療に抵抗します。他人が援助しようとすることを許さず，自己嫌悪の源が非常に奥深くにあるからです。

○をつけた項目の最終的な数＿＿＿＿

女王

典型的な思考

　「私はもっと注目されたい。私はもっと多くの注目を受けるに値する。ところで，あなたは最近，私に何をしてくれたかしら？」そして，「子どもたちが私のニーズを満たすべきであり，逆なんてありえない。もし，子どもたち

が私に反対意見を言ったり，私の願いに逆らったり，自分側の要求を抱くとしたら，それは私を愛していないとか尊敬していないということだわ」

典型的な感情

　女王の典型的な感情には，必要なものを与えられていないという子ども時代の剥奪感から生じた，特権意識，剥奪感，空虚感，怒り，欲求不満や孤独感が含まれます。女王は忍耐力がなく，フラストレーションに対して耐性が低いのです。女王は他人の境界をも侵し，それを認識も後悔もしません。

典型的なふるまいと中心的ジレンマ

　空虚感にかられるうえ，自分自身をなだめることができないので，女王は自分に当然の獲得権があると信じている対象を手に入れるためには，どんなことでもしでかします。これには脅迫のような報復的行為も含まれます。女王たちは，はじめは他人に社交的で優雅な印象を与えるかもしれません。しかし「友人」が期待に沿わなくなると，少しも考えもせずに切り捨てます。女王たちは強く望むものを手に入れるためなら，（より原初的なボーダーラインの人の防衛とは対照的に）真の操作（manipulation）をすることもできます。

○をつけた項目の最終的な数＿＿＿＿

捨て子

典型的な思考

　「私は価値のない犠牲者です。愛されたいし保護されたいと強く望みますが，そうしてもらえるような価値はないのです」。哲学：コップは半分空であるばかりでなく，今にも掃除したばかりの床の上いっぱいにこぼれそうである（注：半分量の水が入ったコップは，「まだ半分も残っている」という楽観的な

見方と,「もう半分しか残っていない」という悲観的な見方の二通りで捉えられるので,対照的な二姿勢の存在の象徴としてよく引用される)。

典型的な感情

　救いのない感じ,希望の欠如,そして絶望。激しい怒りは悲しみと抑うつでカバーされていますが,拒絶や見捨てられることによって噴出します。捨て子は自分の過ちと失望とをねじ曲げ,さらなる恥辱の状態へつなげてしまいます。傷つきやすく,自分には欠陥があると感じ,不安で気分が変わりやすく,理屈に合わないほど臆病なのです。

典型的なふるまいと中心的ジレンマ

　捨て子たちは,他人が「救ってくれる」ことを期待しますが,救われないという気持ちに安心感を得るので,結局は援助を拒否します。皮肉にも,誰も信用せず近づけなければコントロールを維持でき,誰も「捨て子」たちを見捨てることも失望させることもできないのです。恥を表現するために,自分自身を傷つけるかもしれませんが,自分が拒否されたとか,見捨てられたと感じたら,激怒する力もあります。このタイプの人は必要とするものを求めないので,他人にはその心を読むことができず,望むものを与えられないので,殉教者のように見えます。捨て子には泣いてばかりいる期間が存在しかねず,他人を育んでやることはできません。

○をつけた項目の最終的な数＿＿＿＿

世捨て人

典型的な思考

　「犬が犬を食らうような(生き馬の目を抜くような)世の中だけれど,自分は猫。皆が自分のことで汲々としているし,安全な場所なんてないのです。

皆，最後には裏切るのだから，自分は他の人々が無害と考えているような事柄の中にあるヒントや，隠された意味に警戒していなければいけないのです」

典型的な感情

世捨て人タイプの人は，コントロールできないことへの怖れ，飲み込まれてしまうことへの恐怖から，安堵を得ることができません。あらゆるところで，潜在的な大惨事が目に入ってしまうのも不思議はないのです。世捨て人は，批判を自分に対する全面的・包括的で死刑宣告のように厳しい非難ととり，自尊心を保とうとして仕事や趣味に頼ります。内面的な恥の気持ちは，他の人たちを途切れることなく批判することで表現されます。

典型的なふるまいと中心的ジレンマ

固い殻はこのタイプのボーダーラインの人を自信があり，断固としており，自立していて，社交の才にさえもあふれているように見せます。しかし，それはこけおどしなのです。多くのボーダーラインの人と同様に，世捨て人はひとつの顔を世間に向け，もうひとつの顔を他の皆に向けます。身近にいる家族は，「不信，完全主義，不安感，焦燥感，激怒，妄想」を体験します (Lawson 2000, p.80)。世捨て人タイプは，皆を完全主義の理想に照らし合わせ，激怒や締め出しで相手を罰します。世捨て人は自己の喪失を怖れ，これは所有物への独占欲につながります。

○をつけた項目の最終的な数＿＿＿＿

もし合うとすれば，これらのタイプのどれにあなたの BP は該当しますか？
＿＿＿＿＿＿＿＿＿＿＿＿＿＿＿＿＿＿＿＿＿＿＿＿＿＿＿＿＿＿＿＿＿＿＿

二次的な分類はどれになりますか？＿＿＿＿＿＿＿＿＿＿＿＿＿＿＿＿＿＿

後続の章で，ローソンの分類するボーダーラインの人（女王，魔女，捨て子，世捨て人）のそれぞれに対するノン・ボーダーラインの人のリアクションについて比較したいと思います。

ボーダーラインを抱えているとはどういう感じなのでしょうか？

ここまで，ボーダーラインを病むということはどういうことなのか，またはボーダーラインである人と一緒にいるとは，どういうことなのかについて述べてきました。ここで，ボーダーラインという障害をもつということは，実際どのような感じなのかを想像してもらいたいと思います。ボーダーラインの人の感情に近づくことは，ボーダーラインの人の行動や反応を予測することに役立つでしょう。

アクション・ステップ❾
法廷のアクション・ステップ

重大な犯罪で糾弾されているという状況を想像してみてください。逮捕され，裁判にかけられ，今は陪審員が評決を持って帰ってくるのを待って法廷に座っています。陪審員たちは数時間も会議室にこもっていて，あなたはピリピリ，ドキドキし始めています。討議が長引いていることが吉兆なのか，凶兆なのか見極めようと努力しています。ドアが開いて誰かが法廷の中に歩いて入ってくる度に，跳び上がってしまいます。それから，ただの法廷従業員だということがわかりイライラします。恐怖を感じ始めますが，自信を維持する方が物事はうまくいくと考えているので，恐怖感が表に出ないように頑張っています――が，刻一刻とこの状況は厳しくなっています。

前触れなしに，誰かが後ろから袖を強く引っ張るのを感じます。誰か確かめようと振り向くと，そこには旧友がいました。この人は「今日の午後は約

束があるから，子どもを学校に迎えに行ってもらわないと困るんです。時間がない，なんて言わないでください」と言っています。

さて，あなたはどう感じますか？

【ステップ 1】
このような状況で想像される，あなたの感じ方を描写している空欄に○をしてください。

　　____不機嫌な　　　　　　　　　　　____扇動された，あおられた
　　____評価されていない，大事にされ　____利用された
　　　　ていない　　　　　　　　　　　____焦燥
　　____踏みにじられている　　　　　　____傷つきやすい
　　____緊張した　　　　　　　　　　　____激昂した
　　____警戒した　　　　　　　　　　　____脅えた
　　____腹が立った　　　　　　　　　　____欲求不満の
　　____卑しめられた　　　　　　　　　____辱められた
　　____平穏な　　　　　　　　　　　　____安らいだ
　　____激怒した　　　　　　　　　　　____気落ちした
　　____悲しい　　　　　　　　　　　　____イライラしている
　　____緊張した　　　　　　　　　　　____空腹の

自分の気持ちを以下の空欄に書いてください。
_____

【ステップ 2】
上述の情緒のリストを見直して，これらのすべての感情を同時にもつということは何を意味するのか考えてみてください。それから，これらの感情を毎日毎日，断続的に終日抱いているとしたら，どのようなものか想像してくだ

さい。

_____

_____

そういう状態だったら，慰めや同情，優しい理解を示す人に対してのあなたの態度はどんなふうに影響を受けますか？

_____

_____

そういう状態だったら，権力あるいは権威，場合によってはその両方をふるえる人間，すなわち部下・目下の人間に対するあなたの態度はどのように影響を受けると思いますか？

_____

_____

ここで戻って，感じる可能性のある気持ちと反対の意味の語に×をつけてください。例：私は＿＿＿＿＿＿＿（空腹の，平穏な，など）とだけは感じないでしょう。

　ボーダーラインの人の中には，自分が何者かについてや，自分がしてしまったことに対して，恥と罪の意識を感じ，自分自身を罰する人がいます。実際に罪悪感を感じるようなことをしたという場合もありますが，ほとんどの

ボーダーラインの人は存在すること自体を恥じています（これはボーダーラインの定義の一部です）。自分自身を「すべて黒」か「すべて白」どちらかにみなすので、どのような欠点でも、まるで可能な範囲で最悪の判決を待っている犯罪者のような気持ちにさせるのです。そして最悪の事態というのは、愛し、頼りにしている人たちから見捨てられることなのです。このアクション・ステップは、絶え間なくプレッシャーがかかり、ピリピリしていて、落ち着かず、怯えているというのがどのような感じなのかということの理解を助けるものです。人を困惑させる行動は、ボーダーラインの人の心の枠組みを知れば、もっとわかりやすくなるでしょう。あなたには日常的なニーズであるようなことも、ボーダーラインの人にとっては「ラクダの背骨を砕いた最後のわら」なのです（注：一本一本は軽いわらでも、何千本と積み重ねれば最後にはラクダの背骨を折ってしまう、という格言にちなむ。「最後のわら」は限界を超えさせた最後の項目・出来事を指す）。

葛藤（双極価値＝アンビバレンス）の感覚

　人生で関わっている重要な人々に対してボーダーラインの人が感じる、葛藤状態のいくつか——例えば、ボーダーラインの人は親密性を求めると同時にそれを怖れています——について述べてきました。傷つくことを最小限にとどめるため、ある感じ方をしているときに反対の行動をするのです。人を頼って無条件の愛情を与えられたいと望みながらも、そうすることで相手にコントロールを与えてしまうことは我慢ならないのです。結局のところ、一瞬にしてボーダーラインの人が愛する人は歩き去り、ボーダーラインの人を冷たい、すべてを無に帰するような空白の中に置き去りにするかもしれないのです。だから、ボーダーラインの人は愛すると同時に、その欲求を最小限に縮小しようとしたり、その欲求を否定したりするのです。

　これ——自立を保ちながら、他人に対する依存のバランスをとること——は私たちすべてが直面する問題です。しかし、障害のない人たちは誰かが選

んで，あるいは死によって去っていったなら，自分たちは嘆き悲しみはするものの，なお何とか対処できる，それでも生きていられるということを理解しています。ボーダーラインの人々は，他人がいなくなったら，自分もまた存在しなくなると感じるのです。

　比喩を使うならば，このバランスをとろうと試みる場合，私たちは試行錯誤を通じて行うのです。時々，心が砕かれるようなことを経験しますが，最終的には喪失から立ち直れるとわかっています。しかし，ボーダーラインを抱える人たちは，下方に安全ネットもない高さ50フィート（約15メートル）の綱の上で，バランスをとっているのです――困難な時期に自分を支える自己愛も自尊心も希望も，人生のよい思い出もほとんどなしで，ということです。

　このアクション・ステップは，そのような感情状態を理解するのに役立つでしょう。想像力と生の感情をもちこむほど，理解は深まるでしょう。

アクション・ステップ10
沈没船のアクション・ステップ

　まず，あなたがひどく嫌っている人の名前を思い出してください。完膚なきまでに憎み，蔑み，軽蔑している誰か――例えば反対意見をもつ政治家，イライラするような歌を歌う歌手，子ども時代のいじめっ子，盗みや暴行をはたらく人々，あるいはあるスポーツチーム（またはそのメンバー）などです。可能なら，こちらが嫌っているのと同じくらい，向こうもこちらを嫌っていると想像してください（もし，地球上に軽蔑の対象を見出せないほど，心に平和と愛を抱いているなら――神の祝福を！――この地球はあなたのような人をより多く必要としています）。その人が最も憎悪に値する状態のときを想像してください。その人の話しぶり，外見，できればにおいさえも脳裏に喚起してください。その人の笑顔（あるいはいやらしい笑い）を思い描

いてください——新聞上でも本の表紙の上でも，目の前にいるところでもいいのです。

　激しい嫌悪に満ち満ちてきたら，バハマへ向けて素晴らしいクルーズ休暇中の自分を想像してみてください。クルーズ船は，氷山にぶつかり，沈み始めます（バハマの近くに，氷山がないなんて言わないでくださいね。想像力を働かせてください！）。あわてて救命胴衣をわしづかみにし，水面下に沈む船から泳ぎ去ります。周りを見回しますが，霧以外は何も見えません。ひとりぼっちです。

　時間が過ぎます。サメがいるのではないかと心配し，喉も渇きます。おいしい水を飲むことしか頭にありません。夜がやってきて（バハマでは，もちろん水は温かです），声がかれるまで助けを求めて叫びます。どう見ても，すべての救命船や，他の生存者から流れ離されてしまいました。誰も応えてくれません。カモメが鳴いているのが聞こえ，波がひたひたと下あごに打ち寄せるのを感じ，口の中は塩辛い味がします。朝がきて，太陽が昇るちょうどその時，ボートが近づいてくるのを目にします。口についた塩のかたまりを拭い，再び声が出なくなるまで助けを求めて叫ぶと——やった！　神様ありがとう——船長があなたに気づきました。いまだかつて人間の姿を見て，これほど気分が高揚したことはありませんでした。

　しかし，ボートが近づいてきたとき，軽蔑するあの人間のあざわらうような顔がはっきり見えてきました。その人は単にボートに乗っているだけではなく——ボートの船長であり，あなたを船に乗せるか，そのまま残して死に至らしめるかを決められるのです。その人が命の恩人になるという事実は，到底我慢できるものではありませんが，死という考えも心地よいものではありません。

　ここで，まさに今，仇（かたき）が自分を助けようとしているのを目の当たりにし，どう反応するか注意深く考えて，自分の気持ちを一番よく特徴づけているコメントに✓印をつけてください。いくつ印をつけてもかまいません。回答に矛盾があっても気にしないでください。

第3章　ボーダーラインを定義する：下位分類　73

1. 漂流し続けて,「あいつに救出されるくらいなら溺れ死んだ方がましだ」と考えます。
   - □全く反対
   - □反対
   - □賛成も反対もしない
   - □賛成
   - □全面賛成

2. 歯ぎしりしながらも口をつぐみ,船によじ登るでしょう。
   - □全く反対
   - □反対
   - □賛成も反対もしない
   - □賛成
   - □全面賛成

3. 歯ぎしりしながらも口をつぐみ,その嫌なヤツのボートに乗り込み,ひとたび乾いた陸地に安全に戻り,水を飲んだら,こいつに本音を言おうと心に誓います。
   - □全く反対
   - □反対
   - □賛成も反対もしない
   - □賛成
   - □全面賛成

4. 私は救出されたことをただ感謝し,誰のボートであったのかは忘れるでしょう。
   - □全く反対
   - □反対

□賛成も反対もしない
□賛成
□全面賛成

　同時に2種類のやり方で動くことはできないので，複数の感情に「完全に合意」することはできないと知的にはわかっています。しかし，感情には知能指数はありません。一度に例えば12種類のことを感じることもできるのです。もし，2つの全く正反対の反応に引き裂かれたという感覚を感じたとしたら，ボーダーラインの人がほとんど慢性的に感じているものと近似した感覚です。この状態に対してよく使われる用語はアンビバレンス（双極価値の間の葛藤）で，この語は周辺状況に関わりなく，しばしばこの精神状態になる人を表現するために臨床上も使われます。不快に感じますか？　ほとんどの時間をそのようにして生きていくことがどんなものか想像してみれば，ボーダーラインを背負うのがどのような感じなのかつかめるでしょう。アンビバレンスはボーダーラインの人が，非常に首尾一貫性の欠いた行動をし，意見や希望をとても頻繁に変える理由のひとつです。

ボーダーラインの人の良い性質を思い出すこと

　ボーダーラインの人の面倒をみる際の困難な部分について検討していると，時折私たちは肝心なポイントを見落とします。すなわち，もし私たちがボーダーラインの人を愛していなくて，その将来について心配していなければ，これほど必死にボーダーラインの人を理解し，ボーダーラインの人と意思疎通をし，ボーダーラインに対する治療を見つけ出そうとはしないということです。
　障害からその人個人を分断することは困難かもしれません。このアクション・ステップは，なぜボーダーラインの人だけが双極価値に揺れる人間というわけではないのかということを，思い出させてくれるでしょう。ボーダー

ラインの人の性格を調べて，否定的な特徴とか有害な特徴を計算に入れないようにするということは，心そそられることです。しかし，どちらもボーダーラインの人の複雑なパーソナリティーの一部なのです。

🖋️ アクション・ステップ11
プラスの面を強調する

　以下に表にしてある良い特質のリストを見て，あなたのそばのBPを特徴づけるものに○をつけてください。あなたにとって一番大事なものに◎をして，抜けているものは何でも書き入れてください。それからノートに，その人と距離が縮まり，つながっていると感じたことを覚えている出来事を2つ，3つ書きこんでください。

＿＿芸術的	＿＿魅力的	＿＿哀れみ深い
＿＿有能	＿＿創造的	＿＿教養がある
＿＿献身的	＿＿面白い	＿＿寛大な
＿＿ユーモアのセンスがある	＿＿助けになる	＿＿賢明な
＿＿興味深い	＿＿親切	＿＿礼儀正しい
＿＿熱心	＿＿フレンドリー	＿＿思い出の共有
＿＿共通の趣味がある	＿＿技術を身につけている	＿＿自然体
＿＿才能のある	＿＿怖れを知らない	＿＿機知のある
＿＿愛情に満ちている	＿＿社交的	＿＿熱心な
＿＿＿＿＿＿＿＿＿	＿＿＿＿＿＿＿＿＿	＿＿＿＿＿＿＿＿＿
＿＿＿＿＿＿＿＿＿	＿＿＿＿＿＿＿＿＿	＿＿＿＿＿＿＿＿＿

このワークブックの続きを読みながら，人間全体——長所も，こうでなければいいのに，と思っている点も——を見るようにしてください。2つの面が全くかけ離れている場合もあるので，愛する人が肯定的特徴と同様にマイナスの特徴も備えているということを理解するのは，困難であるかもしれません。そして，これら2つの「自己」を統合することは難しいけれど，経験のある有資格の臨床家にかかるボーダーラインの人は，悪い時より良い時を頻繁なものにできますし，悪い時をより扱いやすく変えていけるのです。
　これまで私は，ボーダーラインをあたかも原色のように見てきました。赤は赤であり，赤なのです。けれども赤と他の色——つまり友人たちや家族といった，独自の色をもつ人たち——と混ぜ合わせると，その相互作用は独自の色合いを帯びます。次の章では関係者のひとり，あるいは両者がボーダーラインを抱えている場合の，力学的な対人関係（ダイナミクス）を見ていきます。

第4章
一緒になると：対人行動パターン

> セラピストが言いました。私の妻が境界性人格障害というものを悪く言っていたと。私が，妻は狂気なのかと尋ねると，セラピストは「いいえ，でも周りにいる人みんなを狂気に導くでしょうね」と答えました。
> 　　　　　　　　インターネットサポートグループ「ようこそオズへ」のメンバー

　ボーダーライン行動を説明するのに多くのやり方があるように，ボーダーラインの人（BP）とノン・ボーダーラインのパートナーや親，子ども，きょうだい，友人たち，その他（non-BP）のすべての関係も，力学的にさまざまな描写方法があります。それぞれの関係は独特なものです。しかし，BPとnon-BPとのあらゆる関係の中で，あるパターンとダイナミクスが繰り返されるように思われます。

アクション・ステップ12
BP／non-BPパターンを明確化してみましょう

　以下の行動パターンは，雷鳴が稲光のあとに続くように，予測できる経過をたどるもので，第2章で概略を示した誤った信念（認知の歪み）と9つの

DSM-IV の特徴から派生しています。ボーダーラインに関する他の本が，単に「障害のある」人を分析するのに対して，このワークブックと"SWOE"(Mason and Kreger 1998)はどのようにボーダーラインの人の感情や行動があなたに影響しているか，あなたがどんな反応をしているか，その反応が今度はボーダーラインの人自身やボーダーラインの人との関係にどう影響するか，さらにこのサイクルがどのように継続するか，ということを記述します。

次のエクササイズは2つの目的を達成します──ボーダーラインの人のしかける「ゲーム」とゲームへのあなた側の反応を知らせることです。各「ゲーム」の解説の後に示す例を読んで，自分がその中に描かれている主人公だったらどう感じるか，じっくり考えてください。そして，自分のリアクションに最も近いものを選んでください。章末に各状況の考察が載っています。

鬼ごっこ＝あなたが鬼よ：投影ゲーム

投影とは，人が自分自身の中に認めたがらない（多くはネガティブな）ことを，他人がやった，言った，あるいは信じているといって非難することです。ボーダーラインの人の無意識の希望は，不快なものを他の人に投影することによって──誰か他の人に「鬼」という札をつけて──自分に対する気持ちが改善するということなのです。実際，少しの間は気分がよくなるのです。けれども苦痛は戻ってきます。よってこのゲームは何度も何度も行われるのです。投影は事実に根ざした内容を誇張したものかもしれませんし，全くの捏造かもしれません。臨床家のジェイムズ・ポール・シャーリーは「投影は，ボーダーラインの中核的な側面です。ボーダーラインの人の投影を認識することで，ボーダーラインの人の感情をよりよく理解できる可能性があります。というのは，ボーダーラインの人が投影する特性はすべて，自分の中にあるとボーダーラインの人はわかっているけれど，受け入れることができないものなのです」と言っています。

あるメーリングリストメンバーは，口論中に妻が身体的な脅迫をしたときに，ついに投影を理解したと語りました。数日後の夫婦カウンセリングの際，この妻はセラピストに「夫が」脅迫したと言い，本気でそう信じていたのです。

●ジョージ
　妻のシンディは別の街で求職したいなんて，わがままだと言い続けています。ここで1年半も仕事を探しているのに，いまだに見つからないのです。でも妻は両親が近くに住んでいるので，ここに残りたいと希望しています。この街では，自分が望むような給料や職位は見つからないことはもうわかっています。けれど引っ越し案を持ち出そうものなら，妻は，私の考えていることは「仕事，仕事，仕事」だけで，妻のことや妻の気持ちを全く考慮していないと言うのです。妻は看護師なので，どこででも仕事が見つけられます。しかし，自分にとっては専門分野で妥当なレベルの仕事を見つけるのは，ほとんど不可能に近いことなのです。

ここで自分がジョージであると想像してください。この状況で自分が感じるであろうものに，最も近いと思う反応に✓印をつけてください。

☐ A. 何をすべきなのか判断することは困難ですが，嫌がるシンディに引っ越しを迫ったりしたら，私は自分を利己的だと感じてしまい，さらには恥すら感じるでしょう。シンディは家族を愛しているし，離れるように強いられるべきではないのです。ジョージは妻の幸福を守るため，どんなことでもすべきです。もし自分がジョージだったら，意見の不一致や妻の激怒に長くは耐えられません。

☐ B. 自分の方が柔軟性を欠き，子どもっぽく，全く自己中心的だというのに，妻が私のことを利己的だと言ったら，想像を絶するほどに激怒するでしょう。シンディは立派な大人なのに，ママとパパから離

れることを「考慮」さえしない。よだれかけの紐はいい加減に切るべきです。

☐ C. ジョージが利己的にふるまっているとは思いません。でも妻と十分なコミュニケーションが取れていないようです。おそらくジョージは，なぜ引っ越しが夫婦の両方にとって，経済的にも私生活の面でも一番よいかという理由をリストにまとめて，ひとつひとつ説明することもできるでしょう。もし，ジョージの仕事が十分な給料をもたらすなら，シンディは頻繁に実家に帰ることができるし，家族に加えて新しい友人ももつことができるでしょう。

☐ D. ジョージとシンディは，自分たちの価値観と目標を徹底的に考えて，双方に適する解決策を考え出すべきです。２人とも妥協が必要かもしれません。

すべてあなたが悪い

　絶え間のない非難と批判とは，他者に向かって行動化する一部のボーダーラインが生き残るための道具として使う防衛機制です。あら探しはボーダーラインの人の側の純粋な空想かもしれませんし，実生活上の問題を誇張したものかもしれません。私がインタビューしたある男性は，その男性の食べ方が早すぎるといって激怒するボーダーラインの人と関わっていましたし，別の女性は，夫に食べ方を非常に嫌われているので，家族と一緒に食事をすることと，夫の侮辱に耐えることを拒絶していました。自己感情をよくするために他人をこき下ろす必要のあるボーダーラインの人にとって，些細なことやどうでもいいことなどというのは存在しないのです。

　加えて，ボーダーラインの人は時々誰かに何かをしてくれと頼んでおいて，まさにそれをしたという理由で責めてきます（これもまた，勝ち目のない状況の一例です）。あるボーダーラインの人の子どもは，壊されてしまうのが目に見えているのに，友達にすべてのおもちゃを貸すように強いられました。

それからこの母親はおもちゃを壊したといって，この子を責めるのです。

> ●ジョーン
> 　私のガールフレンドのキャシーによれば，私は何もまともにできないそうです。私の服の着方，しゃべり方，食べ方，ベッドの直し方，私の家族，私の家族のクリスマスの祝い方――「キャシーの物事はかくあるべきバイブル」からずれている万事――について文句を言います。キャシーのこういうところは好きではありませんが，別れることなど想像もできません。一緒に楽しい時を過ごしていますし，愛しているのです。

☐ A. ジョーンは，キャシーの気持ちを尊重し，批判も愛の証として受け入れようとすべきです。楽しい時を一緒に過ごせるなら，なぜ関係を全面放棄してしまうのですか？

☐ B. そんな性悪女と一緒にいることなど想像もできません。自分の持ち物をひっつかんで，そんな関係からはとっとと退散します。

☐ C. もし私がジョーンだとしたら，キャシーに理を説いて，彼女が非論理的だということをやさしく教えるでしょう。多くの事柄に関しては，意見やしきたりがあるだけで，「正しい」あるいは「間違っている」ということはないのだと説明するでしょう。キャシーはきっとわかってくれます。

☐ D. 一方が他方を踏みにじって自尊心を保つような人間関係の中に，長くとどまることができる人などいません。自分ならなぜキャシーがジョーンのすることはすべておかしいと考えるのか解明するため，キャシーにカップルセラピーを受けさせるでしょう。なぜ自分がこんな関係を続けているのかということも検討するでしょう。

私の要求がなにより重要

　これはボーダーラインの人の自己愛的な要求です——万事が自分に関することでなければならず，そして，彼らにとって良いことは他のすべての人にとっても良いのです。あるものは実際に，自分の要求と他者の要求とを——自分の子どもの欲求でさえも——区別することができません。

　ヴィクトリア——12歳——は，これまで彼女の生みの母親に会ったことがありません。彼女は，父親のジムと一緒に暮らしています。ジムは高機能BPです。そして，ジムが長期間同居しているガールフレンドがサリーです。サリーは10年間，ヴィクトリアの世話をしていて，ふたりは親密な関係をもっています。ヴィクトリアはサリーをママとさえ呼びます。しかし，ジムは結婚を望んでいたけれど，サリーはそうではありませんでした。その結果，ジムは結婚願望のある女性に出会った際，サリーと別れる決心をしたのです。

　新しい妻にヴィクトリアの母親になってほしいと思ったジムは，サリーとヴィクトリアにもうお互いに会うことはできないと言いました。ただ訪問することさえも禁じたのです。ヴィクトリアは，学校でうまくやっていけなくなりました。そして，父親と継母とけんかを始めるようになりました。一方，サリーの心は荒んでしまいました。もし，あなたがサリーならどうしますか？

☐ A.　ジムの決定を受け入れます。彼は父親であり，彼の決めることなのです。

☐ B.　子どもの気持ちを，まるで水道の蛇口のように自在に方向を変えることができると考えているジムのような愚か者について，私は誰とも論じるつもりはありません。私は，ヴィクトリアの周辺を歩き回るつもりであるし，学校の帰りがけなど，チャンスがあればヴィクトリアに会えるでしょう。そうすれば，ジムに対処することを完

全に避けることができるに違いありません。
- ☐ C. 私がヴィクトリアにとって，いかに大切かということを説明するために，私はジムに手紙を書くでしょう。いったん彼が本当に理解することができたならば，彼は多分気持ちを変えることでしょう。
- ☐ D. 私は，上記のC.をするでしょう。そして，それでも彼が決心を変えなかったとしたら，ヴィクトリアに会う法的な権利が自分にあるかどうかを相談できる弁護士をみつけるでしょう。

表なら私の勝ち，裏なら君の負け，あるいは勝ち目のない状況

　これは，「するも地獄，せざるも地獄」の典型的な状況です。ノン・ボーダーラインの人がすることは，何でも不正解になるのです。ノン・ボーダーラインの人が悪いということがゲームのテーマであり，実際にしたことや当初の要求は問題ではないのです。

　典型的な勝ち目のない状況は，「もし私を愛しているのなら，誰にも言わないで」という言葉が続く自殺の脅しです。他の勝ち目のない状況は，さらに微妙なものです。

> ●ミランダ
> 　何をしても夫の連れ子のジェリーを喜ばせることができないのです。家に住まわせようとすると，「コントロールしている」と私たちを責めるのです。自分のアパートをもつように言うと，私たちが「見捨てようとしている」と言うのです。ジェリーの衣服を洗濯すると，まるで色物と白い物を区別することを任せられない子どものように扱っていると言います。自分で洗うようにとそのままにしておくと，「真の」家族の一員とみなしていないといって文句を言うのです。ジェリーが実の母親に関する不満を言うときに同意すると，彼女を「けなしている」として私に「あたり」ます。何も言わなければ支持してくれないと言われます。ジェリーの父親に話す

と，ただ肩をすくめて，いつもそんな感じだったと言うのです。

- □ A. もし私がミランダだとしたら，ジェリーが望むようにして平和を保つでしょう。
- □ B. ジェリー以上の大声で怒鳴りつけます。争いなんて怖れません。それから彼のやり方に不満を言い，仕返しの方法を探ります。彼のような人は頭がおかしいに違いなく，我慢なんてしません。
- □ C. 共に座り，彼の矛盾の多い行動とその不当性について，冷静かつ論理的に説明します。この矛盾が混乱を招き，問題を生じさせるのだということを理解する能力はあるはずです。
- □ D. 明らかにジェリーは矛盾だらけでナンセンスです——ボーダーラインの人には典型的なことです。「勝ち目のない」ゲームの良い例であり，話し合っている内容とはしばしば無関係なのです。彼を変えることは不可能なので，彼の問題であって自分の問題ではないということを常に自分に言い聞かせ，個人的境界を設定して遵守することで，自分を大事にしていかねばなりません。

もう少し近くで距離をおいて

　少し近くで距離をおくことはノン・ボーダーラインの人が理解する際に最も混乱しやすく，判読が難しいパターンのひとつです。ボーダーラインの人は生き残るためには，親密さと愛情が必要であると感じています。しかし，ボーダーラインの人は無価値感をもち，他人に見抜かれることを怖れているので，これは恐ろしい考えなのです。仮面をかぶりつづけることはきつい仕事です。ボーダーラインの人はまた，自己の感覚が弱いので，人々があまりにも近づいてくると飲み込まれるのではないかと感じます。
　ボーダーラインの人にとって，見捨てられることへの恐怖は中心的な問題なので，親密さに対する欲求はすぐに効力をふるいだします。だから，近づ

いてくるのです。しかし，振り子が振り切って，飲み込まれる恐怖がまた忍び寄ります。回転するような感情のため，ボーダーラインの人は他人の身になってみることや，相手の視点からものを見る能力が発揮できないのです。だから，あなたを必要とするときには，10分前に離婚するといって脅していた事実はもう頭にないのです。

以下はこのふるまいの2つの例です。

●ケン

　このパターンはいろいろな形で起こります。ガールフレンドのエイミーは，僕に約束の時間ぴったりに会うように言っておいて，1時間遅れで姿を現すのです。ある晩素晴らしいセックスをしても，次の夜は触れられるのも耐えられないのです。電話をしていると，エイミーは別れ話を持ち出し，でも切るころには翌晩のデートを計画しているのです。愛していると言っておいて，後からその言葉を撤回し，「落ち着いてしまう前に，もっと多くの男性たちと会う必要があるかもしれない」と言います。繰り返し別れ，繰り返し元の鞘におさまっているのです。来る日も来る日も，自分たちの位置がわかりません——自分のセリフがエイミーを激怒させるのか，それとも笑ってやり過ごすのか。

☐ A. 誰に対しても私と一緒にいたいと望むように強いることはできないので，もし私がケンならば，できるときは一緒にいて，エイミーがそばにいることを望まないときにはそれを受け入れるでしょう。

☐ B. こういう人たちもいます。打つ手はあまりないのです。

☐ C. この男性がなぜこの関係を続けるのか私にはわかりません。マゾヒストですか？　エイミーは，狂っていて，彼をも狂わせようとしています。逃げなさい！

☐ D. この行動とエイミーのすべての矛盾を記録し，いかにばかげているか彼女に見せてやります。彼女は賢いのです——何をしているか

自覚がないだけでしょう。ひとたび自覚したら，たぶん，こういうことはやめるでしょう。

●マリアン
　ティーンエイジャーの娘，ヘザーのことがどうにも理解できません。非常に気分屋で，虐待的，暴力的で破壊的なので，家出した際はうしろめたくは思いながらも，ほっとしました。友人の家に行き着いて，友人の両親は事態が沈静化するまで1週間そこにいてもいいと言いました。ヘザーは，3日続けて私の職場に電話をしてきて，私からの伝言に応えているのだと言い，どうして電話し続けるのか知りたいと彼女は要求しました。けれど，真相はというと，私は全く彼女に電話していなかったのです。

☐ A. もし私がマリアンだとしたら，ヘザーに電話すべきだったので，罪悪感を感じたでしょう。どんな母親が子どもに他人と生活をさせますか？　彼女が望む限り話をします。

☐ B. もし私が母親だとしたら，「なぜ，この子は私にこのようなことをするのかしら？　娘が電話をかけ続けて関心を求めるときに，どうして仕事ができるというのかしら？」と考えているでしょう。ヘザーには，態度を改めてルールを守り始めなければ，家に戻ることなんて考えもするな，と言うでしょう。

☐ C. ヘザーの行動は，私には意味をなしません。もし，彼女の母親が本当に地上で一番価値のない母親だとしたら，なぜいつも母親と話し合おうとするのでしょうか？　マリアンは，彼女が論理的でないということを本人に言う必要があります。

言葉による虐待:「あなたをよりよい人間にするために言っているのです」

ほとんどのボーダーラインの人は,意図して言葉や感情で虐待しようと思ってはいないのですが,感情が原因で,周りの人間が虐待だと感じるようなやり方でふるまってしまうのです。

以下は,作家のビバリー・エンゲル(1990)により概説された感情的な虐待のいくつかの形態です。あてはまるなら,自分の生活ではその行為がどのように起こるのか,ノートに1つ,2つ例を書いてください。そうすれば,この題材の理解と記憶に役立つでしょう。終わったらアクション・ステップを再び始めることにしましょう。

支配

自分のやりたいようにするために脅迫に訴えます。

言葉による攻撃

これには,叱責,侮辱,批判,悪口,絶叫,脅迫,過度の非難,辛辣な皮肉などが含まれます。他人の欠点の誇張や人前でばかにする行為も含まれます。長期にわたると,このタイプの虐待は人の自信や自己価値感を蝕んでいきます。

虐待的な期待

理にかなわない要求をして,自分が相手の最優先事項になるように期待します。注目とサポートを求めて,相手側の要求を弾劾することも含まれます。

予想外の反応

これには劇的な気分の変化や突然の感情の爆発が含まれます——ボーダー

ラインの定義の一部です。このような人と一緒に暮らすことは非常に不安をかきたてられることです。おびえたり，動揺したり，バランスを喪失するかもしれません。この過覚醒（攻撃の可能性に備えて，いつも「びくびく」し警戒している）状態は，身体的な疾病につながることさえあります。

混乱させること
ある人の出来事や会話に対する認識（特に事実とわかっていること）を否定すること。

絶え間ない混沌
故意に口論を始めたり，劇的なことをしたり，他人と恒常的な対立状態の中にいること。

●ロジャー
　幼稚園に行っていたとき，息子のジェイクは他の子どもたちと関係をもつのが難しく，うまくやっているようには全く見えないと先生方に言われていました。小学校時代までに，すでに彼は何度も問題を起こしていました——廊下をうろついているところを捕まったり，盗みをしたり，嘘をついたりといった具合に。中学時代，事態は悪化しました。全く抑制が利かなくなったのです。この時点で，息子にセラピーを受けさせました。ドアをバタンと閉めたり，私を罵ったり，母親に対して無礼なことを言ったりし，妹には「間抜け」呼ばわり，罰は無視して夜遅くまで家に帰らなかったりしました。明らかに私のことを，史上最悪の父親だとみなしていました。18歳を過ぎた今でも，まだ煮立ったような気性で，バーの用心棒としてかろうじて経済的にやっている状態です。年中金をせびっているので，ちょっとおとなしくはなりましたが，酔うとまだ人をひどく傷つけるようなことを言います。

第 4 章　一緒になると：対人行動パターン　89

☐ A. 私はこれを虐待とは呼びません。虐待というには，身体的なものであるか性的なものである必要があります。ジェイクは単に問題を抱えた人というだけです。

☐ B. 子どもからこんなひどいことをされたら，容赦しません。私ならジェイクに，このような行為をすべてやめるまでは二度と現れるな，と言うでしょうし，やめないなら縁は切ったものと考えます。

☐ C. 私は何が起こっていて，どのように彼の行動が私に影響を及ぼしているか，論理的に説明を試みるでしょう。もし，ジェイクが曲がりなりにもきちんとした人間ならば，自分がしていることを変えようとするでしょう。

☐ D. 非難などを小分けにするよりむしろ，私が父親ならば，個人的境界を設定します。ジェイクが虐待的でないときには一緒にいられるでしょう。虐待的であれば，私が歩き去るか，ジェイクに出て行くように言うでしょう。感情的な虐待を受けていい人など誰もいないのです。

ここで A 回答，B 回答，などの数を数えましょう。そして，その数を記録しましょう。

「A」回答の合計：_____

「B」回答の合計：_____

「C」回答の合計：_____

「D」回答の合計：_____

この科学的とはいえないアクション・ステップはあなたが典型的なボーダ

ーライン行動に対して，通常どのように反応するか理解するのに役立ちます。このことに気づくことは，ボーダーラインの人の行動を理解するのと同じくらいに重要なことなのです。あなたは関係の50％をコントロールしているのですから。

　無数の反応があるとはいえ，ここで概略を示すように，4つの基本的な反応方法があります。あなたにとって自然な反応の仕方を変えることはできるのです。重要なことは，自分の高潔性――自分の価値観を頑なに固守すること――に敬意を払うことです。自分の行動の長期的，もしくは短期的な結果についても理解しなければいけません。短期的に最も簡単なこと――ボーダーラインの人の願望に屈服すること――は長い目で見た場合には必ずしも最良の答えというわけではありません。なぜなら関係を損ない，あなたの自尊心を減じるからです。では，あなたの回答の意味をみてみましょう。

ほとんど「A」回答の場合

　これは，私が「玄関マット」反応（前出 p.46 参照）と呼ぶものを測定する場合の基準になります。あなたは，おそらく誰に対しても競争を挑むことを好まないか，挑んでもただ事態を悪化させるばかりだと学習してしまったのでしょう。正面対立を避けるので，このほとんど無反応というやり方は短期間の場合には容易です。なぜなら，それは直面化を避けることだからです。しかし，虐待的な行為に耐えることの長期的な結果として，孤立感や抑うつ感，罪悪感，無力感，絶望感を感じるかもしれません。この種の関係に長くとどまるほど，虐待に慣れてしまうでしょう。最終的には，「正常」な関係は，両者が共に意見をもち，共にお互いの関係のために妥協することを認めるものだということを忘れてしまいかねません。そのうえ，子どもがいれば，「被害者」のふるまいをモデルとすることで，この種の関係に巻き込まれるリスクを負わせてしまいます。この理由だけでも，このワークブックの続きを読み，もっと効果的な反応方法を学ぶことをお勧めします。要するに，アサーティブ（公正な自己主張のできる姿勢）になり，自分の知覚に対してより自

信をもち，自分自身と子どもたちにとって，長期的に一番プラスとなるようにふるまうことが，あなたにとっての挑戦なのです。

ほとんど「B」回答の場合

これは，私が「怒り」の反応と呼ぶものです。たとえ，ボーダーラインの人ともはや一緒にいなくても，怒りは依然として残っていて，人生の他の部分に影響を及ぼしているかもしれません。家族や赤の他人，コントロールすることができない状況に対して怒っている自分に気づくかもしれません。一部の人々とは違い，あなたは感情的な虐待に気がつきます。ボーダーラインの人はあらゆるタイプの人々から，強いネガティブな感情を引き出すことができます。けれども，あなたはその悪感情を徐々に始末するかわりに栄養を与えてしまい，予測不可能な怒り，悲嘆，または他の強い感情のせいで，他人を撃退しているかもしれません。このことが解放されて幸福を感じる能力にも，仕事や友人・家族との関係にも，影響を与えているかもしれません。

怒りへの対処とは別に，あなたにとっての挑戦は，自分自身に誤った要求を課すのでなく理性的に直視することです。例えば，

＊あなたは，神ではありません（神がたまたまこれを読まれていましたら，深く陳謝します）。
＊あなたは，スーパーマンでも，スーパーウーマンでもありません。

すべての人は弱点をもっています。あなた自身も，強大な力をもっている人々も含めて。状況をコントロールするあなたの能力は，人間としての価値を測るものではありません。

ほとんど「C」回答の場合

これを取引反応と呼んでいます。主として高度に知的な人々，あるいは工学や他の科学の領域で働いている人々の中に見られました。多くのボーダー

ライン行動は計算通りにはいかないので、何度も何度もボーダーラインの人と論理的に話し合おうとしたり、この状況から抜け出すための合理的な方法を考えようとするかもしれません。しかし、それはウィンドウズPC上でMac（マック）のプログラムを作動させようとするようなものです。無理なのです。

　思い出してください。顕微鏡でボーダーラインを調べることはできませんが、ボーダーラインの人は脳の障害をもっているのです。多様な状況によって、引き金が引かれるのに加えて、多くの物事に対して非常に双極価値的（アンビバレント）です。非常に感情的な状態にある人が、理性的に反応することができないことには、生物学的な理由もあります。したがってこの場合、ボーダーラインの人は非論理的だと予想する方が論理的なのです。

　このことを十分に納得するため、自分や状況に関して説明しようとしたすべてのケースを思い返し、どの程度うまくできたか記録してください（もし、思い出せないならば、ノートに各議論・口論を記録してみてください。結果を見極めがたくしてしまう感情要素抜きで、実際に起こっていることを評価することを助けてくれるでしょう。どんな言葉遣いが、実際に役に立つのかということも見出せるかもしれません）。

　あなたの挑戦は自分の論理が勝利せず、ボーダーラインの人の論理が支配権をとるような状況を受け入れ、ボーダーラインの人との新しいコミュニケーション法を学習することです（後の章でいくつかの技法を扱います）。脳卒中などの発作を起こした人々の一部が、言語上の困難を抱えるのと同様に、ボーダーラインの人は非常に興奮したときに理性的でいることに、困難を抱えているかもしれないという事実を覚えておくと役立つでしょうし、こう考えると理にかなっているでしょう。

ほとんど「D」回答の場合

　ボーダーラインの人を変えることはできなくても、回答が主としてDであった場合、個人的境界を設定したり、変えられることと変えられないことを

認識し，ボーダーラインの人にあなた自身の生活を直接的にも間接的にも支配させることなしに，自分自身の感情を大切にするやり方で対応しているといえます。このワークブックの続きは，さらに多くのスキルを学習するために役立つでしょう。

アクション・ステップ13
ダイナミック（力動関係）の組み合わせ

次のページに示す表の左側の内容はBP／non-BPの相互作用のタイプ，右側はBPパターンのタイプを描いていますが，正しく組み合わされていません。左右を正しく組み合わせてノートに書いてください。この例では，それぞれの項目に正解は1つで，各項目は1度だけしか使えません。解答は章末にあります。

1. BP：「俺は男なんだ。たとえお前が疲れて眠りたいと思っていたって，毎日セックスをする『必要』がある」	A．投影
2. BP：「こちらが夫のジェリーです——数分もたたないうちに忘れてしまうけれど，一応，お名前を教えておくわね。ジェリー，こちらはゲイルさんよ。ゲ・イ・ル，わかった？」	B．すべてあなたが悪い
3. BP：「私は，境界性人格障害などではありません，精神科医閣下！ 人格障害だとしたら，そっちでしょう。私は怒っていません。怒っているのはあなたでしょう！」	C．勝ち目のない状況
4. BP：「子どものころ，あなたを決してぶったり，脅かしたりなんてしていません。不器用だったから，自分で何度も転んだだけでしょう。ママとパパが，私が転ばせるのを見たと言ったとしても気にしません。年をとってきて，何もはっきりと思い出せないのだから」	D．もう少し近くで距離をおいて
	E．言葉の上での虐待——支配
5. Non-BP は座って静かにテレビを見ていました。BP が近寄ってきて，突然，non-BP が全く知らないことについて虐待的な言葉を叫び始めました。	F．言葉による虐待——言葉による攻撃／非難
6. BP：「ゆうべ，外出して遊びまわったことをお母さんに言いつけたら，お前の部屋をズタズタにしてやるからな」	
7. BP はコックがサンドイッチにマヨネーズをかけるのを忘れたときに，レストランで大騒ぎしました。大声をあげたので，レストランにいた全員が，いったい何の騒動が起こったのか確かめようとこちらを見ました。	G．言葉による虐待——虐待的な期待
	H．言葉による虐待——予測不可能な反応
8. Non-BP：「昨夜セックスをして，すごくよかった。彼女は僕に午前 11 時ちょうどにここで会ってと言ったけれど，もうすでに 12 時です。物事がうまくいっているときに，なぜいつもこんなことが起きるのでしょう？」	I．言葉による虐待——混乱させること
9. BP：「死にたい気分です。でも，もし誰かに言ったり，助けようとしたりしたら，あなたを憎みます」	J．言葉による虐待——慢性的な混沌
10. BP：「あなたを産まなかったら，芸術家になるという自分の夢を追求できたでしょうに」	

現実生活でのBP／non-BPの相互作用

　第1章で述べたように，ボーダーラインの知的な理解は，関係改善の最も骨の折れる部分ではありません。真の挑戦は，感情的なレベルでボーダーラインを理解し，その理解をあなた自身の生活に応用することにあります。そのうえ，会話は非常に速く進むこともあるので，いくつかのことを一度にこなさねばなりません。

1. ボーダーラインの人が言っていることを聞き，認知的な歪みを発見して特定してください。
2. 障害が状況に影響を与えていることと，どのように反応するかについては，多くの選択肢があるのだということを思い出して，自分の感情に対処してください。
3. どのように，事態が鎮められ，自分の高潔性を損なわずに保ち，巻き込まれている子どもにとって良いふるまいの手本となるような方法で対応したらいいか，決定してください。

　これら3つの課題をほぼ同時に成し遂げることは簡単ではありません。オリンピックにたとえれば，フィギュアスケートでトリプルジャンプをするようなものかもしれません。しかし，すべての技能と同様，どう行うのか一歩ずつ学習することができるのです。実生活の状況を取り上げて，何が起きているのか解剖し，最良の反応方法を決定することが，この学習に役立つひとつのやり方でしょう。次のアクション・ステップは，この点で助けとなるでしょう。

アクション・ステップ 14
BP／non-BP パターンの発見・特定

レイチェル・ライリンドの "I'm Not Supposed to Be Here：My Recovery from Borderline Personality Disorder"（2002）の抜粋を読んでみてください。それから，後続のエクササイズをやってください。

家は本当に悲惨な状態でした。おもちゃが床じゅうに散らばり，ごみ箱は使い捨ておむつであふれていました。こぼれたミルクの染みがついた硬い木の床には，割れ砕かれたクラッカー。満杯の灰皿は空にされることもなく，テーブルの上はどこもかしこもこぼれた灰だらけでした。マクドナルド，ウェンディーズ，タコベル……ファストフードの包みが至るところに転がっています。ああ，何とかしなくては。家にいるのだから。まったく，私はなんて母親なのだろう。どうしてこれほどファストフードなんて買っていられるのだろう？　どんな悪影響があるかもしれないのに。私は本当に一体全体，ここで何をしているのだろう？

洋服を一抱え分拾い上げ，階段へ向かいました。隙間風の吹きすさぶ，呪われたボロ家……購入してから2年，資金不足でいまだに半分未完成。穴が空いたままの階段は，永遠にやってこないかのような四半円型の飾りをはめてもらえる時を待っています――それだけのお金もないのかしら？　階段の手すりの上に置こうと思っていた，アンティーク調のオーク材の玉をじっと見つめていると，ジミー・スチュワートの像が心をよぎり，そんなにしっかりくっついていなくて，引き剝がすなり壁に叩き付けられたらよいのにと願うのです。でも，ジミーにしらせがあります――『素晴らしき哉，人生』(かな)（注：ジェームズ（ジミー）・スチュアート主演の有名な古典的映画。クリスマスイブに自殺を考えていた主人公が天使と出会い，自分の人生を振り返る話。タイトルがつとに有名）なんて，最も真実から遠い言い分だっ

てことです。罠という方が正しいでしょう。才能ある人間だったはずなのに，才能をもつだけの価値を認められなかったという，どうしようもない不公平感がとうとう押し寄せてきました。私は一文無し。髪はボサボサ，服はボロボロ。離乳から長く過ぎたのに，3歳児とさらに下の子が，私から養分として生命を吸い取り続けています。子どもたちは今，昼寝中。静かです。ひとり孤独で落ち着きません。私は電話へと向かいます。

「あの，トムはいますか？」

「そのままお待ちください。今まだここにいるか確認します，レイチェル」

ああ，どれほどあの秘書を嫌っているか──吐き出すように私の名前を言うあの言い方，トムがいることは嫌というほどよくわかっているくせに，まるでいないかもしれないようなふりをして，いつも私を延々と待たせて弄ぶあのやり口。いつも私を馬鹿にしているのだわ。念入りな化粧に，給料の半分はつぎ込んだに違いない高級ブランドのスーツで，電話交換台の前にいる彼女の姿が目に浮かぶようです。たかだか秘書なのに，最高経営責任者か何かのつもりなのだわ。そう，嫉妬していました。性悪女。

「トムだが」

「もしもし，トム……」

全くの沈黙。いずれにしても，私はいったいどうして電話などかけたのでしょう？　私は惨めでした。

「レイチェル？　聞こえてる？」

「ええ，聞いているわ」

「それで，何か用かな，ハニー？　今，ちょっと忙しいんだ。あと30分でプレゼンテーションがあるんだよ」

「まあ……」

「何か困ったことがあるのかい？」

「この家が嫌なの，トム。ひたすら嫌なのよ。とてつもなく不快だわ。

子どもたちは今，昼寝しているけれど，全く掃除する気になれないの」
「じゃあ，掃除なんかしなければいい。君も昼寝すればいいのさ。帰ったら，手伝ってあげるよ」
「帰りはいつごろになりそう？」
「わからないなあ。30 分後に生涯保険のプレゼンテーションが控えていて，年金広告から電話があったから，その後──5 時ごろ，そっちへ向かうことになると思うんだ」
「じゃあ，帰りは 6 時か，7 時になるのね！」
「わかっているけど，最近，あんまり仕事がはかどっていないんだ……」
「私のせいなんでしょう？」
「君のせいだなんて言ってないよ，ハニー。ただ……いくつかやらないといけないことがあるんだよ」
　私は電話のコードをぐるぐると指に巻きつけ始め，首にも巻きつけようかという誘惑に駆られました。
「私はどうしようもない厄介者なのよね？　怒ってるんでしょう？」
　トムは，じっと堪えようとしていたようですが，ため息をつくのが聞こえてしまいました。
「レイチェル，頼むよ。僕は生計を立てなければならないんだ」
「まるで私は何も役に立っていないみたいね。そうなの？　座ったきりで，ろくなこともしない，愚かな主婦だってこと？　そう言いたいの？」
　また，ため息。
「わかったよ。いいかい，レイチェル。このプレゼンテーションだけは今日の午後にやらなくちゃいけない。今からキャンセルはできないからね。でも，年金の件は明日に変更できないか確かめてみるよ。4 時までに家に帰って家の掃除を手伝うから」
「だめよ。だめ，だめ！」
　私は泣き出していました。
「今度はなんだい？」

「トム，私ってバカね。まるで赤ちゃんだわ。この家で何もしていないし，ただここにいて，あなたが掃除を手伝ってくれるのを待っているだけ。うんざりしているんでしょうね」

「うんざりなんてことないさ，レイチェル。わかったかい？ うんざりなんてしてないよ。いいかい——本当に悪いけど，もう切らないと……」

涙が頂点に達しました。泣き声はうめき声に変わり，さらにつんざくような悲鳴へと変わりました。なぜなの？ どうして私は自分を抑えることができないの？ この人は生計を立てていかなければならないのよ！ 彼はこんなに良い人なんだもの，私みたいな女にふさわしくないのよ……私のことを我慢していなくちゃいけない人なんて，誰もいやしないのに。ああ，どうしてなの？ どうして私の涙をとめられないの？ でも，だめなのです——悲痛な叫びに圧倒され，何もわからなくなり，憑かれたようになりました。

「レイチェル？ レイチェル？ 落ち着いてくれ。お願いだから！ いいかい，子どもたちが目を覚ましてしまうし，近所の人がいったい何事かと思うよ。レイチェル？」

「ひどいわ！ そんなことしか考えていないの？ 近所の人がどう思うかですって？ あなたなんて，どうにでもなってしまえばいいのよ。家に帰ってくる必要なんてないわ。来てほしくもないわ。こんな忌々(いまいま)しい家，勝手に朽ち果てても，どうでもいいわ。子どもたちなんか，飢えさせとりばいいのよ。構いはしないわ。あなたの余計なお世話もいらないわ！」

「レイチェル，話を聞いてくれ。生涯保険の約束もキャンセルするから，数分で家に帰る。わかったね？」

「私のこと，つくづく嫌になったでしょう」私はめそめそとすすり泣きました。「私のこと，本当に嫌になったでしょう？」

「そんなことないよ，大事に思っているさ」彼は聞こえるようにため息をつきました。「嫌になんかなってない」

ここで，以下に挙げるこのストーリーの一部を再読して，2つのボーダーライン行動なり相互作用（aとb）のうち，最もよく現れている方に✓印をつけてください。

1. まったく，私はなんて母親なんだろう。……私は一体全体，ここで何をしているのだろう？

　　これら2つの文が示しているものは：
　　☐ a. 希望の欠如，絶望感，そして歪められ誇張された失敗。
　　☐ b. 不安定な人間関係のパターン。

2. ジミーにしらせがあります──『素晴らしき哉，人生』なんて，最も真実から遠い言い分ってことです。罠という方が正しいでしょう。才能ある人間だったはずなのに，才能をもつだけの価値を認められなかったという，どうしようもない不公平感がとうとう押し寄せてきました。私は一文無し。髪はボサボサ，服はボロボロ。離乳から長く過ぎたのに，3歳児とさらに下の子が，私から養分として生命を吸い取り続けています。子どもたちは今，昼寝中。静かです。ひとり孤独で落ち着きません。私は電話へと向かいます。

　　この部分が示しているものは：
　　☐ a. 分裂（splitting）
　　☐ b. 空虚感

3. レイチェル：「あの，トムはいますか？」秘書：「そのままお待ちください。今まだここにいるか確認します，レイチェル」。ああ，どれほどあの秘書を嫌っているか──吐き出すように私の名前を言うあの言い方，トムがいることは嫌というほどよくわかっているくせに，まるでいないか

もしれないようなふりをして，いつも私を延々と待たせて弄ぶあのやり口。性悪女。

あなたが知っていることから考えて，レイチェルが秘書のことを嫌いな理由は：
- □ a. 言葉で虐待してくる。
- □ b. レイチェルは，自分の低い自己評価を秘書に投影しているのです。自分で自分自身を嫌っているときに，秘書がレイチェルを嫌いなのだと思い込んでしまうのです。

4. レイチェル：「じゃあ，帰りは6時，7時になるのね！」トム：「わかっているけど，最近，あんまり仕事がはかどっていないんだ……」レイチェル：「私のせいなんでしょう？」トム：「君のせいだなんて言ってないよ，ハニー。ただ……いくつかやらないといけないことがあるんだよ」。私は電話のコードをぐるぐると指に巻きつけ始め，首にも巻きつけようかという誘惑に駆られました。レイチェル：「私はどうしようもない厄介者なのよね？ 怒ってるんでしょう？」トムは，じっと堪えようとしていたようですが，ため息をつくのが聞こえてしまいました。「レイチェル，頼むよ。僕は生計を立てなければならないんだ」

この項目を要約していると考えられるものは：
- □ a. トムはレイチェルに自分の状況を論理的に説明しようとしていますが，これは彼女の不幸な気持ちに有効に働いているとは思えません。ボーダーラインの人は，通常，感情が高ぶっているときは，論理には反応しません。
- □ b. これは，ボーダーラインについてのDSM-IVの基準のひとつの例：同一性の混乱です。

5. トム:「レイチェル，頼むよ。僕は生計を立てなければならないんだ」
   レイチェル:「まるで私は何も役に立っていないみたいね。そうなの？ 座ったきりで，ろくなこともしない，愚かな主婦だってこと？ そう言いたいの？」

   - ☐ a. レイチェルは，自分にはあまり価値がないと信じていますが，その無価値感に直面するよりはむしろ，代わりにトムが彼女を価値がないと見ているといって責めるのです。これは，レイチェルの側の投影です。
   - ☐ b. トムは，レイチェルの家事能力を問題視しています。

6. トム:また，ため息。「わかったよ。いいかい，レイチェル。このプレゼンテーションだけは今日の午後にやらなくちゃいけない。今からキャンセルはできないからね。でも，年金の件は明日に変更できないか確かめてみるよ。4時までに家に帰って家の掃除を手伝うから」

   - ☐ a. トムは妥協しようとしています。すなわち仕事の約束を1つは守りながら，もう一方は予定を変更しています。これはレイチェルの問題に対処する方法としていいやり方です。
   - ☐ b. トムは妥協しようとしています。すなわち仕事の約束を1つは守りながら，もう一方は予定を変更しています。しかしこれにはリスクが伴います。トムの注目をうまく引けたので，レイチェルはまた別の日にトムに電話をして，約束をキャンセルして早く家に帰ってくるように頼むでしょう。これが習慣になってしまうと，彼らの収入が犠牲になり，レイチェルは自分の内的な資源を使って自分をなだめようとする努力をしなくなるかもしれません。

7. 「だめよ。だめ，だめ！」私は泣き出していました。トム：「今度はなんだい？」レイチェル：「トム，私ってバカね。まるで赤ちゃんだわ。この家で何もしていないし，ただここにいて，あなたが掃除を手伝ってくれるのを待っているだけ。うんざりしているんでしょうね」トム：「うんざりなんてことないさ。レイチェル。わかったかい？ うんざりなんてしてないよ。いいかい――本当に悪いけど，もう切らないと……」。涙が頂点に達しました。泣き声はうめき声に変わり，さらにつんざくような悲鳴へと変わりました。……圧倒され，何もわからなくなり，憑かれたようになりました。

   - ☐ a. レイチェルは純然と操作的になっていて，自分のやりたいようにするために，誰かを傷つけようとしています。
   - ☐ b. これは，DSM-IV のボーダーライン特徴の6番目の例です：情緒的な不安定さ（数秒，数分，あるいは数時間のうちに180度の転換を見せる不安定な気分）です。

8. トム：「レイチェル？ レイチェル？ 落ち着いてくれ。お願いだから！ いいかい，子どもたちが目を覚ましてしまうし，近所の人がいったい何事かと思うよ。レイチェル？」レイチェル：「ひどいわ！ そんなことしか考えていないの？ 近所の人がどう思うかですって？ あなたなんて，どうにでもなってしまえばいいのよ。家に帰ってくる必要なんてないわ。来てほしくもないわ。……あなたの余計なお世話もいらないわ！」

   - ☐ a. これは多分，「こっちに来て‐あっちに行って」の見捨てられ／飲み込まれの力動の一部でしょう。これはまた，DSM-IV のボーダーライン特徴8番の不適切な強烈な怒りも示しています。

☐ b. レイチェルがトムに家に帰ってほしくないと言っているときは，高度に機能的な独立心を表示しています。

9. トム：「レイチェル，話を聞いてくれ。生涯保険の約束もキャンセルするから，数分で家に帰る。わかったね？」レイチェル：「私のこと，つくづく嫌になったでしょう」私はめそめそとすすり泣きました。「私のこと，本当に嫌になったでしょう？」トム：「そんなことないよ，大事に思っているさ」彼は聞こえるようにため息をつきました。「嫌になんかなってない」

☐ a. この会話を通して，レイチェルは自分自身をコントロールすることを望んでいます。でもレイチェルが，なぜ自分がそのように感じるのか，あるいは，その感じ方に対してどうしたらよいか，理解しているらしい証拠が見当たりません。
☐ b. トムがこんなときに何を言ったらよいかわかっていたら，レイチェルをこの悪気分から話すことで救い出せたかもしれません。

これまでの3つの章の中で，さまざまな方法でボーダーラインを説明し，ボーダーライン行動に関して啓蒙し，ボーダーラインの人とボーダーラインの人を案じる人々の相互作用について論じました。次章においては，ボーダーライン行動があなたとあなたの人生観，さらには自己感情に対してどのように影響するのかということを見ましょう。

アクション・ステップ13に対する解答
1. G　　2. F　　3. A　　4. I　　5. H
6. E　　7. J　　8. D　　9. C　　10. B

アクション・ステップ 14 に対する解答
1. a　　2. b　　3. b　　4. a　　5. a
6. b　　7. b　　8. a　　9. b

第5章

洗脳 101：ボーダーライン行動が どのようにあなたに影響するか

　鋼の心でも持っていなければ，虐待はすべるように消えていくものではありません。浸透し腐食し，削り取っていきます——ゆっくり，目に見えないように。その間ずっと，上手く処理しているつもりでいるのです。そしてある日，目覚めて気がつくのです——自分は謀殺されたのだと。癒しは時間がかかるうえに苦痛を伴う作業になります。

　　　　　　　　　　「ようこそオズへ」メンバーのノン・ガイ

　ボーダーラインの人に関わることは，以下に述べる主要な要因次第で，人々に非常に違った形の影響を与えます。

* 関係のタイプ。例：〈親と子の関係〉対〈きょうだい同士〉の関係。あるいはパートナー間の関係。ボーダーラインの人により育てられた人々は，甚大な影響を受ける一方，1年間だけ友人であったという人々は，それほどまで深い影響を受けません。
* これまでの章で詳述されたボーダーラインの人の特定的な行為。すなわち，自分に向かって行動化するのか，他者に向かって行動化するのか，

注）洗脳101：アメリカの学校では，初級コースの名称に百番台のナンバーがついています。二百番台になると1つ上のレベルになるのです。

ボーダーラインの人が示す特定の特徴, そして (物質乱用といったような) 並存する問題などです。
* ノン・ボーダーラインの人の特徴や, 人格傾向。例えば, ノン・ボーダーラインの人の中には, 親やきょうだいたちを「救う」ことを期待される環境で育てられ, 後になってボーダーラインであるパートナーとの間で同じ役割を引き受けた人がいます。

　基本的な要因は, 選択によってその関係の中にいるのかどうかということです。

選択した関係
　人生の中のある時点で, あなたはボーダーラインの人 (BP) を選びました。それからも, その関係に関して他の多くの選択を下してきました——あまりに多くの選択をしたので, それらが合体化し始めるかもしれません。この場合, BPとの関係が自分の人生を良い方向にせよ, 悪い方向にせよ, どう変えたのか評価できるので, BPと関わる前の自分自身とBPと関わった後の自分自身を, よりうまく比べることができるかもしれません。

選択によらない関係
　もし, あなたのBPが, 子どもであったり, 婚姻で生じた関係の人であったり, あるいは親やきょうだい以外の何らかの存在であれば, 比較の基盤となる人生の何年間かがあるので, おそらく, ボーダーラインの人がどうあなたに影響したか, かなりはっきりわかるでしょう。けれどもBPが親やきょうだいだったとしたら, その人のいない人生というものがどのようなものであったか, 判断するのは難しいでしょう。しかし, 今ではこの関係がどのようにあなたに影響したのかについて, よりよく把握できたことを願っています。

アクション・ステップ15

ボーダーラインの人はどのように
あなたの人生に影響を及ぼすのでしょうか？

　以下に述べられているものは，ボーダーライン行動との共生に対するノン・ボーダーラインの人の最も一般的な反応です。この練習問題は，ボーダーラインの人との関係がどのように影響を及ぼしているのか，焦点を絞ることに役立ちます。

　もし，選びとった人間関係にあるのならば（例：友人，パートナー），関係の長さによっては，BPと関わる前は自分がどんなふうであったのか，ということを忘れてしまっている可能性もあります。この練習問題を実行する前に，友人や家族と率直に話し合うことができれば，役に立つかもしれません。もしBPが選んだわけではない相手（血縁関係）だとしたら，そのBPなしの人生がどのようなものであるか理解することは難しいでしょう。この場合，友人が「正常」と正常でないものを，細かく見分けることを助けられるかもしれません。いずれにしても，できるかぎり正直に――最初に感じた体の奥での反応で――エクササイズを行ってください。

　影響を受けていると感じる度合いを示す数字を，各ノン・ボーダーライン反応の前にある空欄に入れてください。0から4までの尺度を使いましょう。0は，全く影響を受けていない，1は少し影響を受けている，2は中程度の影響を受けている，3は強く影響を受けている，4は深刻な影響を受けているという意味です。各反応の後の空欄には，どのように影響を受けてきたのかを記してください――プラスに，マイナスに，あるいは，他にどんな形でもいいので，的確に。多様なBP／non-BPの関係があるのですから，すべての記述があてはまるというわけではないでしょう。適当でないものはただ無視してください。もし自分にとって重要なものがリストからもれていれば，最後に書き込んでください。

私の人生で，BPとの関係は，以下のような形で私に影響を与えています：

____信頼する能力_____
____愛する能力_____
____安心感_____
____脆弱さ_____
____全般的な人生観_____
____親密になる能力_____
____セクシュアリティー_____
____宗教的あるいは魂の信念_____
____共感能力_____
____財政状態_____
____人生に対する皮肉な態度_____
____目的意識_____
____欲求を満たす能力_____
____子育て方法_____
____個人的境界を設ける能力_____
____よい自己主張の能力_____
____問題に対処する能力_____
____法律的な心配事_____
____自尊心_____
____価値体系_____
____身体的健康_____
____ライフスタイル_____
____キャリア_____
____家族関係_____
____友情_____
____有能感_____
____その他の重要な分野_____

_____
_____
_____
_____
_____
_____

　ボーダーラインの人によって影響を被っている人生の全体像をつかむことは，決断に役立つことでしょう。このアクション・ステップは後から見直すものとし，アイディアがさらに浮かんできたら，随時加えてください。

あなたのニーズは何ですか？

　多くのノン・ボーダーラインの人は，ボーダーラインの人との関係で満たされぬ要求を抱えています。というのは，ボーダーラインの人たちは単純に，他人の要求を満足させる能力がないからです。あるいは，ボーダーラインの人は問題やさらなるニーズを引き起こすようなやり方で，ふるまうかもしれません。ですから最初に，ほとんどのノン・ボーダーラインの人にとって共通する要求を見ましょう。それから，もっと広範囲に見ていきます。
　第3章で，高機能でアクティング・アウト・タイプのボーダーラインの人（高機能BP）と，低機能でアクティング・イン・タイプのボーダーラインの人（低機能BP）との帯状分布について述べました。もし，あなたのBPが，アクティング・アウト（他者に行動化）の傾向をもつ高機能タイプだとしたら，あなたの最もよくある情緒的ニーズはおそらく，自分の経験していることを肯定的に認めてもらうことです。他の一般的な要求としては，誤りをおかす権利，自分自身の側の要求を満たされること，敬意をもって扱われること，気持ちのうえでサポートを受けること，公正で平等な関係をもつことな

どがあります。

　もし，あなたのBPが，アクティング・イン（自分に行動化）傾向の低機能タイプであるならば，同じような立場のノン・ボーダーラインの人たち（non-BP）は，重大な結果をもたらしうる，精神的な問題を取り扱う点で助けを求めます。自傷したり，自殺願望を抱える人と生活することは，しばしば恐怖感を与え，人を押しつぶすようなもので，ほとんどのnon-BPは，愛する人が回復するということや，自分たちが状況を正しいやり方で対処しているということを確認してもらいたいのです。低機能あるいはアクティング・イン・タイプのBPと生活するnon-BPは，BPが危険なことをするかもしれないとか，病院に入れなければならないのではないかと危惧しています。他の心配には，BPの低い自尊心，non-BPに対するBPの依存性，人生のストレスに対するBPの色々な反応があります。

　このような関係の中にいるnon-BPは，次のことについて学ぶ必要があります。

* 自分を傷つけたり，BPの依存性を強めることなしに，どのように潜在的に危険な状況に対処するか。
* どのようにしてBPの行動に対して責任や罪悪感を感じないようにするか。
* セラピストや医師の役を演じることをどうやって避けるか。
* どのようにして自分自身あるいはBPのために，専門的な援助を得るか。

そして，子どもたちが巻き込まれていたら，あるいは，BPが子どもならば，non-BPは，以下のことを学ぶ必要があります。

* どうすれば子ども（ボーダーラインである子どもたちや，あるいはボーダーラインである子どものきょうだいたち）を守ることができるか。
* ボーダーラインである子どものための援助や居住型の施設をどう見つけ

るか。

このようなノン・ボーダーラインの人たちは，しばしば自分が何を望むか考えるための時間をとりません。また，とったとしても，愛する相手が提供できないもの——ノン・ボーダーラインの人の問題に対するサポート，趣味やさまざまな活動でのパートナー，肉体的な関係，あるいは「よそのお母さん」のような母親，「よその子」のような子ども，「よそのきょうだい」のようなきょうだい——を求めることに罪悪感を感じます。自分が注目の的になりたいのだと忘れずにいることや，ボーダーラインの人が感情のジェットコースターに乗っているときに常によい気分を保つことは難しいでしょう。

アクション・ステップ 16
あなたのニーズや願望とは何ですか？

このアクション・ステップは，あなたのニーズや願望，特に満たされていないニーズや願望に関するものです。この本の後半でまた使うことになる重要なアクション・ステップですから，十分時間をとって丁寧に進んでください。始める前に，すべての指示を読み通してください。

【ステップ1】
　どんな色やサイズでもよいので索引カード（だいたいは名刺大からハガキ大くらいの大きさ）を1パック買ってください。

【ステップ2】
　では，あなたのBP／non-BP関係が存在せず，神あるいは霊的な存在が，自分の母役，夫役，姉（妹）役，あるいはそれ以外でも，ボーダーラインの人が今あなたとの関係で演じている役を，代わりに果たしてくれる人物をデ

ザインするチャンスを与えてくれたと想定してみましょう。各カードの上に，その役割を満たそうとする人に，備わっていてほしいと思う理想的な特性を書き出してください。例えば，役割が「夫」だとしたら「精神的な親密性」と書くかもしれません。もし，娘だとしたら，「気立てのよさ」を選ぶかもしれません。<u>手に入れているものを書き出すのではなく</u>，<u>希望</u>あるいは<u>必要</u>としているもの，または希望してもいるし必要ともしているものを書き出すことをお忘れなく。

　アイディアを得るために，自分の現況を用いることはできますが，そこで止まらないでください。頭の中をかき回して，テレビ番組，本，音楽，映画，友人，あるいは，インスピレーションを与えてくれるものなら何でも，アイディアを借りてきましょう。

　このステップをすべて一度にするよりは，1～2週間から場合によっては1カ月以上かけて，心に浮かんだときに項目を書きとめていってください。時が経つに従って，おそらく見失っていたものや，死んだものとあきらめていたこと，あるいは心から消し去ろうとしていたものを思いつくでしょう。もし，書くことが，怒りや，悲嘆，あるいは何か他の強い感情を起こしたら，その横に☆印をつけて，その感情を書きとめてください。自己検閲をしたり，脳の論理的な部分が拒絶しようとしている欲求を否定しないでください。実際に，論理的な自己には昼寝をするように言って，感情的な自己に作業をさせましょう。このエクササイズに関しては，「正解」や「誤答」はありません。

【ステップ3】

　ここまで終わったら，ひとりになれる空間と邪魔の入らない時間，床とか，空いているダイニングテーブルといった大きな水平面が必要になります。共通の興味とか，感情的な能力，知的な才能や人格特性といったテーマを探しながら，カードを広げてください。各テーマを1つの束にして，命名してください。

　この時点で，分け方に関してあまり悩まないでください。目的は今までせ

いぜい曖昧な感情としか言えなかった概念に関して，考えをまとめることなのです。

【ステップ4】

　カードを用いて，全体的な要求を分類したら，カードを優先順位の高いものと，低いものを表す2つの束に分けてください。

【ステップ5】

　より高い優先順位をつけられた束を手にとり，次の分類に従って分けてください。
　　a．　現在BPが満たしている欲求。
　　b．　もし治療を受けることを選べば，BPが満たすことのできる欲求。
　　c．　BPが望んだところで，満たせないもの。

【ステップ6】

　上のa，b，cを書き添えながら，ノートに優先順位の高い各項目を書いてください。カードは保存してください──後で再び使います。時が経つにつれ，さらに付加してもかまいません。

　このアクション・ステップは，あなたが自分のニーズをもっと意識したり，自分で定義する過程を始めることを助けるために企画されました。私たちは，人間関係から何か大切なものを手に入れることができなかったり，その喪失が苦痛をもたらしている場合，なくてもやっていけるとか，誰も完全ではないとか，その人の良い点が手に入らないものを補うなどと言って，自分自身を納得させようとします。
　これらの合理化は，すべて真実かもしれません。しかし，たとえどんなに深く葬り去ろうとも，願望は消え失せることはありません。実際のところ，消え去るべきではないのです──なぜなら，我々の最も深い願望は，しば

ば，心の奥深くに秘めている価値，自分の中の忘れていた部分に対する鍵を握っているからです。私たちの理性的な自己は，望むものをいつも手に入れることができるわけではないということを知っています。しかし，私たちの感情は簡単には断念しません。合理的な脳が店で何を買うとか，または他のありふれたことを忙しく考えている一方で，感情は火薬詰めが行われていて，いつでも引き金が引かれうるのです。

ある女性の引き金

　私の知るクレアという女性は，夫のボブがもっと自発的に彼女に愛情を示して，性欲を感じてほしいと願っています。クレアはこのことを，できるだけ優しく彼に説明しようとしましたが，ボブは積極的でも，欲求を示すタイプでもありませんでした。クレアの前向きな伝達努力にもかかわらず，話し合いからボブが受けとったメッセージは，「クレアは，自分にとっては触れられたくないような点で自分を批判しているのだ，これでは近づきたくなくなってしまう」というものでした。クレアが説明しようとすればするほど，事態は悪化しました。だから最終的には放っておくことにしました。ボブの愛に安心感を得ていました。だから本当に大切なこと——愛情のこもった行為——に注意を集中しました。例えば，ボブはいつも車のオイル交換に行ってくれます。ほとんどの人が「ロマンティック」とは言わない行為でしょう。でも，クレアは車に関する作業は嫌いですし，ボブはそのことを知っていたのです。

　数カ月後，ふたりは，ボブの両親を夕食に招待することに決めましたが，この招待はボブが嫌っている社交上の義務でした。色々なわけがあって，ボブと両親は，仲がいいとは言いかねたのです。しかしクレアは，手早くたくさんの料理をこなしたうえ，親しみをこめて会話をし，気まずい瞬間をうまくとりつくろって，できるだけボブが楽になるようにしました。

　ボブはクレアの努力にとても感謝したので，夕食の前にクレアが背を向けてレンジの上で何かをかき回しているのを見ると，優しく彼女の髪を持ち上

げて首にゆっくりと官能的にキスをしました。クレアは温かい唇とあごの無精ひげが首筋に軽くふれるのを感じました。そして突然，泣き出しました。一瞬にしてクレアは，このようなちょっとした愛情表現が得られなくて，どれほどさびしかったのか，そしてこういう行為がどれほど自分にとって大切であるかを悟ったのです。クレアは喜びからと，ボブがまた同じことをしてくれるかわからない悲しさから，泣いてしまいました。ボブのふるまいは，クレアの満たされていなかった親密さに対する欲求に対して，情緒的な反応の引き金となったのです。

ノン・ボーダーラインの人に対してボーダーライン行動が及ぼす影響

　このあとに続くのは，ボーダーラインの人（BP）との関係が与える影響の形態を調べる，さらに別の方法です。これは第3章で紹介した，クリスティーヌ・アン・ローソンの研究に基づいています。そこでは，ローソンが"Understanding the Borderline Mother"（2000）の中で述べた，4タイプのBPについて説明しました（女王，魔女，世捨て人，捨て子）。

　以下の練習は，BPの各タイプがどのようにnon-BPの思考，感情，行動に影響するかについてのローソンの研究を，要約しています。いくつか一般的なnon-BPからの反応を引用し要約しました。ボーダーラインの親のもとで育つことで，長期に及ぶ影響を受ける危険性がより高い，子どもに対する行動の影響にも注目しました（もし，あなたのBPが未成年の子どもなら，このセクションはあまり関係ないかもしれません）。

アクション・ステップ17
捨て子，世捨て人，魔女，女王との生活

　ノン・ボーダーラインの人（non-BP）の思考，感情，行動を振り返り，あなたにあてはまるものに○をつけ，思い浮かんだ他の項目も付加してください。

捨て子

捨て子の行動についての典型的な non-BP の思考

____「彼女は必死に助けを求めているのですから，私は彼女を何としても救わなくてはなりません」

____「犠牲を払えば払うほど，愛しているということを，より示すことができるのです」

____「私の要求は，彼女の要求ほどには重要ではありません」

____「ボーダーラインについて十分に学べば，彼女を癒すことができるのです」

_____

_____

Non-BP の思考から派生する典型的な感情

____「自分は必要とされることが好きですが，時々，BP の要求の多さに圧倒されます」

____「援助を拒絶されるとき，混乱し欲求不満になります」

____「彼女の行動はそれほど異常ではありません。何とか対処できますし，子どもも対応できています」

____「虐待されていると感じますが，そもそも私の自己評価は高くありません」

_____

_____

Non-BPの感情が駆り立てる典型的な行動

____「援助しようと試みますが，何度も何度もそれを拒絶されます」
____「もし，ある対処方法が機能しなければ，いろいろ試し続けてみようと思います。最後にはうまくいくでしょう」
____「私はこの行為から，子どもたちや自分自身を守ることができません」

_____

_____

捨て子の親をもつことの影響

____子どもたちは，怒り，怖れ，そして，孤独を感じています。
____子どもたちは，BPを幸せにできないので，自分は駄目な人間だと感じるかもしれません。あるいは，親が死ぬまで幸せにしようと試み続けるかもしれません。この絡み合い（分離できないこと）は，成熟した子どもの人間関係を，依存に満ちたものにしてしまい，妨害するかもしれません。
____子どもたちは，冷笑的になったり，怒りっぽくなったり，操作されていると感じるかもしれず，あるいは，なかなか掌中にできない承認を求めて，過度な責任感のある世話係になるかもしれません。
____こういう子どもは人生というものは，死ぬまで耐え忍ぶようなものであるという信念を学習します。
____これらの子どもは自律性に当惑します。

世捨て人

世捨て人の行動についての典型的な non-BP の思考

____「BP が言うように，世の中は危険であり，人々を信頼するという危険を冒すべきではありません」
____「自分は外界の恐怖から BP を守る必要があります」
____「私は忠実で誠実な人間なので，BP がなんとか自立せねばならなくなるような状況は，決して作り出せません」

Non-BP の思考から派生する典型的な感情

____「世捨て人の恐怖感のため，罠にはめられて孤立していると感じます」
____「BP に『ほら，言ったでしょう』と言われるのがわかっているので，信頼しがたく，失敗することが怖いです」

Non-BP の感情が駆り立てる典型的な行動

____「自分の社交生活はあきらめます。というのは，外出したり友人を作ることを好まない BP に対して援助役を務めながら，人と交際を維持するのは難しすぎるからです」
____「自分が BP のことを弁解するので，本当は問題があるとは誰も疑わな

いでしょう」

_____

_____

世捨て人の親をもつことの影響

____世捨て人の親をもつアダルトチルドレンは，パニック発作や恐怖症など，囚われたような気持ちから生じる多くの病気で苦しんでいます。
____探索したり学んだりするように励まされない子どもたちは，新しい状況に直面したときに不安になるおそれがあります。適切な対処技術を学習できないかもしれませんし，安易にコントロールをあきらめてしまうおそれもあり，信頼することに苦労し，親から自然に離れていく能力が低いのです。

_____

_____

女王

女王の行動についての典型的なnon-BPの思考

____「この人の要求に合わせることはできません。自分の最善の努力も十分ではありません」
____「私は絶対に何の要求ももてないのだろうか？（言わない方がいいでしょう。さもないと女王は私から去っていくでしょう）」
____「なぜ，いつも彼女があらゆることの中心なのでしょう？」
____「女王がどんなに演技をしているか知りさえすれば，人々はきっとショックを受けるでしょう」

_____

_____

Non-BPの思考から派生する典型的な感情

＿＿女王が恥呼ばわりし，無視し，あるいは実のない注意を払う家族たちは，自分の価値が外的な物体（車や重要な肩書）次第であると学んでしまいます。

＿＿Non-BPの自己評価もまた，痛手を被ります。

＿＿時間が経つと，non-BPは，使われている，操作されていると感じてBPに腹を立て，また，自分でも自分がわからなくなるほど，BPに服従している自分自身にも怒りを感じます。

_____

_____

Non-BPの感情が駆り立てる典型的な行動

＿＿Non-BPは，BPの願いに負けます。個人的境界を維持していくことよりも容易だからです。

＿＿自己主張の少ないnon-BPは，事実ねじ曲げ作戦で傷つけられやすく，自分自身や子どもを守ることに関して前向きでなかったり，能力がなかったりします。

_____

_____

女王の親をもつことの影響

＿＿女王にとって子どもたちというのは，自分が必要とするときに，愛，注目，そして支持を与えることが期待されている，備え付けの観客です。子どもたちは，時々（その瞬間の女王のニーズ次第で），正常な行動が罰せられると，混乱し裏切られたと感じます。女王は子どもたちが独立し

た個人になることを許したり，援助したりしない（自律性はくじかれ，罰せられることさえあります）ので，子どもたちは現実に目にする行動——女王の行動——をまねるのです。このようにして，新世代のBPが誕生します。

____子どもたちが成長するに従って，女王との葛藤が増加していきます。子どもたちは，心の奥で承認，評価，首尾一貫性を切望し，何かを達成したからではなく，ありのままの一人間として無条件に愛されることを切望するのです。

魔女

魔女の行動についての典型的なnon-BPの思考

____「私は傷ついている，裏切られている，そして虐待されていると感じます。そして，私は怖くて，あるいは若すぎるので，それについて何もできないのです」

____「魔女が望むことに私は従うでしょう。反抗は無駄に終わるのです。私は同化されていくのです」

Non-BPの思考から派生する典型的な感情

____恐怖

____否認（犠牲者を守ることができた人々の側の）

Non-BP の感情が駆り立てる典型的な行動

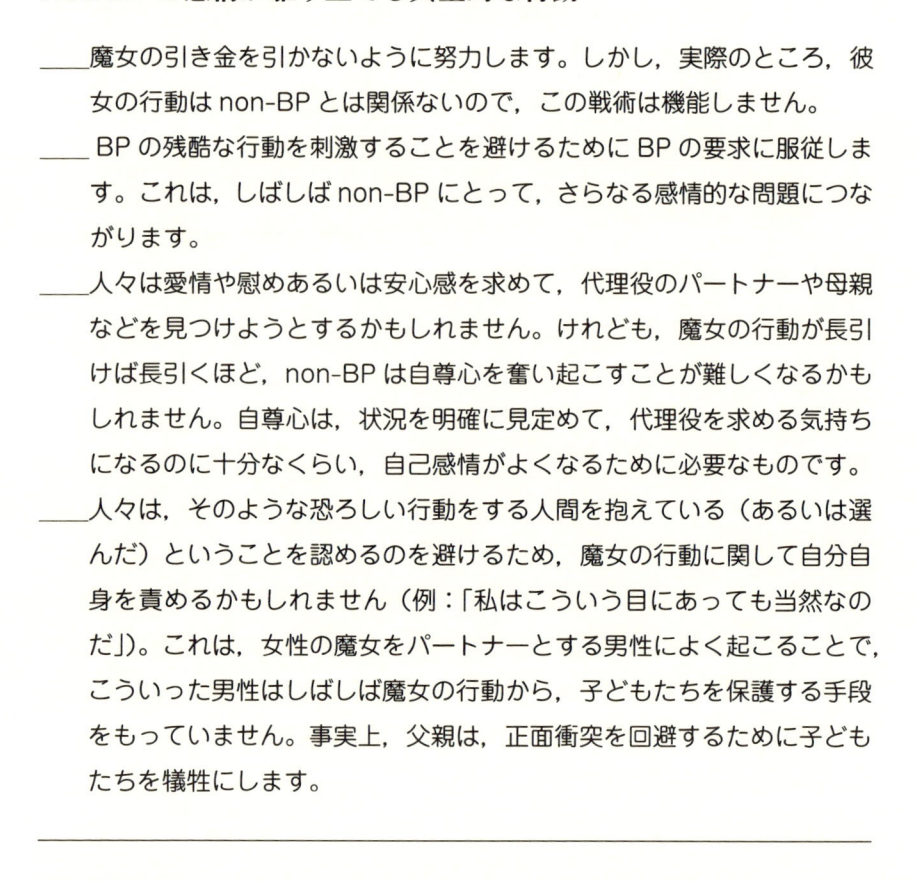

___魔女の引き金を引かないように努力します。しかし，実際のところ，彼女の行動は non-BP とは関係ないので，この戦術は機能しません。

___BP の残酷な行動を刺激することを避けるために BP の要求に服従します。これは，しばしば non-BP にとって，さらなる感情的な問題につながります。

___人々は愛情や慰めあるいは安心感を求めて，代理役のパートナーや母親などを見つけようとするかもしれません。けれども，魔女の行動が長引けば長引くほど，non-BP は自尊心を奮い起こすことが難しくなるかもしれません。自尊心は，状況を明確に見定めて，代理役を求める気持ちになるのに十分なくらい，自己感情がよくなるために必要なものです。

___人々は，そのような恐ろしい行動をする人間を抱えている（あるいは選んだ）ということを認めるのを避けるため，魔女の行動に関して自分自身を責めるかもしれません（例：「私はこういう目にあっても当然なのだ」）。これは，女性の魔女をパートナーとする男性によく起こることで，こういった男性はしばしば魔女の行動から，子どもたちを保護する手段をもっていません。事実上，父親は，正面衝突を回避するために子どもたちを犠牲にします。

_____

_____

魔女の親をもつことの影響

___子どもたちは，魔女の気まぐれな気分を怖れながら生きています。自分が始めたわけでもなく，理解できず，コントロールもできない秘密の戦争の「付随的損害」のようなものです。

___攻撃は手当たり次第であり，強烈かつ残酷です。子どもたちは自動的に

自分が悪いと考え，恥を感じ，抑うつ的になり，不安で落ち着かなくなり，現実逃避的になり，過度に警戒心が強くなります。
　大人になると，自分自身，人間関係，身体の病，そして，外傷後ストレス障害（PTSD）など多様な困難を抱える可能性があります。

　もし，第3章で述べたこれらのボーダーラインの人のタイプについての元々の討論にさかのぼってみれば，そのサイクルがどのように機能するのかわかるでしょう。ボーダーラインの人の思考は，ある種の感情状態に導き，それがある種の行動に対する引き金となります。ノン・ボーダーラインの人は何らかの方法で，これらの行動を解釈――正しいかもしれませんし，正しくないかもしれませんが――し，その解釈はいずれにしてもさまざまな感情の原因となります。そしてノン・ボーダーラインの人の色々な行動につながるのです。ボーダーラインの人がこれらの行動を目にするので，同じサイクルが再び始まります。
　ボーダーラインの人の行動についての考え方を変えることによって，このサイクルを止めることができます。歪んだ考え方がいかにボーダーラインの人に影響するのかを理解するとき，全く異なった見方で，起こっている事態を解釈することができるのです。あなたが問題なのではありません。ボーダーラインの人の内面で生じていることがポイントなのです。多くの場合，あなたは，たまたまそこに居合わせただけであり，ボーダーラインの人の自分自身と自分の状況に関する感情を受け止めることになってしまった「幸運な」人物なのです。あなた自身の「感情」や「思考」が，反射して戻ってくるころまでには，元来の意図の180度正反対に化けているかもしれません。ボーダーラインの人に本当の感情を話すことはできても，ボーダーラインの人は自分が唯一絶対の「真実」の主だと信じ込んでしまっているでしょう。その「真実」が自分を包み込んでいる箱に合うから，という理由によるものです。

本当は，その箱は小さすぎて置かれた位置も悪く，危ない箇所に釘が出ています。ボーダーラインの人はその箱の外で思考することができません。けれど，あなたにはできるのです。

アクション・ステップ18
ボーダーラインと2人の関係に関する神話を放棄すること

　ボーダーラインの人（BP）の行動に対する見方を変化させるために，自分自身の歪んだ考えを放棄しなければならないかもしれません。以下はノン・ボーダーラインの人（non-BP）の世界で，最もよくある幻想のいくつかをリストにしたもので，最もありがちな状況の記述がついています。もちろん，個人差があり，BPとの関係のタイプによっても違ってきます。捨て去る必要を感じる神話の横に，○をつけてください。一番努力しなければいけないものには◎をつけてください。

___「もし問題があるなら，それは私の落ち度です」
　　ボーダーラインの人々は，発言していることを心底，本気で信じているので（感情は事実と等価である），稀なほどひとの欠点を当人に納得させることに長けています。あなたが自分自身にかつては肯定的な感情をもっていたとしても，ボーダーラインの人はその気持ちを変えてしまうことができるのです。もともと自尊心に問題があったなら，特に危険な状態です。何事に対してでも責任を引き受けたり，レッテルを貼られることを許す前に，真実で障害の影響を受けていないフィードバックを与えてくれる，という信頼をもてる他の人たちも，ボーダーラインの人の言うことを認めているかどうかをきちんとチェックしてください。

___「愛はすべてを克服します」

　有名なザ・ビートルズの歌詞がこう訴えるにもかかわらず，生物学的な問題や，あなたが登場する前から長く舞台上に存在していた問題を解決するためには，愛以上のものが必要でしょう。最近の脳の研究は，ボーダーライン患者の実際の脳構造とノン・ボーダーライン患者の脳構造との間に，違いがあることを示しています。そして，それはボーダーラインが身体的な原因をもつ実際の障害であることを示唆しています。特に海馬と呼ばれる，記憶統合に関わる脳の構造体の大きさに違いがあるのです（Driessen et al. 2000）。愛は多くの素晴らしいことを達成しますが，強固な個人的境界を設定し遵守することを阻むなら，状況を悪化させる可能性もあるのです。

___「BPの行動は私に影響があり，私の責任です」

　たとえ自分の子どもでも，BPの行動をコントロールすることはできません。やっかいなことになるということが，経験からわかっているなら，そういう状況に身をおかないようにしましょう。別々の車を使うとか，招待を断るとか，単独あるいは友人と一緒に行動しましょう。もしBPがあなたの子ならば，何が引き金役になるのかを学んで，そのような環境を回避，あるいは，できるだけ子どもにとって楽なものにするように努力しましょう。

___「境界を設定する前に，ボーダーラインを理解しなければなりません」

　5年にわたってボーダーラインを研究しても，知るべきすべてのことを知っているというわけではありません。もしBPが治療を求めないのなら，BPがどうして問題行動をするのかということは，問題にならないというのが現実です。大切なことは，あなたの感じ方と状況の処理です。長い間ボーダーラインを研究することで，変化を実際に引き起こすことを避ける人たちもいます。こういう人の仲間になってはいけません。

「境界を設けることは，不可能です」

境界を設定することは全面的に可能です。秘訣は，境界がどのようなものかということと，守られなかったときにどうするかということを事前に決定することと，変わることのない反応をしていくことです。

大切なことをしっかり主張するために，話を極端なところまでもっていってみましょう。BPがあなたの頭に銃を突きつけたら，どうしますか？ あるいは，BPがパートナーである場合，BPが自宅の寝室で親友と情事を重ねていたとわかったら，どうしますか？ もしBPがあなたの子であって，きょうだいのひとりを刺したら，どうしますか？

ほとんどのBPは，non-BPが「もう，たくさん」と言うまで，どの程度やりたい放題をしてよいかわかっているのです。問題はその境界が，あなたの「破壊点」——ひとたび越えてしまうと劇的な結末を招くようなライン——に近すぎるということです。すべきことは，どのようなふるまいは認め，どのようなものは認めないか明確化し，境界をしっかり守ることです。

「私は，BPの愛と承認を必要としています／手に入れなければなりません」

これは特にボーダーラインの親と一緒にいるnon-BPの間で一般的な神話です。自分の人生において重要な人物からの愛と承認とを得たい，ということは皆の願いです。しかし愛と承認を手に入れるために，自分自身の一部を断念しなければならないときには，もっと重要な何か——高潔性——を失います。たくさんの場所から愛を手に入れることはできます——あなたを傷つけることがなく，境界を断念することを要求することもない愛です。

BPが職場の上司でない限り，「承認」を手に入れることは，本当に必要というわけではありません。あなたの前進を阻んでいるのは承認ではなく，承

認を必要とする気持ちなのです。ひとつの皮肉なねじれ現象は，BP の愛や承認に対する欲求を感じなくなれば，この点に関して，自分ではなく BP の側に立って，感じられるでしょう。例えば，母親が自分の渇望する無条件の愛を与えることはできないと受け入れれば，彼女があなたに愛情をこめて行動した際には，嬉しい驚きを感じられるでしょう。BP がもてる道具立てを使って，できる限りの努力をしているということを忘れないでください。期待が大きければ，失望するでしょう。小さければ，嬉しい喜びを得る可能性が増えます。

____「BP たちは，私の幸福と不幸とに対する責任があります」

　お望みならば，BP から必要とするものを手に入れようと試みて，数十年間を費やすこともできますが，結局，BP は与えるべきものを，そもそも持ち合わせないということがわかるでしょう。なぜなら，誰からもそのようなものは与えられなかったからです。けれども，これでは目隠しをして人生を送るようなものです。途中で，求めるものを与えることができて，実際与えてくれたであろう人々に出会うチャンスを逃してしまうでしょう。境界を設定し，それを固守し，自分の道を貫くことで BP を勇気づけ助けましょう。もし BP があなたの責任下にある子どもなら，必要なことはしてください。けれども，人生における他のすべてのこと──結婚生活，他の子どもたち，そしてお気に入りの趣味にいたるまで──を見失わないように。何が自分を幸せにするか決定できるのは，自分自身なのです。自分のコントロールできる範囲のことを選ぶか，コントロールの範囲外のことを選ぶか，ということは自分次第なのです。

____「論理的な言葉や議論は役に立つ道具です」

　Non-BP の中には，論理はどうにも機能しないということを学ぶのに時間がかかる人がいます。この事実を把握するには，ある程度コントロールを断念し，代わりに自分自身の感情に焦点を当てることが要求され

───「もう一回やってみましょう。それから同じことにまた，挑戦しましょう」

　これも，とてもよく似た泥沼状態です。すべての人間は異なっていて，BPたちも，違う場合には違ったように反応するでしょう。しかし，non-BPたちが長年，ある問題を経験していて，なお同じ解決策を試していると主張する場合，論理的な能力を生かしているとは言えません。効果のないものはあきらめましょう。

　ここに，まさにこれを実行した人のちょっとした話があります。離れて暮らすボーダーラインの母親とその息子の物語です。年に一度，母親を訪ねたときにしか起こらなかったことなので，息子がパターンに気がつきました。帰路の飛行機に搭乗する前日，ボーダーラインの母親は息子を挑発して，大口論を始めようとします。息子は母親が見捨てられたと感じていると推測しました。しかし重要なのは，何が口論を引き起こすか，ではなく，口論をどう予期して，備えておくかということでした。この口論は何年もの間，息子に惨めな気持ちを味わわせていましたが，とうとう違う反応をすることに決めたのです。

　次に訪問した際，息子は出発前日の攻撃に対しての準備ができていました。それまでにそうであったように，攻撃はどこからともなく仕掛けられ，残酷で心を傷つけるようなものであり，全くの的外れでした。レストランで母親が，自分に愛情がないとか自分の生活のことを知らないと言って，息子を責めたのです。口論の代わりに，息子はその訪問中に母親について知ったすべてのことを穏やかに暗誦してみせました。

　その戦法で息子を口論に引きずりこめなかったとき，母親は息子が自己中心的だと責めました。息子は，冷静に母親の言うことは多分当たっていると答えました。失職してそのことに気持ちが集中していたからです。いつもの

テクニックがうまくいかないことにいらだって，母親は「何も共通点がない」と言い，「二度と話したくない」と息子を勘当してしまいました．息子は静かにハンバーガーをかじり，飲み込んで，共通点はないかもしれないが，1回の食事をともにすることはできるだろうと言いました．そして，将来的には気持ちが変わるかもしれないので，したかったら電話してもいいし，嫌ならばしなくていいと言いました．母親がギラギラした目で見る中，息子は微笑んで炭酸飲料を飲みました．彼はシナリオに従うことはしませんでした．実際は母親が自分をとても必要としていることをわかっていました──2人目の夫が亡くなって以来，しばしば電話をしてきていたのです．母親は本当にひとりぼっちで，自分が母親を必要とするより，母親がもっと自分を必要としていることを，息子はわかっていました．

　彼の母親は最終的には降参し，静かにディナーの残りを食べました．息子はまるで何もなかったかのように，再びしゃべり始めました．そして，予想した通り，家に戻った3週間後，母親はまるであの口げんかなど起こらなかったかのように，再び電話をかけはじめました．数カ月後には，その出来事が起こったことすら否定しました．

　息子はレストランでのシーンから，価値あるレッスンを学びました．第一に，やられっ放しでいることはできないということ．第二に，母親の魚釣り針からぶら下がっている餌をかじる必要はないということ．実際，彼は母親を気の毒に思いました──年をとっており，パートナーが存在せず，離れた都市でただひとりなのですから．けれども，最も重要なレッスンは自分が「操作に耐える」ように変われて，母親の真実の愛と思いやりの気持ちをありがたく思えたことでした．

____「他の人々が感情的に虐待されているのであって，私ではありません」
　　　感情的虐待と言葉のうえでの虐待は，BPの商売道具です．Non-BPと仕事をしてきた私の経験では，男を下げるようなことになると考えるので，男性は特に感情的に虐待されているということを認めたがりません．

男性はまた，子どもたちが虐待されている事実を見たがりません。見てしまえば，その事態を何とかするように強制されますが，その準備ができていないのです。我々の社会では，女性が子育ての専門家とされていることが，その理由の一部でしょう。

ピー・ウィー（ドナルド）・ガスキンズはこの特定の種類の否認を自伝"Final Truth：The Autobiography of a Serial Killer"（Gaskins and Wilton 1992）の中でうまく表現しています。ガスキンズは母親と同棲していたボーイフレンドのひとりが，どのように彼を扱ったか述べています。

> 彼はただ単に練習のためだけに，手の甲で私を叩き，部屋の隅に吹っ飛ぶほどに殴りました。とはいえ，当時は皆——おじたちや，彼以外の義理の父親たち，一緒に遊んだり，学校に通った近所のすべての少年少女たち——が私を殴り回していました。とても小さかったので，私を痛めつけたのです（p.10）。

ガスキンズがこれらの経験をどう定義したか，ということに注意してください。「でも，誤解しないでください。私の子ども時代は万事がいつも悪いというわけではありませんでした。どう考えても，『虐待された』と呼べるようなものではありませんでした」（p.14）

「BPに自分の行動の責任をとらせることはできません」

これは，次の神話と関係があります。「私は，怒ってはいないし，あなたもまた怒るべきではありません」。その思考は「ボーダーラインは生物学的な障害なので，がんやその他の身体的な病になった場合と同様に，誰もBPに腹を立てるべきではない」というふうに進むのです。

このように比較して問題となることは，治療を受け入れたがらないボーダ

ーラインの人は，食事制限を守らなかったり，インシュリンを受け入れない糖尿病患者のようなものだということです。治療を避けることはボーダーラインの人自身の生活と他の人々の生活を，不必要にみじめにするだけで，何も成し遂げることはありません。あなたの身近にいるBPは，ボーダーラインを抱え込むことを選んだわけではありませんが，治療を受けるかどうかを選択することはできるのです。その時点であなたはBPの決定にどう反応するかを決めねばならず，BPは自身の決定とあなたの決定の結果を受け入れて生きなければなりません。

「私は怒っていませんし，あなたもまた怒るべきではないのです」

　　BPの否認が家族の要求より大いに優先されるという事実は，あなたを怒らせる可能性があります。この障害は，それ自体が人々を怒らせます。これが自分の大切な相手に起こったという事実が，あなたを怒り狂わせるかもしれません。爆発で生じた灰の直撃を受ける場所に自分がいるという事実は，快いものではありません。そして，道の途中，不満がたまるような，いらいらするような，さらには恐ろしい事態もあるでしょう。

　自分自身——あるいは誰か他の人——にある感情をもたないようにと言っても，その気持ちを取り除くことにはなりません。感情をより深く埋め込むばかりで，そうなるとさらに害を与える可能性があります。そして，ボーダーラインとボーダーライン行動に関わる多くのことが——原因は何であろうと——激怒を呼ぶというのが現実です。

　怒りに対してあなたが「する」ことは全く別ものです。抑えの利かない怒りをボーダーラインの人に向ければ，おそらく全く同じお返しが自分に戻ってくるでしょう。しかし，正しい方向に向けられた怒りは，山をも動かすことができます。境界を設けたり，この障害についてさらに学び，自分で自分を助けることができない人々を守ったり，問題の提唱役になったり，サポー

トグループを立ち上げるための動機を与えてくれることもあります。

　私たちの国立精神衛生研究所が，ボーダーラインほど致命的でなく影響を受ける人もそれほど多くない障害のために，何千万ドルも使っていたということと，それにもかかわらず，ボーダーラインにいくら使ったのかという記録はとっていなかったということがわかったとき，私は腹が立ちました。怒りを感じることを怖れてはいけません。怒りを事態を改善するために使いましょう——もし，あなた方のためでなくても，その場合は次の世代のために。

「BPが変化するまで，私は犠牲者でいましょう」

　このセクションでのアドバイスの多くと同様に，このアドバイスは受け入れるよりも与える方が容易です。現実を直視しましょう。ボーダーラインの特徴をもつある人を大事に思っている人間として，あなたは人生のギャンブルで貧乏くじを引いてしまったのです。BPが親，子ども，きょうだいであるなら，コントロールの利かないことでした。BPがパートナーであれば，おそらく知りもせず，予想もしなかったのに，大影響を被ることになるような障害を抱えた人に，自分の将来を重ね合わせて——子どもまでもうけて——しまったのです。

　その一方で，多分あなたはその障害をもっていないので，ボーダーラインの人の感じる苦しみ——ボーダーラインを抱える10人中1人は自殺してしまうというほどの強い苦痛——は感じていないのです。自殺を図る人の数はもっとずっと多いのです。もし，あなたのBPが高機能なら，ハッピーな人間という仮面を被っているかもしれませんが，その下に笑顔がないことは疑いの余地もありません。

　ある種の信念を断念することは，多くの人々にとって難しいことです。知性では神話にすぎないのだということを理解していても，感情の方は追いつくのに時間がかかるのです。放棄することが救いとなる神話もあります。捨

て去ることが，(もし許可が必要だと感じていたなら) 自分をいたわる許可を与えてくれるからです。最初のステップは自覚です。タイヤが道路に触れるとき (肝心要のとき)，あなたはBPの悲劇を自分のものとして背負い込むこともできますし，自分の人生の責任をとるために必要なスキルを学ぶこともできます。後者を選ぶことを期待しています。

悲嘆過程の通過

　ある時点では，心の中に自分とBPとの間の理想的な関係を描いていたでしょう。彼女は素晴らしい母，パートナー，あるいは娘になるだろう。彼は素晴らしい父親になるだろう，というように。満たされなかった期待というものがあり，予想外の形で傷つけられたり——裏切られさえしました。
　関係の長さやタイプによって，今まで決してもてなかったものや，もっていたのに失ってしまったもの，望んでも手に入れられるとは思えないものを嘆いて，深く悲しむことが必要なのです。最初の一歩は，諸感情をはっきり認識することです。特に否認したり抑圧することを学んでしまった感情を。

✒→ アクション・ステップ 19
悲嘆自覚のアクション・ステップ

　ボーダーラインの人がからんでいない，人生の中での不快な出来事を選んでください。金メダルを狙うほどの大胆さと気力があるのでしたら，自分に起こった最悪の事態といえるような出来事を選んでください。そこまでの気力がなく恐れ知らずでもないというのなら，一番恥ずかしかった瞬間のようなもう少し穏当な出来事を選んでもよいでしょう。ちょっと時間をとり，リラックスし，それからその時のシナリオを思い出しましょう。
　情景はどのようでしたか？　音は？　においは？　その場に漂っているよ

うに思われる何か特定の感情というのはありましたか？　緊張感とか，快適感とか，リラックス感といったように。できるだけ生き生きと，細部を思い出してください。その状況を再吸収するために，4，5分，かけてください。

　心の中にその記憶がはっきりと浮かんだら，身体に注意を払い，身体的にその記憶にどう反応しているかということに注目してください。手は，どんなふうに感じますか？　緊張していますか？　温かいですか？　冷たいですか？　じっとりしていますか？　身体の他の部分における感覚にも注意してください。頭はどんなふうに感じますか？　顔は？　足は？　お腹は？　首は？　腕は？　そして胸は？

　こういった感覚を細部にわたって熟知するために十分な時間を費やしたら，いま一度思い返してください。けれど，今回はBPがらみの最近の不愉快な経験を思い出してください。感情は似たものですか？　どういう点が類似していて，何が異なっていますか？　こうすれば，あなたのBPが新たな苦痛を作り出しているのか，それとも実際は忘れようとしていた，痛みを伴う記憶に基づく古い感情を呼び覚ましているのか，手がかりが得られるでしょう。

　ノン・ボーダーラインの人を不健康な人間関係にとどまらせるものは，人生で起きた昔の出来事に起因する，未解決の悲しみを抱えているという事実です。現在進行形の関係に対処する能力を発達させるということは，過去の状況から生じた古い悲嘆を終結することを意味するのです。

　一部の人の場合，その悲嘆が出来る限り「ひるまずに耐え抜く」ことを身につけた，辛い幼少時の状況に関係しているかもしれません。そのような環境に対して鋼の心を得たかもしれませんが，心の奥の方で何らかの痛みや悲しみを感じることすらなくなるというわけではありません。不健康な人間関係から回復し，より健康なやり方でこういった関係を扱うことは，一般的に私たちがまだ痛む古傷を蒸し返すことを要求します。傷を放っておく方がずっと快適で安易だとしても，です。不健康な人間関係の要求に耐えられるように自己を強化する際，そういう贅沢はできないのです。

第5章 洗脳101：ボーダーライン行動がどのようにあなたに影響するか

　このワークブックの最初のセクションは，ボーダーラインにおける「基礎訓練」でした。ご自分の状況を見て，自分の置かれている場所と多分どうしてそこに至ったか，ということがはっきりしたでしょう。この次のセクションでは，BPとの関係を維持することを選択するなら，維持しながらも，自分自身の人生をコントロールしていくための助けとなるような変化の起こし方を見ていきます。

第6章
否認を超えて：
変えられないものを受け入れること
（そして，変えられるものを変えるということ）

　　　もっと努力して，まめになり，家をもう少しきれいにしておけば，きっと彼
　　は私のこと愛してくれると考えていました。そうはいきませんでした。希望
　　を断念することが私の生命を救いました。

Non-BP のチャールズ

　難しいことですが，変化は可能です。けれども，知っておくべき1つの重要項目は，ボーダーラインの人（BP）にとって変化はあなたにとってよりもさらに厳しいということです。アルコール依存症同様，アクティング・アウト（他者に向かって行動化する）高機能 BP の間でよく見られる境界性人格障害の症状は，否認です。アルコール依存症者は，毎晩失神するまで飲みながら，自分は「大丈夫だ」と宣言します。9つすべてのボーダーライン特徴を示すような人は，自分の中の障害の存在を否定しながら，興味深いことに，彼の人生に関係する他の多くの人々の中には，その障害を見出すのです。

　しかし，ボーダーラインの人だけが否認の状態にあるというわけではありません。家族や友人たちの中には，この状態に診断がつくと発見して安堵する人がいる一方で，この障害を一時的なつまずきだと考える人もいます。時間の経過やより多くの愛情または正しい愛し方によって，あるいは，何か別の時間やセラピーでのつらい努力，多分薬物をも含まない方法で，消滅する

ようなものだと考えるのです。多くのノン・ボーダーラインの人は，ボーダーラインの人を変化させようとします——あるいは，ボーダーラインの人の四六時中変容する要求に応えるため，自分自身を変化させようとします。しかし，課題を達成したときには，邪悪な魔女のほうきの柄を持って戻ってきたドロシーのように，偉大にして強力なオズはいつだってまた別の不可能な課題の実現を求めるのです。この場合，オズはそもそもほうきを要求したことすらも否定するでしょう。

関係の成果

　もし，あなたの愛する人がボーダーラインであったら，BPの行動の中で，ボーダーラインが果たす役割を理解した後，以下のうちのひとつが起こるということがわかるでしょう。

* ＊あなたはボーダーラインが問題であること否認し，何もしません。現在の情勢がそのまま君臨します。
* ＊BPは，ボーダーラインが問題であるということを否認します。BPを変えようとしてあなたがおかしくなってしまうという点を除いて，現在の状況が支配し続けます。
* ＊あなたはその人をありのままに受け入れて，BPの人生におけるのと同じように，自分の人生においても，その障害が幸福を剥奪することを許してしまいます。
* ＊あなたはその人をありのままに受け入れますが，このワークブック，"SWOE"，あるいは他の本の中にある諸技法を用いて，自分自身を守ります。セラピストにかかることもあるでしょう。
* ＊あなたとBP，あるいは2人のうちの一方が，ボーダーラインの存在を認め，知的レベルでボーダーラインに関するあらゆることを学びます。結果として変化があるかもしれませんし，ないかもしれません。

* BPは，ボーダーラインについて十分に学び，ボーダーラインを抱えているのはあなただといって責めたてます。これと同時に，あるいはこうなる代わりに，あなたの側は，共依存（注：他者に必要とされることを自分の存在意義ととらえる，自己犠牲的な精神性。二者の関係で，一方《依存症患者など》が依存しているように見えていながら，お互いに精神的によりかかって自立できない状態）のような自分自身の問題を見つめることを避けるために，BPの障害に意識を集中します。

* BPは問題が存在することは認識しますが，長く継続する変化を成し遂げる努力はほとんどしないでしょう。BPは，十分深く掘り下げようとしなかったり，この障害について詳しい知識がなかったり，あるいは簡単にだまされるような，経験の浅いセラピストのもとにとどまるかもしれません。

* BPは問題をもっていることを認め，障害を克服するために，腕の良い精神科スタッフとともに熱心に努力するでしょう——その過程には，2, 3年かかるでしょう。Non-BPは治療を補強し，もし適切なことであれば，自分自身の問題に向き合う方法を学ぶことが期待されます。

　もちろん，誰もが迅速な目覚めを求めています。すなわち，薬物なり，一晩で効果が出て，すべてを全面転換できるセラピーのような，奇跡の治癒を求めているのです。個人的にはそのような奇跡を見てはいませんが，もう一方の親がこの奇跡が起こるのを待っている間に，子どもが感情的に虐待されるのをただ目撃しているノン・ボーダーラインの人は見ました。

　人として，ノン・ボーダーラインの人はボーダーラインの人に，自分たちを理解すること，自分たちの経験の価値を有効と認めること，謝ること，同情すること，関係をおびやかすようなボーダーライン行動をやめることを望んでいます。ボーダーラインをもつ人々は，頼んではこないかもしれませんが，友人や家族が自分の痛みを理解すること，要求を満たすこと，空虚感，無価値感，苦痛，その他の苦痛に満ちたボーダーラインの感情を和らげてく

れることを望んでいるのです。

　あなたがどれほど誰かを愛していようと，その人に自分自身を愛するように強制することはできませんし，代理として最良の選択をすることもできないのです。これはノン・ボーダーラインの人とボーダーラインの人双方にとって，受容することが最も難しいことのひとつです。障害のある人は，臨床家，サポートグループ，その他のリソースからの援助を受けながら，自分自身の悪魔を征服しなければならないのです。

　しかし，ノン・ボーダーラインの人とボーダーラインの人のどちらにとっても，変化は容易ではありません。そして，すべてを改善するためには，ノン・ボーダーラインの人も変化する必要があります——その作業をボーダーラインの人にだけ押し付けることはできません。それぞれが，ふたりの関係における自分側の50％に対しては，100％の責任を負うべきなのです。

　たぶん，すでに自問したでしょう。「私のBPは自分の行動のどれかに責任をとるだろうか？　とるとして，どの程度だろうか？」と。しかし，「自分はこのワークブックの中の提案を実行する力があって，やる気もあるのだろうか？　そして，どの程度まで？」ということも知らねばなりません。これらの質問に，今は答えることができないかもしれませんが，一番重要な関心事の中心にあるものなのです。この関係の中で，自分のニーズが満たされるでしょうか？　安全だと感じていますか？　礼節を守った好意的態度や敬意を受け取る側に立てる日は果たして来るのでしょうか？

✒️ アクション・ステップ⑳
ボーダーラインの人を変化させるための過去の努力

　ここまで来ればおわかりでしょう——少なくとも理性的なレベルでは——自分以外は誰も変えられないのだということを。しかしあなたが，ボーダーラインの人（BP）と共に住んでいるほとんどの人たちと同じようであれば，

第6章　否認を超えて：変えられないものを受け入れること（そして，変えられるものを変えるということ）　143

まだ心の一部では，他の誰かを変化させることに対して，責任を感じていることでしょう。その気持ちは正常なものです。あなたの人生にかかわる BP を変化させるための努力に目を通し，どのような効果があったのか，見てみましょう。

　以下に異なった見出しのついた空白の3列があります。左側には，BP に，その人自身について変えてほしいと頼んだすべてのことに関するリストを作成してください。小さなことから大きなことへ，という順で。このリストの隣に，それぞれの場合において，BP を変化に対して動機づけるためにしたことのすべてを書き出してください。うるさく言ったことや，褒美や罰や最後通牒を与えたことも——試したことはすべて含めてください。それから，右側には努力の結果を書き出してください。BP の行動は変化しましたか？　もし，変化したのであれば，どれくらいの期間続きましたか？　何か予期しない結果もありましたか？　もし BP が，自分自身のもつある特徴を変化させたかったのであれば，違った結果がありえましたか？　あなたが BP を変化させたのか，BP が同意して自分自身を変化させようと決心したのか，注意深く考えてください。

望んだ変化	試みた方法	結果
＿＿＿＿＿＿＿	＿＿＿＿＿＿＿	＿＿＿＿＿＿＿
＿＿＿＿＿＿＿	＿＿＿＿＿＿＿	＿＿＿＿＿＿＿
＿＿＿＿＿＿＿	＿＿＿＿＿＿＿	＿＿＿＿＿＿＿
＿＿＿＿＿＿＿	＿＿＿＿＿＿＿	＿＿＿＿＿＿＿
＿＿＿＿＿＿＿	＿＿＿＿＿＿＿	＿＿＿＿＿＿＿
＿＿＿＿＿＿＿	＿＿＿＿＿＿＿	＿＿＿＿＿＿＿
＿＿＿＿＿＿＿	＿＿＿＿＿＿＿	＿＿＿＿＿＿＿
＿＿＿＿＿＿＿	＿＿＿＿＿＿＿	＿＿＿＿＿＿＿

もし，あなたがほとんどのノン・ボーダーラインの人と同じようなタイプの人なら——特に，BPとの関係を選びとった人であったなら——BPを自己破壊的な習慣や考え方から「治し」たり「救い出し」たりする責任を感じているでしょう。この信念の利点は，あなたにコントロールの感覚を与えるということです。しかし，それは錯覚です。誰のことも，根本的に変化させることはできません。BPに進路を示すことはでき，その進路の利について語ることはできますし，褒美や罰によって，短期間ならBPを操作する（特にBPが子どもならば）こともできますが，褒美や罰をやめた途端に，BPの昔からの慣れ親しんでいた思考・行動法が舞い戻ってきます。この次のアクション・ステップは，この点を実感することに役立つでしょう。

✒️ アクション・ステップ21
変化実験

【実験1】
　利き手ではない方の手で，以下の文句を書いてください（もし，あなたが右利きなら左手で，左利きなら右手で。もし，両利きなら，足の指先に鉛筆をはさんで書いてください）：「私は，新しい技術を学んでいて，初回から完璧に成し遂げられるべきである。ぞんざいさや不完全さに対する弁解は存在しない」

1. これまで利き手でない手でどう書いたらよいか知る必要がなかったという事実が，この実験をやってみようというあなたの態度，成功，意欲に影響しましたか？＿＿＿＿＿＿＿＿＿＿＿＿＿＿＿＿＿＿＿＿＿＿

2. 書いた内容について考えてください。アクション・ステップの前に，あなたはこの内容を信じていましたか？　書いている途中ではどうでした

か？　書いた後は？＿＿＿＿＿＿＿＿＿＿＿＿＿＿＿＿＿＿＿＿＿＿＿＿＿＿

　ジェイムズ・ポール・シャーリーは，このアクション・ステップのアイディアを，臨床心理士でもある，才能に恵まれたフェンシングのコーチから得ました。無味乾燥で繰り返しばかりの同じフェンシングの動きを，まったく退屈でうんざりするようになるまで，何週間も練習させてから，そのコーチは学生に同じ動きを左手でするように要求しました。そのとき初めて，学生は「ああ，なるほど！」という経験をし，自分たちがどれほど進歩したかということを認識したのです。

　非常に高い確率で，このワークブックの中の技法を使うために最善を尽くしているのに，まるで何の成果も得ていないかのような気持ちになる時が来るでしょう。それが，このアクション・ステップを思い出すべき時なのです。学習には時間がかかりますが，学び成長している間は，忍耐強さが必要です。

【実験2】
　変化させたいと思う習慣を1つ取り上げてください。アクション・ステップを開始するとか，体重を減らすとか，子どもともっと長い時間を過ごすようにするなど，自分に直接の利益をもたらすような自分自身のゴールです。ゴールを合理的で手の届く範囲に定めましょう。もし成功すれば，利益は何でしょうか？　それらの利益を下に書き，1週間の間ずっと，参照してください。＿＿

　ゴールに向けて，1週間懸命に努力し，これらの質問に答えてください。
1. 変化させようと選んだ習慣は何ですか？＿＿＿＿＿＿＿＿＿＿＿＿＿＿
　＿＿＿＿＿＿＿＿＿＿＿＿＿＿＿＿＿＿＿＿＿＿＿＿＿＿＿＿＿＿＿＿

2. 1週間を通じて継続できましたか？　もし，そうでなかったら，どれく

らいの間，維持できましたか？＿＿＿＿＿＿＿＿＿＿＿＿＿＿＿＿＿
＿＿＿＿＿＿＿＿＿＿＿＿＿＿＿＿＿＿＿＿＿＿＿＿＿＿＿＿＿＿＿

3. 変化の実行を覚えていることは難しかったですか？＿＿＿＿＿＿＿
＿＿＿＿＿＿＿＿＿＿＿＿＿＿＿＿＿＿＿＿＿＿＿＿＿＿＿＿＿＿＿

4. 1週間の日程が進むにつれて，違和感は減りましたか？＿＿＿＿＿
＿＿＿＿＿＿＿＿＿＿＿＿＿＿＿＿＿＿＿＿＿＿＿＿＿＿＿＿＿＿＿

5. もう1，2週間，この実験を続けたら，もっと容易になると思いますか？　もっと上手になりますか？＿＿＿＿＿＿＿＿＿＿＿＿＿＿
＿＿＿＿＿＿＿＿＿＿＿＿＿＿＿＿＿＿＿＿＿＿＿＿＿＿＿＿＿＿＿

6. 自分が望んで選択したことであるという事実は，この実験に対する態度，成功，あるいは意欲に影響しましたか？＿＿＿＿＿＿＿＿＿＿＿
＿＿＿＿＿＿＿＿＿＿＿＿＿＿＿＿＿＿＿＿＿＿＿＿＿＿＿＿＿＿＿

　このアクション・ステップは，変化というものは難しいもので，特に考え考え，大半の場合は忘れないようにと心の前面に維持しておかなければならないようなものであれば，困難であるということをより一層はっきり示すものです。加えて，変化への動機がなければ，成功の可能性はほとんどありません。成功は，変化によってもたらされる利益を心の天辺に保っておけるかどうか，にかかっているのです。

　自身に関して変化させたいと望んでいる何かを変えることでも困難であるとすれば，人格障害をもつ人々にとって——もし望んでいたにしても——変わることがいかに難しいことであるか，想像してみてください。そして，もし望んでいなければ——対処メカニズムが自分にうまく働いているようであれば——変化の見込みはほとんどないでしょう。最後通牒へと操作でもされ

なければ。しかし，最後通牒や他の操作的な手段は，長続きする変化を生み出すことはまれです。個人的なスキルや励まし，内的なあるいは外部からの褒美，必須の技法，そして失われたものに取って代わる何かが必要なのです。これは専門家のヘルプが，ボーダーラインをもつ人々にとって，どうしても必要である理由のひとつです。代替案なしに対処機構を失うことは，とても恐ろしいことです。

アイデンティティーの問題

　もし，我々の自己定義を変えるようなものであれば，変化は特に難しいでしょう。例えば，エヴァは厳しい人生を送ってきました。幼児期に両親が離婚し，10歳のときにみだらないたずらをされ，貧困の中で生きねばならず，一族のメンバーは多くが殺されました。エヴァは自分のうまく機能しない対処方法を，一部は変化させたいと切に願いましたが，自分の人生にはつきものであった苦痛なしでは，自分がいったい誰になるのだろうと思ってしまうのです。その苦痛が彼女を定義してきたのです。彼女を彼女として成立させていたのです。ひとたびこの苦痛を取り去ってしまったなら，何が残るのでしょうか？　このような感情は，メンタルヘルスの専門家とともに議論される必要があります。援助があれば，エヴァは決して手に入らなかったものや，持っていたけれども失ってしまったものを嘆くことに見切りをつけて，うまくいけば，なるべき人間になることができるのです。

ボーダーライン行動はあなたに無関係です

　変化に関するボーダーラインの人（BP）の能力や願望は，あなたがコントロールできるものではありません。治療を求めることは，全面的にBPの決めることなのだという事実を受け入れなくてはなりません。相手の行為や言葉のせいで，自分がどのように感じるのかを伝え，さらに解決策を提案する

ことができます。しかし，その情報を手に入れてその人がどうするかということは，コントロールできないのです。

コントロールできるのは，BPのボーダーライン行動に対するあなたの感情的反応です。多くの職場に掲示されている人気のある格言があります。すなわち「他人の危機は必ずしも自分の危機を意味しない」。

あなたが定めた個人的境界に同意しないという理由で，BPが危機的状況を迎えていても，BPの不満，抗議，激怒，あるいは境界を試す行為などに反応する必要はありません。ただ境界を繰り返して伝え，自信をもって行動することです。例えば，具合の悪いBPが私に世話するように望んだとき，私は大声をあげられることは拒絶しましたし，そのような行動が続けば別れると静かに伝えました。相手の問題行動はすぐに止みました。

愛情をもって離れること

「愛情をもって離れる」をモットーとすべきです。ボーダーライン関連の一連の危機から，自分の人生を守ることが必要です。ボーダーラインの人に対するメッセージは，「あなたのことを大事に思っていますが，あなたは人生の決断を自分でしなければならないのです。愛することはできても，私があなたの人生を生きることはできないのです。正しい方向を教えることはできますが，その道へあなたを押し出すことはできないのです」というものです。

ボーダーラインの人は自分自身が引き起こした危機に対する責任があるのです。意識的にせよ，無意識的にせよ，劇的な状況を引き起こすのはボーダーラインの一特徴です。これらの情緒的なドラマを，自分の問題にしてしまうこともありえますし，ボーダーラインの人にできるだけ上手く処理するようにさせることもできるのです（状況やBPの年齢が適当であれば）。

もし，BPの混沌に対する責任を引き受ければ，その行動を強化したり，自分自身に多くの悲しみをもたらす危険を冒すことになります。BPに自分の問題を処理させれば，どう自力で物事に対処するか学んだり，初めから劇的な状況を避ける可能性が高まるでしょう。

ボーダーラインの人の問題から手を引くこと

　愛情をもって離れるための第一歩は，本当は自分に無関係な問題から，手を引くことです。もちろん，ボーダーラインの人は，直接的にも（「これはあなたの失敗よ！」），間接的にも（自分が大学の願書を取りに行くのを忘れて，その結果，提出期限に間に合わなかったときに，あなたが願書をもらってこなかったせいだと責めたりして），あなたに責任を負わせようとするでしょう。

　ひとたび，自分がコントロールできない事柄を気持ちのうえで放棄し，BPがBPのドラマであなたを悪役に割り当てることを許すのを止めれば，BPにジレンマを独力でも処理できるのだということを保証しながら，愛と気遣いを表現できるようになるでしょう。これを一貫して行い続けるならば，BPはあなたの愛の証拠を得るために，テストを作成する必要はないのだということを悟るでしょう。そして過ちをかばったり，惨状を片付けてあげたり，BPの問題に対して責任をとったりすることをやめたなら，BPは感情的に成長し始めることができ，自分自身に対して真の責任をとれるようになるでしょう。

　愛情をこめて距離をとることは，あなたから始めるのです。他者の障害や，そこからの回復に関して，自分に責任はない——たとえ，それが自分の子どもであったとしても——ということを，心底確信せねばなりません。もちろん，BPが18歳以下であれば，どんな行動をとるのか，常識的な判断をしなければなりません。しかし，BPが何歳であろうとも，自分が動揺し，狼狽し，あるいは統制を失う姿を，BPに見せておくべきではありません。冷静になればなるほど，そしてより大きな責任をBPに引き受けさせるほど，BPが自分で問題の対処ができるということを強化できるでしょう。

忘れないでください：「愛情をもって」距離をとるのです

「愛情をもって」という部分を心にとめておくことが大切なのです。愛をこめて距離をとることは，相手に判断を下すことでも，行動をコントロールすることでも，承認あるいは不承認をほのめかすことでもありません。もし，世界が大きな金物屋であったとして，誰かが自動車部品の売り場を探して，近づいてきたら，「すみませんが，私は販売員ではありません。自動車部品がどこにあるかわかりませんが，おそらくお客様サービスカウンターに行けば，誰かが教えてくれると思います」と言うでしょう。これは，愛をこめて距離をとる場合の良い例です。「制服を着ているように見えるのですか？　見えないでしょう？　だったら，うるさくするな！」と，かみつくように言うのとは違うのです。

▬ひ▶ アクション・ステップ22（1）
愛情をもって距離をとることを学びましょう

ジェイムズ・ポール・シャーリーは，魂の発育を養成することを意図した静養地で，初めてこのアクション・ステップを学びました。古くて深く刻み込まれた思考，感情，行動のパターンから，個々人が脱却することをサポートする，変化のための触媒として役立つものです。シャーリーは3つの異なるバージョンを考案しました。最も気に入ったものを使ってください。自分に応用するため，自由に言葉遣いを改めてください。

距離をとりたいと思う相手の名を思い浮かべてください。BPが親のひとりだとしても，名（ファーストネーム）を使ってください。例として，「ジョー」という名前を使うことにします。3つのフォーマットのうちの1つで，次の文を繰り返してください。大声で繰り返してもいいですし，声を出さない

独り言でもいいのです。

【フォーマット1】
　「私はジョーを神のご加護にゆだね，ジョーは私を神のご加護にゆだねます」

【フォーマット2】
　「私はジョーを『光』の方に向けて解放し，ジョーは私を『光』の方へと解放します」

【フォーマット3】
　「私はジョーを彼自身としての最高の善にゆだね，ジョーは私を私自身としての最高の善にゆだねます」

　このメッセージに注意を集中させるために約20秒使い，文を数回繰り返してください。ただちに内的な平穏の感覚を体験する人もあるでしょう。望むなら20秒よりも長い間，メッセージをゆっくり味わってください。次に下の空欄に，距離をとることが必要な他の人たちの名前を書いてください。それから，すべての人に対してそれぞれに対する宣言を言って，20秒間待ってからまた繰り返してください。

_____　　_____
_____　　_____
_____　　_____
_____　　_____
_____　　_____
_____　　_____

アクション・ステップ22（2）
距離をとるための表現

　心を砕いてはいるけれども，問題に対する責任は本来所属すべきところに返す必要があるということを示すために，以下のような表現を用いてください。自分の状況に最も適切だと思われるセリフと反応に〇をつけて，暗記してください。練習をすればするほど，こういった対応を用いることがより容易になります。自分の状況は自分が一番よくわかるのですから，最後に他のセリフや，与えられたものと類似した可能な反応を書き出してください。

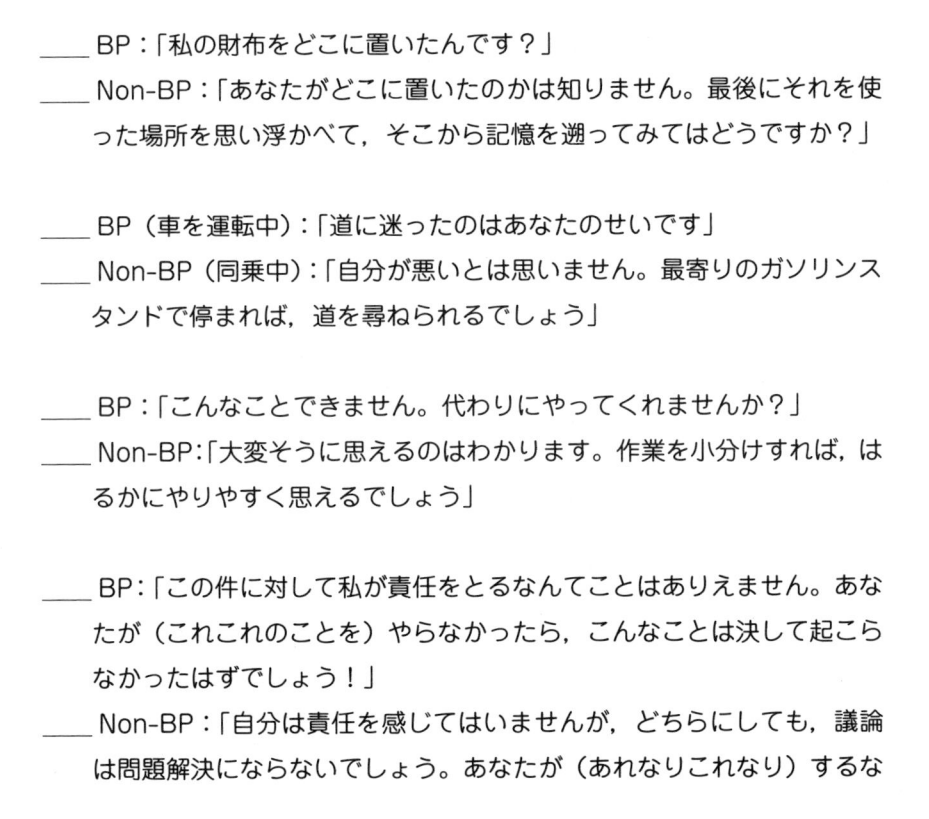

＿＿　BP：「私の財布をどこに置いたんです？」
＿＿　Non-BP：「あなたがどこに置いたのかは知りません。最後にそれを使った場所を思い浮かべて，そこから記憶を遡ってみてはどうですか？」

＿＿　BP（車を運転中）：「道に迷ったのはあなたのせいです」
＿＿　Non-BP（同乗中）：「自分が悪いとは思いません。最寄りのガソリンスタンドで停まれば，道を尋ねられるでしょう」

＿＿　BP：「こんなことできません。代わりにやってくれませんか？」
＿＿　Non-BP：「大変そうに思えるのはわかります。作業を小分けすれば，はるかにやりやすく思えるでしょう」

＿＿　BP：「この件に対して私が責任をとるなんてことはありえません。あなたが（これこれのことを）やらなかったら，こんなことは決して起こらなかったはずでしょう！」
＿＿　Non-BP：「自分は責任を感じてはいませんが，どちらにしても，議論は問題解決にならないでしょう。あなたが（あれなりこれなり）するな

ら，多分この問題は解決できるでしょう」

___ BP：「すると言っていたことをできなくなりました。他のことが出てきたので」
___ Non-BP：「ジレンマはわかります。でも，先週の火曜日にしてくれると約束したのだから，約束を守ってくれると思っています」

___ BP：_____
___ Non-BP：_____

___ BP：_____
___ Non-BP：_____

新しいスキルが古いスキルに取って代わります

　いったん，自分自身の人生のコントロールを手に入れようと決心したなら，主要なゴールは違うものになってくるでしょう。ボーダーラインの人を喜ばせようとして，はれものにさわるように行動する代わりに，しっかりと大地を踏みしめて自分自身を満足させようとするでしょう。あなたもまた，古い習慣を新しい対処技法と交換することができるのです。

　最初に次の考えに注目すべきです。

　意見の相違は悪いことでなく，誰もが独自の意見をもつ権利があります。あなたとボーダーラインの人の双方を含めて。ボーダーラインの人にとっては万事が白か黒なので，この事実を見失ってしまったかもしれません。けれども，その波及効果は強力です。あなたもボーダーラインの人も，神の存在から浴室掃除の頻度に至るまで，あらゆることに関しての意見をもつ権利があります。このことは，ボーダーラインの人にこちら側の「真実」を信じさせる必要はないということを意味し，こちらもボーダーラインの人の意見を

真実として受け入れる必要もないということです。意見が異なるのだということに同意できるはずです。

アクション・ステップ23
意見は違ってよいのです

　このエクササイズでは，意見の相違は悪いことではないという論をテストします。パートナーを探す必要があります。できれば，相異なる意見を認める家庭で育ち，自分自身の人となりに満足している人がいいでしょう。あまりよく知らない人を選んでもいいですが，必ず脅迫的でない相手を選びましょう。

　ここで，ある対象に関して，潜在的に議論を呼ぶような意見——本気で抱いている考えでも，遊び半分で言っていることでも——を考え出してください。多大な思い入れを抱く人がいるような意見（例：宗教的な信念）や，ある状況で純粋に不適当なこと（動物の倫理的な扱いに関する委員会の会合における，英国の上流階級にとっての狐狩りの重要性の話など）はやめましょう。ここに例となる語句とあなた独自のものを書くスペースを示します。

* 「スリー・ストゥジズは，大幅に過小評価されている喜劇役者だと思います」

_____

* 「ゴルフは退屈なスポーツです」

_____

* 「サービスがよくなくても，必ずチップは残すべきです」

_____

第6章　否認を超えて:変えられないものを受け入れること(そして,変えられるものを変えるということ)　155

＊「ジョージ・W・ブッシュは偉大な大統領のひとりと称されるようになると思います」

＊「テレビにはセックスと暴力が足りないと,かねがね思っていました」

　さて,友人なり知人といるときに,これらの意見のひとつを主張してみましょう。チャンスは向こうからやってくるかもしれません。相手がどう反応するか気をつけてみましょう。不機嫌になってしまったら,にっこり受け流して,「私の意見ですから。あなたのご意見は？」と言ってみましょう。相手が笑ったり,何にせよ思ったことを言ったら,リラックスしましょう。これが,物事の起こるべき姿なのです。次に,別のセリフを試してみましょう——最初のがうまくいったならもっと難しいものを,うまくいかなかったならもっとソフトなものを。

　このアクション・ステップのポイントは,一般的に誰もが独自の意見をもつことを尊重する人々の間で,楽に反意を示すことができるようになるということです。時折バリエーションを加えながら,このアクション・ステップを頻繁に試してください。例えば,あなたのBPが決して与えてくれないこと,是認しないこと,あなたがそれをする時間を与えてくれないことをしましょう。時間を「作って」楽しみながら実行しましょう。いつもと違うブランドのアイスクリームを選ぶようなことでもいいので,できるだけ頻繁に独立的な思考と行為を実行しましょう。進歩をノートに記録しましょう。時間とともにより容易かつより楽しくなるでしょう。

アクション・ステップ24
心の（あるいは現実の）休暇

　人生に対しての明晰性を得るための最善策は心の――可能なら物理的な――休暇をとることです。数十回にもわたり，これが奇跡をもたらすのを見てきたのです。オズから歩み出て，自分自身と自分の状況に対する展望を再び手にした人々のことです。休息が物理的なものでも，精神的なものでも，大事なことはその間BPのことを考えず，あなたに好意的かつ支援的であり，簡単に気分を害したりしない人たちと単純に楽しく過ごすということです。

　この期間はリラックスし，境界を維持すること，一言一句に気をつけて話すこと，そして，はれものにさわるようにして行動することは忘れましょう。傷を治そうと努めたり，恨みをくすぶらせたり，悲しみに時間を台無しにさせないようにしてください。BPがらみの悩みや問題から休暇をとっているのですから。

　どのようにあなたの生活にぴったりするように，寸法合わせをしたらよいかということは，指図できません。けれども，ボーダーラインを抱える人にまつわる労働から休暇をとることは，絶対的に不可欠なことです（休めるということは幸運です。ボーダーラインの人は自分自身から逃れられないのですから）。もちろん，何をするかということは，BPとの関係とあなた自身の状況の特性次第なのです。

●ボーダーラインの息子のいる母親が「心の休暇」をとることに関して語っています

　馬で40マイルを進む，耐久乗馬というスポーツをやっています。これはチーム・イベントで，自分も馬も良いコンディションでなければなりません。この乗馬の間は，完全に馬に気持ちを向けねばなりません――足を引きずっていないか，脱水症状は出ていないか，休息を必要としていない

か？　美しい田舎の屋外にいて，他の道は選べない条件です。馬に乗っているときは，ボーダーラインの子どものことは全く考えられません。全くもって心が吸い込まれてしまうのです。心のバケーションが私の正気を保っているのです。

●ある男性がどのようにしてボーダーラインの妻から実際の休暇をとったかという話

　自分と同じようにボーダーラインの配偶者をもつ人たちの集まりに行きました。3日間にわたり，食べて笑って話して，キャンプファイアーのそばに座り語り合いました。はれものにさわるような行動はする必要がありませんでした。どんなことに関してでも，私を責めたり批判する人はいませんでした。自分の人生がどれほど異常化しているかということと，再び楽しむということがどのようなものか，身に浸みました。とりわけ，そこにいる誰もが同じ経験をしているので，自分の価値やまっとうさを認証されたと感じました。皆が心底理解してくれたのです。この3日間が人生を変えました。

　活動そのものとその間やその後にどう感じたか記述するため，ノートを使ってください。このアクション・ステップを頻繁に試せば，より気楽にできるようになるでしょう。偉大にして強力なオズを不快にするようなことをしても，世界の終わりにはならないのだということを，肯定的，絶対的に確信できるようになるまでやり通してください。結局のところ，オズは幕に隠れたただの男だったのですから。

　特別な状況次第では，この最後のアクション・ステップを計画・実行することは難しいでしょう。それでも，とにもかくにも実行してください。たとえ自分の時間を作るために，罪のない嘘をつかねばならないとしても。BPと共に住んでいる人はすぐに水中の魚のようになってしまいます――他の視

点がないので、自分の世界がどのようなものか表現できないのです。この間にBPの心配をしてしまうなら、2人の成人がお互いの存在なしで時間を過ごせるのは、健全なことだということを思い出してください。あなたのBPが未成年者で治療を受けているのなら、短期の別離に関して尋ねて、自分なりの状況に適したアドバイスを得ましょう。

✏️ アクション・ステップ25
私がそう言っているからです！

このアクション・ステップも、自分が何者であり、何を求めていて、何が好きで何が好きではないのかということに、目を開かせる手伝いをするものです。目標は、「自分の」意見、感情などを確実に声に出して言うということです。空欄を埋め「私がそう言っているからです」で終わるようにし、各セリフを声を出して暗唱してください。そうです、最初はばかばかしいと思うでしょう。でも、最後にはリンカーン記念堂の前の階段で、何百万人もの人の中に立ち、「私には夢がある！」と叫んだマーティン・ルーサー・キング牧師（注：ノーベル平和賞を受賞した黒人市民権運動家・牧師。若くして暗殺された。この 'I have a dream' スピーチはスピーチの最高峰とされる）の激しさや確信を声にこめましょう。最終的には、いくつか独自の言葉を考え出しましょう。

＊自分に関して一番好きなところは＿＿＿＿＿＿＿＿＿＿＿＿＿＿です。
　どうしてって、私がそう言っているからです！

＊もし＿＿＿＿＿＿＿＿＿＿＿＿＿なら、世界はもっとよい場所になるでしょう。なぜなら、私がそう言っているからです！

＊誰もが＿＿＿＿＿＿＿＿＿＿＿＿＿と思います。私がそう言ってい

第6章　否認を超えて：変えられないものを受け入れること（そして，変えられるものを変えるということ）　159

るからです！

＊もし，100万ドル当たったら，最初にするのは＿＿＿＿＿＿＿＿＿＿＿＿＿＿＿＿＿＿＿＿＿です。理由は私がそう言っているからです！

＊自分が大統領なら＿＿＿＿＿＿＿＿＿＿＿＿＿＿＿＿＿＿＿。なぜかと言えば，それが私の言い分だからです！

＊もし＿＿＿＿＿＿＿＿＿＿＿＿＿＿＿＿さえなくせれば，世の中はもっとよくなるでしょう。どうしてかというと，私がそう言っているからです！

＊もしテレビ局を所有していたら，＿＿＿＿＿＿＿＿＿＿＿＿＿＿＿＿を放送するでしょう。理由は私がそう言っているからです！

＊私を＿＿＿＿＿＿＿＿＿＿＿＿＿＿＿＿と思う人もいます。でも，それは誤りです。なぜなら，私がそう言っているからです！

＊＿＿＿＿＿＿＿＿＿＿＿＿＿＿＿＿＿＿＿＿＿＿。私がそう言っているのですから！

"Loving Him Without Losing You : Seven Empowering Strategies for Better Relationships"（2000）というビバリー・エンゲルの本の中で，リアナ・コルデスという名前の女性からの引用を見つけました——「あらゆる他人の真実に耳を傾け，それを自分のものにしようとしました。今は自分の声の奥深くに聞き入り，穏やかだけれどしっかりと自分の真実を語っています」（p.197）。これこそが，このアクション・ステップの核です——自分の声＝意見を見つけ，自分の本当の考えを語るということです。あなたは他の

皆の側の真実を聞いてきたので——BPの側，家族の側，友人の側——自分の内の健全な声を聞いて，信頼するべき時なのです。

　1800年代後期が舞台のすばらしいメキシコ映画，"Like Water for Chocolate"（1992）では，母親のエレナが末娘のティータを召使いのように扱います。エレナは自分が老齢で死ぬまで，ティータが家にいて自分の面倒をみてくれることを期待して，ティータに結婚を認めようとさえしません。その一方でママ・エレナは上の2人の娘には搾り出せる限りの愛情を注いで——残虐にもティータの最愛の人と長女ロズーラの結婚をまとめてしまうのです。そしてティータにはウェディングケーキを作るように命じて，泣くのは禁じます。映画の後半でママ・エレナは殺されます。その後ですらも，彼女は幽霊として戻ってきて，存命中と同じように，棘のある言葉や虐待を浴びせかけて，シンデレラのような娘にとりつくのです。最後の最後に娘は強さを身につけて，虐待的な幽霊母に憎んでいると伝えます。行ってしまえ，二度と帰ってくるなと言い，母のあの世からの虐待はもはや受け入れないと言うのです。これは功を奏しました。ティータが本当の気持ちを言うと——たとえ幽霊の虐待者に対してでも——相手を追い払うことができたのです。

　エレナは本当に幽霊だったのでしょうか？　それともティータ自身の自己非難，すなわち，虐待された人が虐待者がもうそこにいなくなっても，自分を虐待し続けるパターンを象徴しているのでしょうか？　それは問題ではありません。大事なことは，あなたには思っている以上にパワーがあるということです。心の内側に入り込んで，あなたに虐待を受け入れさせるように強制はできません。声を出してにせよ，心の中でにせよ，自分で自分をこき下ろし，自分で自分の虐待者にならないように気をつけてください。

　あなたを愛してくれる人が見るような見方で自分を見るようにしてみましょう。気乗りするなら，それを頼んで書き出してもらいましょう。それから，新しい自分に関して気に入っているところすべてを網羅して，自分への手紙を書きましょう。もう不要となった古いシナリオは手放しましょう。あなたは自分自身の人生の脚本家なのです。

アクション・ステップ26
フランキーいわく，リラックスせよ

　あるノン・ボーダーラインの人は，次のセリフで何もかも言い尽くしています。「できるだけのことはします。そうしたら，皿洗いをするのです」。そうです，ボーダーラインの人との関係における問題，ボーダーラインの人の痛みに満ちた感情，あなたの揺れ，とまどい，心配や混沌状態とは無関係に，人生は続いていくのです。このリラクゼーション・アクション・ステップはこの本における後出のアクション・ステップのいくつかに対して，基本の組み立て素材になっています。身体の感覚に注意を払うことは重要なスキルで，後でまた活用することが必要になります。以下のシナリオを録音して，自分のために再生すると最も効果が出ます。

リラクゼーション・エクササイズの方法

　20〜30分間，邪魔の入らない快適な座る場所を探してください。背筋を伸ばし，けれども硬くなりすぎないようにして，座ってください。脚は組まずに前にまっすぐ下げてください。心を空白にし，目を閉じて，白いソワソワの雲を背景に，空色の正方形を思い描いてください。何か思い浮かんだら，そのまま流し出してください。あくびをして体を伸ばしてください。深呼吸をしてから停め，Ｙの字形になるように，頭越しに両腕を踵(かかと)のところまで伸ばしてください。腕を上方に伸ばしながら，げんこつを握って手首を曲げてください。手をリラックスして腿(もも)の上まで下げてください。ゆっくり静かに深呼吸をし，徐々に吐き出してください。あくびを繰り返し，もう一度ストレッチをしましょう。そして，さらに3度目をやってみましょう。筋肉が緩むのを感じ始めるかもしれません。

ここで，身体のさまざまな筋肉グループに注意を払いましょう。足から始めましょう。どんなふうに感じるか注目しましょう——温かいか，冷たいか，緊張しているか，リラックスしているか。足の筋肉を3〜5秒間緊張させて，それから振ってほぐしましょう。腿の筋肉，尻の筋肉，背中の下部，腹部，胸，背中の上部，両肩，首，あご，そして額を含む他のすべての部分でも，同じことをしましょう。3〜5秒間緊張を保ち，それからゆっくりリラックスさせるのです。次第に3〜4回深い腹式呼吸をしましょう（腹部が膨らむのが見えます），ゆっくり息を吐き出しましょう。息を吐く度に，硬さが身体を去っていくと想像してください。全身を通じて温まりリラックスしていると感じ始めるでしょう。その感覚を楽しんでください。楽しむに値するのですから。再び深く息を吸い，吐くときには全身に残っているすべての緊張も出してしまいましょう。

　ここまでくれば，全身が温かで深みのあるリラクゼーション状態に入りつつあるでしょう。吸って，吐いて，ゆっくり自然に呼吸を続け，筋肉を緩めたままにしておきましょう。次に，暖かな夏の太陽を吸収しながら，どこかの浜辺で寝転んでいるところを想像しましょう。遠景の岸に，打ち砕き寄せる波の音が聞こえます。遠くで鳴いているカモメの声さえも聞こえます。陽光の暖かさが体を貫通するのが感じられ，それが筋肉や骨や骨の中の髄にまで運び込まれる感覚を楽しみます。体を通り抜ける際，金の陽光線を視覚化できます。暖かでなだめる効果のある光線が，さわるすべての部分を安静化し，再びエネルギーを与えて，内側から外側へと癒してくれます。

　たくさんの緊張を解放したので，より軽くなっているというふりをしてください。太陽に触れて，癒されるために浮かんでいく一条の霧のように，上方へ浮かんでいっています。太陽が体に優しく触れて，一点の不安もなく静かで優しい気持ちになります。これこそ，与えられて当然のものなのですから，存分に味わってください。

　準備ができたらいつでも，このアクション・ステップの初めのところ

で座った場所へと、ゆっくり漂うようにして降りてくることができます。流れ下る雲のように、よりゆっくりと軽やかに。ゆっくり深く深呼吸をして、ゆっくり吐いてください。降りてくる際、穏やかさと癒しの光はあなたの内にとどまります。何であるにせよ、座っているものに対して体がどう感じるか、体に対する圧力に注目してください。その感覚を味わい、新鮮な空気を嗅ぎ、そよ風が肌に触れ、その下の筋肉をなだめるのを感じてください。周辺の音に注意してください。

　もう一度深呼吸をし、ゆっくりと吐き出してください。これで休息がとれ、エネルギーが補われた状態で、現在に全面的に戻ってきました。腕を上の方に伸ばして外側に引っ張り、もう一度深呼吸しましょう。体を伸ばしてあくびをしましょう。腕をリラックスさせて、腿の上に戻しましょう。あたりを見渡して、どこにいるのか注目しましょう。出発点にすっかり戻ったのです。違いは内面的な癒しの光が、内側からリラックスさせてくれているということです。

　ノン・ボーダーラインの人が陥りやすいひとつの習慣は、自分の感情を忘れてしまうことです。ボーダーラインを扱うためのある種の事実に基づいた情報が必要だということは確かですが、感情から直接的に得られる情報もまた必要なのです。例えば、第8章では、怖れ、義務感、罪悪感により操作されている場合を、どのように見抜いたらよいかということを学びます。操作を認識する主たる道具は、ある特定の時に身体がどう感じるか、気づくようにするだけのことです。時には、教育を受けた知性が、ボーダーラインの対処に関して知るべきことを教えてくれますが、身体のみから得られる情報と置き換えることができないときもあります。ひとたび、完全にリラックスした際に体がどう感じるかがわかれば、どのような変化も発見できるでしょう。体が脳より先に差し迫るトラブルを警告してくれるかもしれません。

　この章では、自分自身を主張する方法の数例を挙げて、あなたを自己決定への軌道に乗せました。次章では、あなたの人生で一番重要な人——あなた

自身——をどう大切にしたらいいか，示します。

第7章
自分自身を大切にすること：
自分の現実を把握すること

　我々自身の心の中で，最良ではなく最悪の瞬間によって自分自身を定義させようとするときに，どうしようもなく人間的なミスだけをたまに犯す，有能な人間というよりも，決して成功できない人間として自分自身を考えることを学ぶのです。

ハロルド・クシュナー（ユダヤ教指導者）

　この章を書く間に，「事実に基づいた」テレビ番組の現象が，国中に広まっています。2つの人気番組のうちの一方を「金のためなら虫も食う」と呼ぶことにします。数人の幸運な競争者たちが，100万ドルを求めて，飢餓状態をも含む厳しい身体的な困難に耐えるのです。もう一方の，私が「負け犬と閉じ込められて」と呼ぶものでは，人々が地下鉄で隣に座ることなどありえないような人物も含む，12人の他人と家に監禁され，24時間絶え間なく（洗面所に入ったときさえも）録画されて，インターネットで放映されます——50万ドルを勝ち取るチャンスを求めて。

　各々のゲームの目標は同じ——他の誰よりも長く生き延びて，現金を勝ち取ること——です。しかし，競技者たちはこのために，2つの正反対の目標を成し遂げなければなりません。すなわち第一には，競争相手を始末することであり，第二には，競争の勝利の採決を得るのに十分なだけ気に入られる

ことです。

　あらゆるテレビと同様に，これらのショー番組には，唯一の目標があります。広告主のために，テレビ視聴者を引きつけることです。しかし，私はセルフヘルプ本のライターとして，魅力的な社会学や心理学の実験として見ています。ある日，異なる戦略にもかかわらず，ショー番組のほとんどの勝利者に1つの共通点があることに気がつきました——最初の最初から，すでに勝った者のような自信とリーダーシップを伴って行動していたのです。勝者の中には，スタート時に自分が競争を勝ち抜くと予言した者さえいました。

信念があなたの現実を創り上げます

　勝利者の初期の自信が，他の競技者たちに，できるだけ速くこの競争相手を除去せねば，と確信させると考えるかもしれません。しかし，他の競技者たちはそうしなかった，あるいは，できませんでした。勝者たちは——愛しがたい人たちまで——勝利に役立つ，存在感をもっているように思われました。

　さて，このこととあなたと何の関係があるのでしょう？　何もかも関係あるのです。お金のために虫を食べるとか，一組の他人と家の中に閉じ込められたくはないでしょう。けれども，同じ原則が当てはまるのです。すなわち<u>他人というものは，あなたの自分に対する見方に応じて，あなたを扱うように強制されているようなものなのです</u>。負け犬気分でいれば，負け犬のように思われ，人々はあなたをそれなりに扱うでしょう。自分で自分を自信があり，価値のある人間として見なせば（あるいは上手に，そのように感じているふりをすれば），人々はそれを感じ取り，それに応じて対応してくれるのです。

どのようにして信念が現実を創り上げるのでしょうか？

　自分を見る見方は，あなたの「現実」の中のひとつです。言ってみれば，

人生で行うすべての選択は，時間をかけて学んできたある視点——他人やさまざまな状況，人生の出来事が，自分自身とその世界で占める位置に関して教えてくれたこと——に由来しています。ノン・ボーダーラインの人たちは，あまりにも多くの場合において，自分たちは何かを与えてもらうような価値がなく，自分の選択は限られていて，人生というゲームにおける勝者とはとても言えないという結論に達してしまうのです。しかし成長するに従い，その見方を変えられるということが学べます。

ジョシュアの真実

　一例を挙げてみましょう。ジョシュアは，ジョーンと結婚している35歳になる男性です。ジョーンとジョシュアは，経済的な設計図に対して，大いに検討を重ねてきました。高価ではない家を購入し，10年かけて支払いを終えました。現金で手入れのゆき届いた中古車を買いました。退職金口座の中には，最高限度額を入金していました。

　しかし，ジョシュアの兄ケンは，給料日から給料日へと綱渡りの生活をしていました。ケン，妻，そして子どもたちは経済的にギリギリで，借金は限度額を超えかけていました。ケンは仕事を転々としていることに関して，虫の好かない上司や無理難題をふっかける顧客を責めるのです。ケン一家では，まず物を買い，後から支払いました。

　ケンはジョッシュ（ジョシュアのニックネーム）が高額の貯金をもっていることを知っていたので，ある日弟に電話をして，「ほんの数ヵ月でいいから」と，2,500ドルの借金を要求しました。ケンは返済すると約束しますが，ジョッシュには返済の可能性が僅かであることがわかっていました。それでも，ジョシュアは熟慮しました。どんな選択肢があるだろうか，と。ジョッシュとジョーンには子どももいなければ，月々の支払いもありません。ケンにあてにされているわけですし，その額を貸すことに同意しなければ，両親に「家族より金を大切にする」なんて「利己的」だと言われるでしょう。ジョーンとジョシュアは気前が良いにもかかわらず，その節約精神のため，「ス

クルージ夫妻」(第1章の「ボーダーライン・ダンスでのあなたの役割」p.10を参照）という内輪での肩書をつけられているのです。

ジョーンの真実

　ジョッシュの真実というものは，自分には選択の余地がないということです。しかし，個人的境界が尊重される家庭の出身である妻のジョーンは，そのようなものの見方を全くしません。「お兄さんは，支出超過と転職を自分で選択したのよ」とジョーンは言いました。「どうして金銭上の苦境から助け出すことによって，お兄さんの無責任を強化するべきなのかしら？　多分これは彼が学ぶべき教訓であって，お金を与えることは本当の親切をしていることにはならないわ」

　「どうすべきだというんだい？　兄が飢え死にするのを見ていろとでも言うのかい？」とジョッシュは言い返しました。

　「飢え死にするとは思わないわ」とジョーンが言いました。「生死の問題ではないのよ。バレエのレッスンや家政婦や，ケーブルテレビをあきらめるという問題なのよ」

　この筋書きでは，ジョッシュは家族の反感を買いたくはないのです。しかし，ジョーンの金でもある以上，ケンに「ノー」と言わなければなりませんでした。

　思った通り，ケンは大騒ぎをしました。しかし，ジョーンの予言も現実となりました。ケンの家族は路上に投げ出されることもなく，ピーナッツバターとゼリーで生き延びねばならなくなるようなこともありませんでした。そうなる代わりに，ジョッシュの両親が，クレジットカードから（18％の利息つきで）現金を借りることでケンの金銭的な苦境から彼を救ったのです。そして案の定，ケンはまだ返済をしていません。それでも，ジョッシュは「家族に反抗した」とき，幾分かの不快感に耐えねばなりませんでした。

学習した教訓

　ケンの借金に吸い込まれずに済んだことは嬉しかったのですが，ジョーンは，ジョッシュが自分を借金を断る唯一の理由として使ったことが不満でした。けれども，ジョーンはジョッシュにとって，自分のニーズと家族のニーズのバランスをとることが難しいということを知っていました。

　ジョッシュとジョーンは，ノン・ボーダーラインの人たちのための集会でこのストーリーを披露し，私たち数名は，「ただ乗り」ができるとわかっている限り，ケンは変わらないだろうということをジョッシュに理解させようと努めました。なかなかジョッシュに理解を浸透させられず，私はフラストレーションから財布をつかみ出し，ドル紙幣を手渡し始めました。「もっと欲しいですか？」と，ジョッシュの手のひらを現金で満たしながら尋ねました。1，2分後，混乱して彼は「ストップ」と言いました。

　そのとき，「私が金をもらいます！」とグループの別のメンバーが大声で言い，私はそちらを向いて，とうとうクレジットカードしかなくなってしまうまで，他の人の手のひらに紙幣を置き続けました。とうとう，ジョッシュはメッセージを理解しました——金の川が淀みなく流れ出てくるかぎり，危機から危機を渡り歩いて，ケンはお金をせびりつづけるでしょう。もっと重要なことは，ジョッシュが自分のお金なのだから，それで何をするのかは自分自身で選択できるということを把握したことです。

　「でも，家族からのプレッシャーはどうなるのです？」とジョッシュは尋ねました。

　「それがどうだと言うのです？」と私は返しました。「警察を呼んで，金を貸さないという理由で突き出すとでも言うのですか？」

　ジョッシュは一瞬，考えました。「私は40歳です。家族の承認を必要としません」

　「その通り」と私は言いました。

誰があなたの真実を決定するのでしょうか？

　大半のノン・ボーダーラインの人（non-BP）は，あまりに長く自らの有効性を否定されてきたので，空は緑色だと言われれば，信じてしまうかもしれません。ある「ようこそオズへ」メンバーのnon-BPグループが一度，私の住むウィスコンシンで集会を開きました。私は煙草の煙が好きではないので，冗談でウィスコンシン全州のいかなる場所でも，法律で喫煙は許されていないと言いました。自分のコメントを真に受ける人がいるとは全く想像もしませんでした。けれども，ボーダーラインの母親と前夫のいる喫煙者が旅をキャンセルしてしまったのです。後にそのような法がないことを確信させましたが。確かに，喫煙を禁じるレストランやビルもあります。けれども，全州土でどうやって禁じられることでしょう？　彼女は冗談とわかってほっとしていました。

　そこで，あなたの真実はどこに由来しているのでしょうか？　人生の中のBPでしょうか？　両親？　パートナー？　もし，あなたがほとんどのnon-BPのようであったなら，自分自身に耳を傾けたり，自分自身の認識力を信じることに困難を覚えるときがあるでしょう。それがこのワークブックを使っている理由のひとつです。自信をもって自分の意見を練り上げるということは，自分を尊ぶひとつの方法なのです。他の皆と同じように，そうする権利があるのです。

アクション・ステップ27
消滅しそうになっていませんか？

　作家ビバリー・エンゲル（2000）は，人生早期の影響がいかに一部の人々を，彼女が「消滅しそうな人々」と呼ぶような人間に組み立てるか，を示しています。ある対人関係において，「消滅しそうな人」は，関係の継続のため

第7章　自分自身を大切にすること：自分の現実を把握すること　171

に自らの一部を放棄します。エンゲルの本は BP と non-BP の関係に関するものではありませんが，自分の経験からして，レッスンのいくつかはノン・ボーダーラインの人にとって価値のあるものです。自分が「消滅しそうな人」であるか確認・認定するための質問票を，エンゲルの本から採用しました。以下の質問に，最初の直感に基づいて「はい」「いいえ」で答えてください。

1. あなたの BP のものの見方が，どういうわけか「より良い」あるいはより有効だという暗黙の合意が存在しますか？
　　□はい　□いいえ

2. 妥協することが必要な場合，大抵あなたが妥協する側ですか？
　　□はい　□いいえ

3. 相手の承認，友好性，あるいは関係自体を失うことを怖れているので，自己主張を怖れていますか？
　　□はい　□いいえ

4. この関係を維持するために，今まで楽しんできたことをするのを止めてしまいましたか？
　　□はい　□いいえ

5. BP が自分の子どもである場合，その子の問題を家族の他のメンバーのニーズより重大視しますか？
　　□はい　□いいえ

6. BP が新しいパートナーである場合，その関係が大変敏速に情熱的に始まりましたか？　自分の時間のほとんどをその人のことを夢想しながら過ごしますか？

□はい　□いいえ

7. BPが長い間のパートナーである場合，どういったものが「正常」な関係であるのかを，忘れてしまいましたか？
　　　□はい　□いいえ

8. BPが親である場合，18歳を過ぎてもその人の承認を必要だと感じますか？
　　　□はい　□いいえ
　もし「いいえ」と答えたなら，不承認を受けるとわかっている，人生の重大な部分を告白することを怖れていますか？
　　　□はい　□いいえ

9. BPと違った場合には，自分自身の出来事の解釈や意見を疑ったり，価値を下げたりしますか？
　　　□はい　□いいえ

10. この関係の中で，決定的な情報を故意に抜かしたり，あるいは直接的に虚偽を言うなど，不正直になっていますか？
　　　□はい　□いいえ

11. ほとんど全面的にマイナスのものなのに，なぜその関係を続けているのか，考えますか？
　　　□はい　□いいえ

12. この関係に対して，自分がもたらすものが価値を認められ，理解されていると感じますか？
　　　□はい　□いいえ

13. あまり人間としての成長のための時間が残らないくらいに，この関係があなたを忙しくしていますか？
　　　□はい　　□いいえ

14. BPの問題が最優先なので，自分の問題に取り組む時間をとれないほど，この人間関係はあなたの時間やエネルギーを占有しますか？
　　　□はい　　□いいえ

　人生の中のBPが誰であろうと，あなたには尊敬され，親切に遇される権利があるのです。ここでの回答の大多数が，自分に対する尊敬，自分の意見，希望，そして信念の欠如を示したならば，あなたは消滅しそうな人であるかもしれません——特に，もしあなたが，BPに育てられたアダルトチャイルドであるなら。しかし，これを変化させることはできますし，この章がどのようにしたらいいか示します。次の段階は，どうして関係において自分の一部を放棄しているのか，ということに対する洞察を与えるため，どこでBP／non-BPの「ダンス」の中の役割を学んだのかをはっきりさせます。ここでも，エンゲル（2000）から以下の質問票を採用しました。

✒️ アクション・ステップ 28
なぜ消滅するのですか？

　次の質問に「はい」か「いいえ」で答えてください。答えが「はい」なら，3を最も強烈なレベルとし，1〜3で問題の激しさを評価してください。回答は，問題に対する自分の知覚を根拠にしてください。例えば，もしあなたが第2次世界大戦中に育ち，父親が戦争に行ってしまったとすれば，彼はまっとうな理由で家族のもとを去ったのかもしれません。しかし，子どもとしては，それを理解できなかったかもしれませんし，その情報を「私の父は私

を見捨てた」として解釈したかもしれません。

＊両親と良い絆を保つことに困難があったと感じますか？
　　□はい　　評価＿＿＿
　　□いいえ

＊子ども時代に，長期間，両親の片方あるいは両者が不在だったことがありましたか？　──離婚とか養育放棄，仕事あるいは他のせざるをえないこと，アルコール依存症または物質乱用で，完全に離れていたり，あるいは情緒的に不在でしたか？
　　□はい　　評価＿＿＿
　　□いいえ

＊あなたのニーズは肉体的，あるいは情緒的に無視されましたか？
　　□はい　　評価＿＿＿
　　□いいえ

＊親があなたのニーズを無視したり，反対したり，ばかにしたりしましたか？
　　□はい　　評価＿＿＿
　　□いいえ

＊身体的にあるいは性的に，誰かに虐待されましたか？　あるいは，誰か他の人が虐待されているのを見ることを強制されましたか？　自分ではコントロールできなかった不適切な身体接触，話し合い，あるいは性的な冗談など。
　　□はい　　評価＿＿＿
　　□いいえ

第7章　自分自身を大切にすること：自分の現実を把握すること　175

＊言葉のうえであるいは情緒的に虐待されたり，あるいは繰り返し虐待に
さらされましたか？
　　□はい　　　評価＿＿＿
　　□いいえ

＊親やきょうだい，仲間，あるいは共同体によって拒否されたり，あるい
は笑いものにされたことがありますか？
　　□はい　　　評価＿＿＿
　　□いいえ

＊自殺や他人を殺害することを空想したことがありますか？
　　□はい　　　評価＿＿＿
　　□いいえ

＊子ども時代の苦痛に対して，絶えず「無感覚化」や，殻に閉じこもった
り，苦痛を無視したり，抑圧することによって対処しましたか？
　　□はい　　　評価＿＿＿
　　□いいえ

＊ノルコール依存症者である親とか，妹弟のような，誰か別の人の主たる
世話係として奉仕することを期待されたので，子ども時代が短くなって
しまいましたか？　あるいは，同い年の子の大半が何の心配事もない生
活を楽しんでいたころ，他の大人の責任（家業での労働のように）を請
け負うことを期待されましたか？
　　□はい　　　評価＿＿＿
　　□いいえ

上述の質問のいずれかに対して，「はい」と答えたとしたら，あなたは「消

滅しかけている人」であるという危険性があります。しかし，マジシャンが錯覚を創り上げるように，本当に存在しなくなったわけではありません。真のあなたはそこにいるのです。内なる宝をあなたが発見して掘り出してくれることを，冠水状態で待っているのです。

自分の愛し方を学ぶこと

人間関係というものに努力がいることは，秘密でも何でもありません。他人を知っていくには時間がかかります。誤解はよく起こることです。喧嘩もよくあります。相手がこちらを傷つけるつもりではなかったり，傷つけたことを衷心から後悔するならば，許すことが必要になるでしょう。

自分自身との関係を創り上げていくこともまた同様に，厳しい努力を要する行為です。人間関係ほどには社会の中で支持されていない分，より一層難しいかもしれません。自分自身を知らないのであれば——あるいは内なる自己と特に友好的というわけでないのなら，自分自身を真に大切にする修業のため，このワークブック以上のものが必要となるでしょう。もし，あなたが，ボーダーラインの人に育てられたアダルトチャイルドであるなら，子どものときに得られなかった無条件の愛を，自分で自分自身に与える必要があります。他人たちは，友情やそれ以上のものを捧げることができますが，自己愛の代わりにはならないのです。

大切にされた人生を生きること

私は個人的境界（personal limit）と境界（boundary）に関する多くの本を読みました。しかし，抜群に優れていたのは，"Better Boundaries： Owning and Treasuring Your Own Life"（1997）という，ジャン・ブラックとグレッグ・エンズによる画期的な著作です。このタイプのほとんどの著作は，境界を設定し，伝達し，遵守するメカニズムに焦点を集中させていますが，一方，ブラックとエンズは，境界に関する重要なポイントは技術的な

ものではなく，むしろ，自分はどのように扱われる程度の価値の人間かということに関する，あなたの信念から自然に派生するということを理解しています。何らかの形で自分自身の激しい自己嫌悪を押しつけてくるボーダーラインの人と関係をもっているのなら，あなたが本当に自分を愛して，それにふさわしいやり方で自分を扱わなければ，あなた自身もふたりの関係も生き残れないでしょう。自己愛が欠如していれば，ボーダーラインの人に人生をコントロールされたままになってしまいます。自己愛がある場合には，自分は敬意をもって扱われる価値があるという確信から，あなたの境界が生じてくることでしょう。次の3部構成のアクション・ステップは，この見解にインスピレーションを得たものです。

アクション・ステップ29
自分を大切にするアクション・ステップ（1）

このアクション・ステップは，感情的なレベルであなたに訴えるように企画されました。ひとりでいて，プレッシャーを感じず，人生の中で進行中の他の物事に心を奪われていないときに，静かな自分だけの時間を選びとってください。

明るく晴れた日に，混んだ食料雑貨店の前にある駐車場を通って歩いているところを，ちょっと想像してみてください。店の入り口に近づくと，フロントシートに子どもが寝ている車が，直射日光下に駐車されているのを目にします。すでに暑さと汗を感じています。車の中がひどく暑くなっているに違いないということと，その幼児は熱中症，さらには意識不明になっているかもしれないという考えが，突然心に浮かびます。

急いで車の持ち主を探し，ドアを開けようとしました。しかし，車はロックされ開いている窓はなく，何が起きているのか見えているのはあなたひとりです。他の誰もが食料のことに手一杯で，その車の持ち主は見える範囲に

はいません——おそらく，店の中の150人中の1人なのでしょう。そして，数分のうちに子どもは命を落とすかもしれず，深刻な病状になるかもしれないことがわかっています——すでにそういう事態になっていなければ。以下の空欄に自分が（考えているのではなく）感じていることを描写する感情に○をし，与えられた空欄に他の感情を加えてください。

____怯えた   ____腹が立った
____心配した   ____ストレスを感じた
____お手上げの   ____喜んだ
____罪悪感   ____死に物狂いの
____感覚が麻痺した   ____自暴自棄の
____無関心な

_____   _____

_____   _____

　ここで，何かするとしたら，どうしますか？　あれば，与えられた空欄に代替案を書き込んでください。

____助けを求めて叫び始める。
____靴とか近くの石とか何か重いものを手に取り，赤ん坊から一番離れた窓を割り，手を入れてドアのロックを開ける。
____店の中に走って入り，マネージャーを探してアナウンスをするように頼む。
____肩をすくめて店に歩いて入り，お気に入りのシリアルを探し始める。

_____

_____

アクション・ステップ29
自分を大切にするアクション・ステップ（2）

　あなたが大半の人々と大差がなく——特に，もし典型的なノン・ボーダーラインの人だとしたら——子どもが傷つくのを防ぐために，莫大な努力をするでしょう。多分，車中に子どもをひとり置き去りにした世話人（母親）に対して怒りを感じるでしょう。そして，車の中に子どもを置き去りにしたのが（ベビーシッターではなくて）親だとしたら，その子が家でどのように世話をされているのか，多分心配になるでしょう。ノン・ボーダーラインの人は，大事に思う人々が不当に扱われたり虐待された場合に，大憤慨するパワーがあります。私はインターネットのサポート・メーリングリストで，毎日，これを目撃します。しかし，ノン・ボーダーラインの人たちは自分自身が言葉のうえで，あるいは感情的に虐待の対象となった場合，その事実に目を向けようとせず，軽く流そうとし，事態が改善することを虚しくも期待することもあり，はたまた自分自身を責めさえします。

　だからこそ，<u>あなたがその車の中にいる子どもであると</u>想像してみてほしいのです。罪のない，間違いを犯すには若すぎる子ども，生死すらも周囲の大人の手中にある状態という存在です。あなたも<u>かつては</u>そのような子どもでした。自己中心的で，毒されておらず，自分自身の当面のニーズ以外の何も意識していなかったのです。例を見て本能的なレベルでの反応で答えてください。質問は文字どおりに取られることを意図したものではなく，比喩的かつ情緒的にとらえられるべきものです。利き手でない方の手で書いてみると，もっと自分の感情と接触できるかもしれません。

　＊車の中に閉じ込められたのは，どんな感じでしたか？
　　例：泣けてきました。ひとりぼっちの小さな私——助けてくれる人もなく，親は私が苦しんでいることにすら目を向けず，どこかよそへ行って

しまったのです。_____
_____
_____

*あなたの親はどこにいたのでしょう？　誰がそこに置き去りにしたのでしょう？

例：父が，私を母とふたり残しました。父がどこかはわかりません。母は店で何かが必要だったのです。母は通常は私の身体的要求をうまくこなしますが，何かが必要だったので，私をひとり残すことの危険や，そのことが後々私にどう影響するかということを全く考慮しませんでした。
_____
_____
_____

*あなたの身に起こったような目にあっても当然だ，というようなことを何かしましたか？

例：もちろん，していません。多分。私は多分，親が望んだ赤ん坊ではなかったのです。何らかの理由で私は親を満足させられず，何故そうなのかはわかりません。_____
_____
_____

*車の中で，あなたに何が起こりましたか？　シナリオの終結部分を書いてください。

例：私を発見した女性は，大騒ぎすることを考えましたが忙しすぎました。さらに数人が通り過ぎていきました。そのうちのひとりは心配しましたが，自分が助ける立場にあるとは考えませんでした。戻ってきたとき，母は私にとって車の中がどれほど暑かったのかということにさえ，

第7章　自分自身を大切にすること：自分の現実を把握すること　181

気づかなかったのです。今や私はある種の害を受け，以前よりもさらに欠陥があるのです。成長したとき傷が残るでしょうが，この出来事は思い出さないでしょう。なぜなら，それが起きたとき，幼すぎたからです。これもまた，私がなぜ「正常」でないか，ということに関する数ある謎のひとつとなるでしょう。_____

_____
_____
_____
_____

▶ アクション・ステップ29
自分を大切にするアクション・ステップ（3）

　その車の中の赤ん坊が，子どものときの自分（「幼少のあなた」と呼びます）だと想像してみてください。車の外で心配している女性は「成人のあなた」です。「成人のあなた」には「幼少のあなた」がその日限りでなく，毎日面倒をみてもらえるように，ストーリーのエンディングを変更する能力と願望があります。このことがあなたを，いつも望んでいたような自分自身の親にしてくれます。以下の質問に答えてください。

「成人のあなた」は，中にいる赤ん坊を守るために，何をしますか？_____
_____
_____

「成人のあなた」は，やっと世話係の人間（たち）に会えたとき，何を言いますか？_____

_____

_____

「幼少のあなた」が少し成長し，人々，状況，出来事に原初的で一次的な感情をもって反応できると想像してみてください。その子は何を感じるでしょうか？ 何を望むでしょうか？ _____

_____

_____

「成人のあなた」は，どのように中にいる子どもを助けますか？ _____

_____

_____

　人生の中には，あなたを失望させる人々，離れていく友人たち，裏切る同僚，あなたが何者であるかを本当には理解できない身内の人々などが存在するでしょう。静かにひとりでいられるような場所を見つけ（ティッシュの箱を持って），「幼少のあなた」へ「成人のあなた」から，大きな声で次の文を言ってあげましょう。6，7回言ってください──「幼少のあなた」はずっと裏切られ続けてきたので，信頼することを学ぶには励ましが必要なのです。その子は，これらの言葉を聞くことを長い間待っていたので，ガードを固めているかもしれません。「成人のあなた」は忍耐強くあることが必要なのです。
　用意されたスペースの中に，「幼少のあなた」の反応を書いてください。もっとスペースが必要ならノートを使ってください。

あなたのために，いつもいてあげます。他の人はそうしなくても，私は優しく親切にしてあげます。_____

_____

_____

いつでも愛しています。あなたは私にとって，全世界で一番特別な人です。
_____
_____

何があっても，見捨てたりはしません。私がいれば，あなたはいつも安全で守られています。_____
_____
_____

過去に何をしたとしても，あなたを許します。いつだって，最善を尽くしてきたのですから。新しい一日が来るたびに，愛と許しを少しずつ深めていくでしょう。_____
_____
_____

　ここで休息をとり，これらの感情と語らい，それからこの章の続きに戻ってください。

✒️ アクション・ステップ30
他人は私のことをどう思っているのでしょうか？

　では，以下の性質のリストを見てください。成長するとき，どのメッセージをとりこみましたか？　そのメッセージはどこに由来するものでしたか？仲間，親戚，共同体，重要な出来事，親，ベビーシッター，教師，テレビなどのことを考えてみましょう。最初の項は例の役をしています。最後に与えられたスペースに他の特性と，どこでこれらのメッセージを入手したのかという情報を加えてください。

【例】

＊魅力的な／魅力的でない　顔はいいと思いますが，体重は減らしても悪くないでしょう。

　私はこのメッセージを_____母_____から得ました。

＊魅力的な／魅力的でない　_____

　_____

　私はこのメッセージを_____から得ました。

＊力がある／力がない　_____

　_____

　私はこのメッセージを_____から得ました。

＊完全な／欠点のある　_____

　_____

　私はこのメッセージを_____から得ました。

＊有能な／無能な　_____

　_____

　私はこのメッセージを_____から得ました。

＊社交的な／内向的な　_____

　_____

　私はこのメッセージを_____から得ました。

＊精神的に健康な／正気でない　_____

　_____

　私はこのメッセージを_____から得ました。

第7章　自分自身を大切にすること：自分の現実を把握すること

＊臆病な／横柄な　＿＿＿＿＿＿＿＿＿＿＿＿＿＿＿＿＿＿＿＿＿＿＿
　＿＿＿＿＿＿＿＿＿＿＿＿＿＿＿＿＿＿＿＿＿＿＿＿＿＿＿＿＿＿＿

　私はこのメッセージを＿＿＿＿＿＿＿＿から得ました。

＊愛すべき／愛し難い　＿＿＿＿＿＿＿＿＿＿＿＿＿＿＿＿＿＿＿＿＿
　＿＿＿＿＿＿＿＿＿＿＿＿＿＿＿＿＿＿＿＿＿＿＿＿＿＿＿＿＿＿＿

　私はこのメッセージを＿＿＿＿＿＿＿＿から得ました。

＊頭のいい／愚かな　＿＿＿＿＿＿＿＿＿＿＿＿＿＿＿＿＿＿＿＿＿＿
　＿＿＿＿＿＿＿＿＿＿＿＿＿＿＿＿＿＿＿＿＿＿＿＿＿＿＿＿＿＿＿

　私はこのメッセージを＿＿＿＿＿＿＿＿から得ました。

＊利他的な／利己的な　＿＿＿＿＿＿＿＿＿＿＿＿＿＿＿＿＿＿＿＿＿
　＿＿＿＿＿＿＿＿＿＿＿＿＿＿＿＿＿＿＿＿＿＿＿＿＿＿＿＿＿＿＿

　私はこのメッセージを＿＿＿＿＿＿＿＿から得ました。

＊賢明な／まぬけな　＿＿＿＿＿＿＿＿＿＿＿＿＿＿＿＿＿＿＿＿＿＿
　＿＿＿＿＿＿＿＿＿＿＿＿＿＿＿＿＿＿＿＿＿＿＿＿＿＿＿＿＿＿＿

　私はこのメッセージを＿＿＿＿＿＿＿＿から得ました。

＊質素な／金遣いの荒い　＿＿＿＿＿＿＿＿＿＿＿＿＿＿＿＿＿＿＿＿
　＿＿＿＿＿＿＿＿＿＿＿＿＿＿＿＿＿＿＿＿＿＿＿＿＿＿＿＿＿＿＿

　私はこのメッセージを＿＿＿＿＿＿＿＿から得ました。

＊成功した／失敗した　＿＿＿＿＿＿＿＿＿＿＿＿＿＿＿＿＿＿＿＿＿
　＿＿＿＿＿＿＿＿＿＿＿＿＿＿＿＿＿＿＿＿＿＿＿＿＿＿＿＿＿＿＿

　私はこのメッセージを＿＿＿＿＿＿＿＿から得ました。

＊段取りの良い／悪い ＿＿＿＿＿＿＿＿＿＿＿＿＿＿＿＿＿＿

＿＿＿＿＿＿＿＿＿＿＿＿＿＿＿＿＿＿＿＿＿＿＿＿＿＿＿＿

私はこのメッセージを＿＿＿＿＿＿＿＿＿から得ました。

＊才能のある／ない ＿＿＿＿＿＿＿＿＿＿＿＿＿＿＿＿＿＿

＿＿＿＿＿＿＿＿＿＿＿＿＿＿＿＿＿＿＿＿＿＿＿＿＿＿＿＿

私はこのメッセージを＿＿＿＿＿＿＿＿＿から得ました。

＊機知のある／（頭の回転が）鈍い ＿＿＿＿＿＿＿＿＿＿＿

＿＿＿＿＿＿＿＿＿＿＿＿＿＿＿＿＿＿＿＿＿＿＿＿＿＿＿＿

私はこのメッセージを＿＿＿＿＿＿＿＿＿から得ました。

＊成功した／達成不足の ＿＿＿＿＿＿＿＿＿＿＿＿＿＿＿＿

＿＿＿＿＿＿＿＿＿＿＿＿＿＿＿＿＿＿＿＿＿＿＿＿＿＿＿＿

私はこのメッセージを＿＿＿＿＿＿＿＿＿から得ました。

外から受け取ったメッセージを見たので，続けて次のアクション・ステップにおいて，それらを批判的に検討しましょう。

アクション・ステップ 31
自分で自分をどう考えていますか？

前のアクション・ステップに対する自分の回答を見てください。これらの質問を自問し，ノートに回答を記録してください。

＊真実なのか本当に知ることなく吸収してしまった，誰か他人の意見ではないだろうか？

第7章　自分自身を大切にすること：自分の現実を把握すること　187

＊かつては真実であった古いコメントで，もはや該当しないのではないだろうか？
＊こういった意見に対して，どんな根拠や実例を用いているのか？　情報源は，私にとっての最善を心にとめていると信頼できるだろうか？
＊失敗を過度に強調したり，物事がうまくいっている場合を無視しているだろうか？　あるいは，1つか2つの実例を取り上げて，不釣り合いに拡大解釈をしているだろうか？
＊「感情と事実は等価である」というゲームをしているだろうか？（自分は役立たずであるに違いない。そう感じるのだから）
＊複雑な原因のある問題に対して，自分を責めているだろうか？（例：BPとの口論とか問題とか，子ども時代からの残り物であるレッテルなど）

　高校時代に不人気あるいは不幸であった多くの人々は，学校で固定観念化されたその姿で自分自身を見ていると言います。似たように，フェアであるにせよ，そうでないにせよ，家族からレッテルを貼られた人々は，後にそういった固定観念を振り払うのに苦労します。特に，レッテルを貼り付けた張本人と一緒にいるときには。たとえネガティブな特性に真実の響きがあったとしても，愛情のある友人や家族がそれを指摘しますか？　それとも，良い性質を強調してくれるでしょうか？　自分をどう定義しますか？　自分の長所と，変えたいと思っている性質のどちらで定義しますか？　あなたの良い性質に視線を向けて伝えてくれる人々と，時間を過ごしていますか？　それとも――おそらく自分に対する感情を良くするため――いつもこちらの過ちを思い出させるようにしてくる人々と時間を過ごしていますか？　自分を大切にする人は，自分を大切にしてくれる人と大半の時間を過ごすものです。

自己価値感を高める方法

　ブラックとエンズ（1997）は，人々がよりよい自尊心を築くことを援助す

るための，刷新的な方法をいくつか提供してくれます。そこでの提案をいくつか，このワークブックのために翻案しました。自分にとって最も効果的だと思えるものに○をしてください。

____犯したすべての悪事——現実のものでも，想像上のものでも——に関して自分を許しましょう。自分を許すためには，欠点があると感じている——多分，子ども時代に主要な世話役があなたの求めるすべてを与えることができなかったせいで——ということを認めることが必要でしょう。こういう人たちも，毎朝起きる度に，どうやってあなたの自己価値感を破壊してやろうかと，自問していたというわけではないのです。彼らはあなたのような素晴らしい人間を，自分が作り出せるとは思っていなかった，というのが真実です。私たちは，他人は知りもしなかった，あるいは何年も前に忘れてしまった過去の過ちに関して，自分を叱責し自分にとっての最悪の批評家になりうるのです（自己の許しを必要とするなら，プロのヘルプを求めるよう，強く提案します）。

____新しい友人の好みを知っていくように，食べ物，趣味，その他の領域における自分の好みを知っていきましょう。成長期にあなたの人生に関わった人々が，多くの選択肢を与えなかったのなら，今こそ実験してみる時です。"City of Angels"（シティ・オブ・エンジェル）という映画はさわることも，味を感じることも，においを嗅ぐことも，私たち誰もが当たり前と思っている多くの経験をすることもできないキャラクターの物語です。自分がもっているもののありがたみを忘れてしまい，自分の運命を決定する自由意志をもって生きていられることが，どれほどの富であるか思い出す必要のあるときに見るにはよい映画です。

____自分を大切にしていることを示す選択をしましょう。これには，定期的に医者にみてもらうことから転職することまで，すべてのことが含まれ

ます。

____自分を信じることを学んでください。自分の直感に耳を傾けてください。誰にも脅迫されたり，馬鹿にされることを許してはいけません。BP との関係を選んだ non-BP のほとんどが，万事がうまくいっているというわけではない，という感覚があったといいます。それでも，自分が発見したと考えた「完璧性」を信じたかったので，その感覚を無視することを選んだのです。

____自分の中で，好きではなく，変えることもできない部分を受け入れましょう。ちょっとだけ背が高くないからといって，気にする人がいますか？　あるいは，何かを変えることができて，それが自己イメージの中で重要な役割を果たしているのなら，改善しましょう。運転を学んで対自己観が向上するのなら，たとえ怖いのだとしてもレッスンを受けましょう。自己批判的になっているときには，本当の問題なのか間違いなのか，決めましょう。例えば，最近ある雑誌が，自分のことを太っていて胸は貧弱だと思っている 16 歳の少女の話を載せました。彼女は身長 5 フィート 7 インチ（約 170 cm）で，体重 128 ポンド（約 58 キロ）でした。さらに悪いことに，彼女の両親は彼女に豊胸手術を受けさせる準備があったのです。何らかの極端なことに走る前に，よい友人たちからの現実診断を受けましょう。大きな胸で幸せは買えません。自分を愛さなければならないのです。

____良い選択をするのに苦労する場合，愛する誰かのために選択をしているというふりをしてみてください。ある人が怒っているとして，その人が 1 パイント（473 ml）のグルメ・アイスクリームを食べるか，長い距離の散歩をするかという選択に迫られたら，愛する誰かになったつもりで，その人にどのようなアドバイスを与えるか，自問してください。

___不器用さ，ぎこちなさに対する恐怖や感覚を認めてください。それから推し進めて，いずれにしてもしなければならないことをしましょう——知り合いの多くないパーティーに行ったり，新しい教会に参加したり，結婚式で乾杯の音頭をとりましょう。ある年，私は「ようこそオズへ」の全員を自宅に招きました。それまでに会っていたのは，メンバーのうちほんの数人でした。私に会ったことのある人はとても限られていたのです。けれども，人々は一年にわたり通信をしている他の仲間たちと共に過ごすため，全国から旅してきました。大半の人にとって，これは週末の間 BP を残し，全く会ったことのない人たちと過ごすために，不慣れな地に行くということを意味していました。それでも，50 人の人がその旅をしました。ある女性はあまりに感情的になり，私の家に入るなり即座に泣き出しました。別の女性は，長期に及んだ娘の病中を通じて，彼女を支えてくれた人々と共に過ごせるように，娘の死後わずか数週間でカナダから参加しました。知らない人を50 人も家に招待することの賢明度を疑問視する向きには，パーティーの翌日にボランティアの掃除隊が，床磨きを含めて家全体をきれいにしてくれたということを，喜んでお話ししましょう。ノン・ボーダーラインの人たちは善良な人たちなのです。

___自滅的な思考にはまってしまった際は，その事実を意識するようにし，自分にやめるように言い聞かせ，何かポジティブなことを考え始めましょう。自分の独り言を意識するようにしましょう。自分に対して沈黙の言語的虐待者になっていませんか？

___家を飾りましょう。自分をいとおしむやり方を思い出させてくれる写真のようなイメージ，あるいは，何か大事なことを思い出させてくれるオブジェ（境界を象徴する，鍵のコレクションなど）を使いましょう。

第 7 章　自分自身を大切にすること：自分の現実を把握すること　191

____カードや韻文，詩，手紙，他人からのメモなど，魂にエネルギーを与えたり，あなたを大事な人だと思ってくれている人の存在を思い出させてくれる，肯定的なインスピレーションの源を集めましょう。

____具体的なもの（スポーツを習う）でも，そうでないもの（自分を愛することを学ぶ）でも，目標をしっかりイメージしてください。プロの運動選手には，これを訓練するコーチがついています。スポーツ選手以外の我々にも，これは同様に重要なことなのです。

____「体重を減らすことができない」といった抵抗思考や他人からの批判を，革新的な考えで迎えうってください。30 の出版社が "Stop Walking on Eggshells" を拒絶したので，私は出版社の人間に直接会ってその本を売り込むことに決めました。そこで私は，ジャーナリストとして，書籍売買業者の大きな会合に忍びこみました。私は，ブースからブースへと回り，すでにその本の企画書を受け取っていたすべての出版社に売り込みました。そこはうるさく，混雑していて，出版社は書店に自社製品を売るために多忙を極めていました。著者たちは参加しないことになっていました。しかし自分の本が，生命を救うことについてのものである場合には，規定も破るというものです。ポール・メイソン，M.S. と私は最終的に 2 件のオファーを受けました。現在，"SWOE" は，7 刷目に入っており，約 4 万 5,000 部売れました。私は自分が達成したことを自分に思い出させるため，まだ断り状でいっぱいになったファイルを持っています。

____確実に，変化のための道具（例：ウォーキングのための靴）が，常にすぐ手の届くところにあるようにして，ゴール達成を簡単にしてください。

個人的境界そしてあなた自身を大切にすること

　ノン・ボーダーラインの人と個人的境界（personal limits）（あるいは境界《boundaries》）を議論する場合，とても多くの人々が，境界設定（set limits）の権利があることを信じていなかったり，自分たちの境界がどこかを知らなかったり，誰かが自分の境界を圧迫したらどうしたらいいか全くわかっていないこと，そして境界設定という考え自体に対して違和感をもっているということに，驚くばかりです。特に「境界（boundary）」という言葉は，個人的境界（personal limits）の別名なのに，一部の人には気に障るようです。「個人的境界（personal limits）」と言う方が，ボーダーラインの人にもノン・ボーダーラインの人にも脅迫的でないようです。この言い方を使うとき，ボーダーラインの人たちは見捨てられた（「境界《boundary》」という言葉が触発しうる感情）とは感じません。けれども，最高の関係にでも境界があります。もし，自分自身の要求あるいは願望をもつことに対して罪悪感を感じるのであれば，セラピストに会うことを考慮するのがよさそうです。これらの感覚は，より多くのことを断念するほど，より「愛された」という子ども時代に由来している可能性があります。

　自分にとって良いと感じられるものに基づいて境界を展開していくべきです。繰り返しますが，どのように境界を設定するか，心に描いてみることが難しいのであれば，友人のためにしていると想像してください。親友がどのように接してほしいと思うか考えてみてください。そして，自分自身をそのように扱ってください。

感情的虐待と言葉のうえでの虐待の周囲に境界を設けること

　誰ひとりとして——繰り返しますが，誰ひとりとして——どのような形であっても，虐待を受けて当然だということはありえないのです。虐待とは何でしょうか？　あなたにとって，虐待と感じるものはすべてが虐待なのです。

歩き去りたいと思わせるもの，すべてです。泣かせるものすべてです。インターネット上で，多くのノン・ボーダーラインの人は，他の人々があるふるまいを容認できるものと見るか，できないものと見るか，確認するためにボーダーラインの人のしたことを語ります。現実チェックの実行は多くの人にとって必要なことなのです。しかし，最終的には自分で決定しなければいけないのです。100名のうちの99名が，友人の子どもたちにファーストネームで呼ばれても気にしないとしても，あなたは，○○さん（Mrs. あるいは Ms. をつけて）と呼ばれたいかもしれません。

境界（boundaries）については，"Better Boundaries：Owning and Treasuring Your Own Life"（Black and Enns 1997）を含め，多くの良書があります。次に述べることは，正しい方向への小さなステップです。

1. 妥当な境界を設ける権利があるのだということを，心から信じてください。より多くの情報を得るために，このテーマについての文献を読んでください。
2. 個人的境界の設定がすべての人に——自分と他の人たち，特にボーダーラインを抱える人たち，の両方に——有益だということを，自分自身に思い出させてください。境界は，断固とした態度をとるならば，関係をより健全にし，口論が減って長続きするようにしてくれます。
3. 境界を設ける場合，特に境界性人格障害である人々のために，マーシャ・リネハン博士によって1993年に構想されたDEAR（ディアー）技法を使ってみましょう。その技法は単純で，ボーダーラインである人々だけではなく，どんな人にでも使うことができます。秘訣は友人たちや家族と練習することです。

アクション・ステップ 32
実生活のなかで DEAR を使うこと

　今こそ，アクション・ステップ 16 で作ったカードを，吟味する時です。覚えているかもしれませんが，このカードには，対人関係のなかであなたが望む特性が書かれています。それらを取り出し，最新情報に合っていることを確認しながら，一通り目を通してください。それから，その気になれば，ボーダーラインの人が行うことができる（あるいはできない）ことを選んでください。できるのか見分けるひとつの方法は，BP があなたのことを知っているほどには知らない他の人々のために，何か好意的な行為をするのを見たことがあるか，ということです。あなたの BP が喫煙者であって，煙に耐えられない友人たちのそばで，煙草を吸わずに数時間を過ごすことに耐えることができるなら，あなたに対しても同じ好意を示すことができない理由はないのです。さらに，比較的優先度が低く，より単純で境界に従いやすい何かを選んでください。成功したいと思うでしょう。あなたの境界をここに書き記してください。

1. 誇張なしに，審判を加えずに，どう感じたか説明することなしに，見えるままに状況を描写してください。できるだけ，客観的でそして具体的に。起こったままの姿で正確に動きをとらえるビデオカメラになったつもりになると，やりやすいかもしれません。例えば，「あなたは昨晩，夕食のときに私に『心中で浮気をしている』と言いました。テレビで美人女優主演の映画を見ていたからです」。善悪判断を含むような語句や，負荷的な語句は使うのをやめましょう。BP の内的な動機や感情を薄々察していると主張するのはやめましょう。BP が動揺して見える，怒って見える，などと言うことはできますが。さらなる例は以下のようなも

第7章　自分自身を大切にすること：自分の現実を把握すること　195

のです。

* 「怒鳴られると，何を言っているのか聞けなくなります」
* 「煙草を吸われると目が痛くなります」
* 「ホラー映画に行くことが多い気がします」
* 「昨日，午前0時まで帰ってきませんでしたね」

ここで自分の状況を描写してください。＿＿＿＿＿＿＿＿＿＿＿＿＿＿＿＿
＿＿＿＿＿＿＿＿＿＿＿＿＿＿＿＿＿＿＿＿＿＿＿＿＿＿＿＿＿＿＿＿＿＿
＿＿＿＿＿＿＿＿＿＿＿＿＿＿＿＿＿＿＿＿＿＿＿＿＿＿＿＿＿＿＿＿＿＿

2. その状況についての感情や意見をはっきりと表現してください。自分の感情に対して，責任をとってください（例えば，「あなたがこのように感じさせた」とは言わないでください）。正確な感情を判断するためには，前もって多少考えておく必要があるかもしれません。BPが投影しかねない感情ではなくて，自分の感情を判断するように努めてください。例（同じ境界に関する続きとして）には，以下のものが含まれています。

* 「大声をあげられると，とても気分が悪いです」
* 「私が喫煙に悩ませられていると言ったにもかかわらず，なお煙草を吸っているので，どうでもいいんだな，というふうに感じずにいられません」
* 「ホラー映画が本当は好きではありません。悪夢を見てしまいます」
* 「私はとても心配しました」

あなたの感情はどのようなものでしょうか？＿＿＿＿＿＿＿＿＿＿＿＿＿
＿＿＿＿＿＿＿＿＿＿＿＿＿＿＿＿＿＿＿＿＿＿＿＿＿＿＿＿＿＿＿＿＿＿
＿＿＿＿＿＿＿＿＿＿＿＿＿＿＿＿＿＿＿＿＿＿＿＿＿＿＿＿＿＿＿＿＿＿

3. 単純なものにしながら，境界を主張してください。正しく，期待されている，正常なことである，あるいは，BPが行動すべきやり方だからという理由ではなく，あなたの個人的な好みだから望んでいる，と説明しましょう。これが，あなたが必要としている扱われ方であり，あなたを快適にしてくれる行動なのです。ここにいくつか例があります。

* 「怒鳴るのなら，出て行って，あなたが冷静になったので安全だと感じられるときに戻ります」
* 「近くで煙草を吸われると，気分を回復するために出て行かなければなりません。煙草を家に残してくれなければ，あなたと一緒に車に乗ることもできません」
* 「ホラー映画にはもう行きません。怖いだけで楽しめないし，コメディーを借りる方がいいです」
* 「遅くなるなら，電話をしてくれることを要求します」

ここで，自分にとって受け入れられること（新しい境界，妥協など）を主張してください。＿＿

4. もし必要ならば，繰り返しましょう——数回にわたってもよいのです——そしてあなたの境界のよい点を強化しましょう。必要なら，現状がもたらすマイナス効果と，今のまま物事を続けていく意思があなたにないことを，BPが理解するように助けましょう。ここに強化の例がいくつかあります。

* 「もっと安全だと感じれば，私たちの関係について，もっといい感情がもてるようになって，関係も改善するでしょう」

*「私はこの方が身体的にも精神的にもよい感じで，よりよい時間を共有できます」
*「2人とも見て楽しめるようなものを探して，もっと楽しい時間を過ごすこともできます」
*「ここに住みたいのであれば，この家のルールを忠実に守る必要があります。あなたは18歳未満なので，私に責任があるのです。愛しているからこそ，あなたを安全に保つためにするべきことは，する必要があるのです」

自分の境界を強化してください。＿＿＿＿＿＿＿＿＿＿＿＿＿＿＿＿
＿＿＿＿＿＿＿＿＿＿＿＿＿＿＿＿＿＿＿＿＿＿＿＿＿＿＿＿＿＿＿＿＿＿
＿＿＿＿＿＿＿＿＿＿＿＿＿＿＿＿＿＿＿＿＿＿＿＿＿＿＿＿＿＿＿＿＿＿

「ようこそオズへ」のサポートグループの中で，境界を最もうまく設定する方法について，多くの質問があることに気づきました。以下にそのいくつかを集めてみました。

境界についてのよくある質問

1. **境界について伝える最適な時期はいつですか？**

    初めて境界を設定する場合，必ずじっくり考え抜いて，抵抗に対する策を講じ，BPが冷静であることを確認し，他人の邪魔が入らない，あるいは中断が生じないことが保証されているようにしてください。以前に，同じ境界をいつの間にか風化させてしまったという経験があるなら，BPが価値の否定を受けたという感じをもたないように，その事実を認めましょう。あることが起きると気分が悪いということを単純明快に説明し，考えた末にこの状況への対処に関して，気持ちが変わったと伝えましょう。

2. BPが，定めた境界を守らなかったら？

　　初めて境界を設定した場合――特に以前にズルズルと無効化させてしまった場合――BPは対抗手段を使ってあなたの決意を試すでしょう。対抗手段とは，事態を一歩伸張させるような境界侵害のことで，例えば，家の中で大声をあげるので声を荒らげることに個人的境界を設定すると，今度は公の場で怒鳴りだすといった具合です。自分自身のケアができて，BPに自分の行為の責任をとらせられる方法を並べたリストを作成して，方策を講じておきましょう。

　もしBPがあなたを批判や非難してきたら，部屋を去り，友人宅に行ったり，映画に行ったり，買い物に行ったり，さもなければBPを無視することもできます。いつでもEメールを削除したり，電話を切ることができることを忘れないでください。侵された境界次第では，他の選択肢として出て行く，離婚あるいは別居する，子どもを居住施設に送る，電話番号を変える，家族の集まりを避けるといったものがありえます。ワークブックに全選択肢のリストを作ってください。

　多くのnon-BPたちは自分が誰かの虐待的な行為を甘受することを拒めば，世界が崩壊するという印象を抱いています。正反対なのです――その時こそ，生きる価値のある暮らしが始まるのですから。

3. もし，BPが合意せずに口論に走ったり，話題を変えたり，あるいは私を混乱させようとしたら？

　　BPからの反応を予想し，本筋に戻れるような表現を編み出しましょう。個人的境界は，説明される必要も正当化される必要もないのだということを覚えていてください。あなたは敬意をもって遇される価値をもった唯一無二の存在なのです。

＊BPが話題を変えようとしたら，「壊れたレコード」テクニックを用いま

しょう。説明付加，正当化，あるいは退歩することなしに，言うべきことを何度も何度も繰り返しましょう。
* 脱線させる意図のある，嚙みつくような，あるいは皮肉のこもった批評は無視しましょう（挑発にのってはいけません）。
* 境界が「正しい」か「誤っている」か，という議論はしないでください（それは論議する問題ではないのです。必要としているものであるというだけで，あなたの境界として成立するのです）。
* 誰かがあなたの境界を尊重しないようであったら，BPではなく，まず第一に自分自身を大切にすることが必要です。
* 選びとった人間関係であったとしたら，こちらの境界を尊重しないような相手と，なぜ一緒にいたいのかを自身に問いかけてください。
* もしBPが未成年の子どもであり，あなたに法律上の責任があるのであれば，法的な援助が必要かもしれません。ウインクラーとクリーガーの文献（Winkler and Kreger 2000）を参照してください。

4. 私の目には違反が明らかなのに，BPが境界を遵守したと言いはる場合は？

いらだつような状況かもしれませんが，少なくともBPが大原則のレベルで同意しているか，確認しましょう。もし「友人のジョッシュがらみの喧嘩をしたとき，私を身体的に脅かしたことを覚えていますか？」と尋ねて，BPが否定したら，「それでは，他人を身体的に脅迫することは，受け入れ不可能なふるまいだとあなたが考えていると推定していいのですか？」と言いましょう。

* もし，BPが同意すれば，単に「私の記憶は違っていますが，過去を蒸し返すためではなくて，私は人からのどのような対応ならば受け入れられるものと感じるのか，伝えたいからこの話をしているのです。どんな人でも，暴力的な脅迫をしたら私はその場を急いで去り，警察を呼びます。同じ気持ちだとわかって嬉しいです」と言いましょう。

＊もし，BPと——事実上，他人を身体的に脅かすのは問題ないと言って——意見が異なれば，「身体的な脅迫があなたには許される行為でも，私にとっては許せないことです」という言葉を返すことができます。忘れないでください。大事なのは，BPに過去にしたことの償いをさせることではなく，未来において容認できることとできないことを伝えて，同じことが再度起こったらどうするのか説明することにより，本気で言っていることをしっかりわからせることです。

5. **境界はBPの感情を害するでしょうか？**

　　害しません。境界はBPが自らをコントロールする援助になるのです。境界は，ボーダーラインから抜け出す道を示す地図なのです。境界は，中にいる人々が押しつぶされそうな感覚を感じるような関係にとって，強壮剤となるのです。自尊心を高め，望ましい，自分を大事にする行動を形成します。これは，BPが狂喜乱舞するという意味ではありません。成績が悪いからといってティーンエイジャーを，外出禁止にするようなものなのです。しかし，問題行動を無視するのでは，双方にとって敬意を欠き，愛情がありません。

　この章では，ボーダーライン行動と闘っていける可能性を高めるような，自己愛への道を示しました。第8章では，ボーダーラインの人の兵器庫の中にある3つの強力な武器——怖れ，義務感，罪悪感——を武装解除させるというテーマに取り組みます。

第8章

霧（FOG）をはらって：怖れ，義務感，罪悪感

> 自分と助けようとしている人の間に，情緒的な距離を創り出さなければなりません。しかも，相手があなたを最も必要としているその瞬間に，そうしなければならないのです。これが人生の最もわずらわしい現実のひとつではないのなら，他に何があるのか知りたいものです。
>
> リンダ・リッチマン　"I'd Rather Laugh : How to Be Happy When Life Has Other Plans for You"

　人間にとって最も有害なもののいくつかは裸眼では見ることができません。例えば，バクテリアやウイルス，分裂中のがん細胞のひとつ。そして感情的な脅迫も，訓練すれば容易に探知できますが，顕微鏡でも見えないのです。

感情的脅迫とは何ですか？

　スーザン・フォワード博士（Forward and Frazier, 1997）によれば，感情的脅迫とは，「私たちの身近な人が，望むことをしないと罰を与えると直接的，間接的に脅かす，強力な操作の一形態」（X）です。小道具の中心になるのが，フォワードによると，FOG，つまり怖れ（fear），義務感（obligation），罪悪感（guilt）です。

ボーダーラインを抱える人々は，望むものや必要なものを入手する，最善あるいは唯一の知っている手段なので，感情的な脅迫を使います。直接的なリクエストをする気持ちや力がないとき，FOG は自尊心が低く，個人的境界を設定したり，望みを言葉にするのが困難である人々にとって，選ぶべき手段となるのです。被害者の方も同じように，このような性質をもっているので，降伏してしまいます。そして，加害者はうまくいった手段は何でも，繰り返し繰り返し使います。

　すべての子どもは，感情的脅迫道具セットを持って生まれてくるかのようです。「でも，ジェニファーのお母さんはショッピング・モールに行くとき，これと同じミニスカートをはかせてくれるのよ！」などというのは，ボーダーラインの子どもばかりではないのです。ボーダーラインの子どもは特に負担の大きなバージョンを用います。「あのスカートをはかせてくれないから，嫌いよ！」などと言い，とめるより先にカウンターからナイフをつかみとり，自分の部屋に駆け込んでしまって，しかもその部屋は突如として陰鬱に静まりかえるのです。あなたは，子どもの安全を怖れ（fearful），「よい」親であらねばならないという義務（obligation）を腹立たしく思い，手の届くところにナイフを置いたままにしたことに罪悪感（guilty）をもちながら，半狂乱で鍵がかかったドアを叩き続けるしかないでしょう。

活動状態の FOG

　FOG は闇の中で暗躍します。論理ではなく感情の領土に住んでいるのです。その核には「私のニーズを満たすためなら，私はあなたのボタンを押しても（注：ミサイル発射スイッチのボタンのイメージで，相手を激怒させたり，何らかのリアクションを確実に引き出すような言動のことを指す。ホット・ボタンとも呼ばれる）許されるけれど，あなたが同じことをしたら，必ず自己中心的行為を後悔させてやります」という，誤った理屈づけがあるのです。

　そうなのです。感情的に脅しをかける人の理屈づけは非論理的なのです——二重の基準（double standard）で生きているのです。そのため，感情

的な脅迫は，決してオープンに話し合われることはありません。話題にしたり的を射た質問をして，光を当てようとした瞬間，ゴキブリのように一目散に逃げ去ってしまいます。脅迫者をはっきりさせようとすれば──「一緒にパーティーに行くのを拒んだら，すねてしまうというのですか？」といった具合に──相手はFOGをこちらに投影し返し，その存在を否定するでしょう。あるいは話題を変えたり，芝居がかった行動に出たり，怒り出したりして，注意を背けようとします。想定された怒りは特定の話題と無関係かもしれません。怒りと話題変換の要求の組み合わせは，あなたのバランスを崩すように企まれているのです。

感情的脅迫には二者が必要です

　ほとんどのボーダーライン行動は，その発生に相手側の暗黙の了解を必要としません。激怒は激怒であり，激怒以外のなにものでもありません。けれども，感情的な脅迫は2人の人間──脅迫者と脅迫が起こることを許してしまう「被脅迫者」──を要する行為です。あなたが参加を拒めば，脅迫者の努力は不毛なものになります。ここにあなたの防衛策があります。

　映画『殺したい女』（原題 "Ruthless People"）は現実的な脅迫の話ですが，喜劇的な形で，この点を例証しています。映画の中で，非道な実業家（ダニー・デヴィート）に自分たちの業績と報酬を横取りされた夫婦が，身代金目当てに実業家の妻を誘拐します。けれども，デヴィートの演じる人物が，いずれにせよ妻は始末したいと思っていたため，支払いを拒絶したので，この計画は思いがけない顛末を迎えます。かくして計画は失敗しました（少なくとも望んだ形にならなかったという意味で）。

　もしあなたが，デヴィートが演じているように，怖れ，義務感，罪悪感による囚われの身になることを拒み，個人的境界を設け，自分自身を大切にすることを望み，自分自身の感情によって目がくらまないようにする意志があれば，脅迫者の利己的な要求に降伏することを避けられます。成功するごとに，ボーダーラインの人（BP）が同じテクニックを再度試す可能性は減りま

す。

脅迫はどう機能するのでしょうか？

「FOG議事進行」は，4部から成ります。要求，抵抗，圧力と脅し，そして追従です。

要求

これは，直接的であることもあれば（例：「私は養育権を望みます」），あるいは，間接的であることもあります（「何も問題ありません。私のつまらない人間関係上の問題を聞く時間などあなたにはない，ということはわかっています」）。例えば後者の場合，友人のシーラは，ボーイフレンドとの一番最近の喧嘩について話したくて電話をかけてくるかもしれません。暗黙の要求は，あなたがまさにそのときに，その喧嘩の全容を聞くと主張しなければ，そして，シーラの味方をしなければ，彼女はすねて怒り出すというものです。

抵抗

心の中では，このゲームに参加したくないとわかっています。こんな天気の良い日には，すがすがしい散歩をしたいので，話は別の日まで待ってもらえないか尋ねます。シーラは，躊躇し，ため息をつき，嘆きます。「わか……り……ま……した」と。言わんとするところは「今，話したいのです」なのですが。これは，あなたのホット・ボタンを押すかもしれません。あなたは自分が友人思いの，与える側の人間だと感じていて，あなたにとっては自分のニーズや願望よりも自己イメージの方が大事だということを，脅迫者はよくわかっているのです。

圧力と脅し

多くの要因に応じて，圧力と脅しは，巧妙でわかりにくいものにも，かなり直接的なものにもなります。シーラは古い友人なので，あなたが他人に親

切であることにプライドをもっていることを知っています。そこで，これをあなたの FOG の感覚に対する切り札として使います。「待てると思います」と彼女は言いますが，「でも，本当は今しゃべりたいのです。お父さんの病気のことで電話してきたときのあなたみたいな気持ちなのよ。私は駆けつけてあげたわ。今，時間がとれないのなら，本当の友人なのかわからないわ」。

追従

　同じ話をシーラから何十回も聞かされていたので，その度に駆けつけ続ければ，シーラは永遠に独力で失望に立ち向かうことを学ばないだろうとわかっています。脅迫者がどんなに「いい友人」であったか思い出させられ，シーラがもう友人でいたくないと思うかもしれないと怯え，友人が惨状にあるのに運動したがっていることに少し罪悪感を覚えてしまい，「身勝手」と言われることは望まないので，自分のために何かしようととっておいた時間に，友人の憐れな状況に関する長話を聞いてしまうのです。ビンゴ！　あなたはみごとに FOG されました。

　（ところで，この特定のジレンマに対するひとつの可能な答えは，シーラにこちらに来て，ともに気分のよい散歩をするように求めることです。妥協して，二者・共勝ちの状況を作れるのなら，是非ともそうしてください）

FOG と感情的脅迫での FOG の行使

　操作は，多くの形をとって現れる可能性があります。ここに，いくつか他の例を挙げておきます。

＊グラントは，妻がトレントという名前の男性と浮気していることに十分気づいています。妻が彼について話して，自分と性的に比較するので知っているのです。しかし，もし妻にもうトレントと会わないように要求したら，自分のもとを去って行ってしまうのが怖いのです。これが<u>怖れ</u>

です。

* スーザンは大人として，母親の激怒，他者に対する不平・不満と，感染力のある不機嫌な気持ちとを避けようとしています。しかし，スーザンは，母親ジュディスが留守電に伝言を残すと，電話を返すように強制されたかのように感じます。電話をしないと，結局のところジュディスがスーザンを捕まえて，「どこにいたのか」という問いへの答えを要求します。ジュディスは，スーザンの父親がとうとう出て行ってから，ひとりで住んでいます。スーザンは，自分自身のことを「良い人」と考えることを好みました。これはスーザンにとって，他者のニーズを自分自身のものよりも優先する傾向があるということで，これこそジュディスがあてにしていることなのです。これが，義務です。

* ジャックとロマーナには，ふたりがボーダーラインだと考えている10代の娘がいます。彼女は全く制御の利かない状態で，通常のしつけでは歯が立ちません。娘が夜どこに行くかも知らず，妊娠したり，あるいはさらに悪いことにエイズに感染するのではと怖れています。それでも，どうにも娘を居住形式の治療センターに預けることはできないのです。娘が嫌うであろうから，です。心の奥底で，ジャックとロマーナは自分たちのした何かが，娘の障害を引き起こしたと案じています。罪悪感を感じているのです。

✒ アクション・ステップ33
日常の容疑者を逮捕すること

ノートの中に，感情的脅迫をしかけてくる人々のリストを作成しましょう。フィーリングをガイド役にしましょう——脅迫であると感じるのなら，おそらくそうなのです。生活の中で，感情的な脅迫者が怖れ，義務感，罪悪感の感覚を弄ぶような状況を考えてみましょう。そのような人たちがあなたから

求めているのは何なのでしょうか？　普段，どうやってそれを手に入れようとしますか？　ノートに1つ，2つ例を書いてください。降参してしまったとき，誰が何を言い，どう感じ，自分で自分にどう言ったのか，思い出すようにしましょう。

▰▶ アクション・ステップ34
自分の人生をFOGから脱却させること

　人生を脱FOG化するために，攻撃されやすい部分をはっきりさせて，FOG警報装置を設置しましょう。以下はこの過程をはっきり意識するのに役立つ例です。

怖れ

　「怒りは，怖れを表面にすばやく引き寄せ，磁石の如く集めてしまうようです。私たちにとって，この感情はあまりに危険に思われるので，どのような形態であっても恐怖を感じます。他人の怒りばかりでなく，私たち自身の怒りにも怯えます」(Forward and Frazier 1997, p.45)。

　1が低いことを示し，5が高いことを示す1～5の目盛りで，以下のような筋書きはどの程度恐ろしいですか？　ノートに，自分の恐怖を説明してください。曖昧な感覚を取り上げて，できるだけ実際的に考えてください。厳密なところ，何が起こるのが怖いのですか？　最悪のシナリオと最善のシナリオはどのようなものですか？　できる限り現実的になってみてください。

～が恐ろしいのです
＿＿ BPの承認を失うこと
＿＿ BPが私に対して怒ること
＿＿「沈黙措置」（黙り込み）を受けること

____ BPが危険な状態になること
____ BPが法的に問題であることをすること
____ BPの自殺企図
____ BPの自傷
____ BPが抑うつ状態になること
____「自己中心的」というふうに見られること
____変化
____責任をとること
____正体を見られること
____悪いパートナーになること
____悪い〈息子／娘／親〉になること
____悪い友人になること
____見捨てられること
____報復されること
____人々が自分を悪人と思うこと
____新しい何かを試みること
____関係を失うこと
____愛・友情・仲間を失うこと
____子どもとの接触あるいは親権を失うこと
____事実ねじ曲げ作戦
____1人でいること
____1人での生活
____ある種の実際的な問題の処理
____悪口を言われること
____公の場で困らせられること
____脅されること
____誤認逮捕されること
____誰かを殴ること

____うつ状態になること
____期待に応えそこなうこと
____正面からの対決
____怒ること
____コントロールの喪失

義務感

「私たちの義務感が，自尊心と自己への思いやりよりも強力な場合に，恐喝者たちは，即座にどのようにつけ込むか学ぶのです」(Forward and Frazier 1997, p.51)。

1〜5の尺度に従って，以下の事柄について，どのくらい義務を感じているでしょうか？　再び，ノートに回答を説明してください。なぜ義務があると感じるのでしょうか？　義務が課せられているなんて，どこに書いてあるのですか？　誰が義務を課したのですか？　何をする義務があると感じていますか？　できるだけ，現実的かつ合理的になってください。

____自分はよき〈パートナー／友人／子ども／親〉だと思います。
____BP は私を必要としています。
____BP は私にいくつかの物を与えてくれたので，感謝すべきです。
____人は〈パートナー／友人／子ども／親〉を愛することになっています。
____私は〈パートナー／友人／子ども／親〉の期待に応じるように努力しています。
____ボーダーラインは脳機能障害である以上，私の方に適応する義務があります。
____もし私がこれをしなかったら，人々は私を悪く思うことでしょう。
____私はこの関係の中にこれほどの時間を注ぎ込みました。なぜ，今，やめられるでしょうか？
____人々は，私が義務を抱えていることを好みます。

____私の宗教がこのようなあり方を教示します。

____私の両親がこれをすべきだと教えました。

____もし私が自分の義務に応えられなかったら，自分が悪い人間だというふうに感じるでしょう。

____自分の価値観が妨げになります。

____BPは必ず私に思い出させます。

罪悪感

「感情的恐喝者たちは，自分たちの不満や不幸に対して，私たちが全面的な責任をとるように仕向けてきます。基本的で必要な適正罪悪感のメカニズムを，不当な罪悪感の生産ライン（そこでは照明が「有罪，有罪，有罪」と言うかのようにピカピカしています）に再プログラムしなおすため，ありとあらゆる手段を使うのです (Forward and Frazier, 1997, p.54)。

自分の人生に特有な言い分となるように，以下のセリフの空白部分を埋めてください。それから，1～5の尺度で罪悪感を等級づけてください。再びノートに書きこんでください。なぜ，あなたは，罪悪感をもつのですか？有罪だとどこに書いてあるのですか？ 誰が裁判官と陪審員の役をしたのですか？ 懲役はどれくらい長いのですか？ できる限り現実的かつ合理的になってください。

____私は_____でなく，_____と感じていることに罪悪感があります。

____直接対決が大嫌いなのでただ「悪かった」と言ってしまい，それで終わりになることを期待します。

____私は_____のとき，悪人であるかのように感じます。

＿＿＿もっと早くボーダーラインに関して知っていたら，何もかもぐちゃぐちゃにするようなことはなかったでしょう。

＿＿＿BP が＿＿＿＿＿＿＿＿＿＿＿＿＿＿＿＿と感じているとき，それを私のせいにします。

＿＿＿自分が悪いと感じることがないのなら，私は＿＿＿＿＿＿＿＿＿＿＿＿。

＿＿＿BP は私を多くのことに関して責めます。

＿＿＿時々，＿＿＿＿＿＿＿＿＿＿＿＿＿＿と考えることに罪悪感をもちます。

＿＿＿時々，＿＿＿＿＿＿＿＿＿＿＿＿＿＿することに罪悪感をもちます。

＿＿＿時々，＿＿＿＿＿＿＿＿＿＿＿＿＿＿であることに罪悪感をもちます。

＿＿＿時々，＿＿＿＿＿＿＿＿＿＿＿＿＿＿＿＿＿＿をもっていることに罪悪感をもちます。

＿＿＿何年も前にあることをして，いまだに罪悪感があります。

＿＿＿私の＿＿＿＿＿＿＿＿＿が，＿＿＿＿＿＿＿＿＿＿＿＿＿＿に関して私に罪があると言いました。

＿＿＿時々，BP が死んだほうがいいと願うことを，悪いことと感じます。

FOG を切り抜けて

　実際の生活の中で，霧（fog）は衝突につながったり，人を道に迷わせ，多方面に混乱を起こします。FOG も同じことをする可能性があります。FOG は人間関係を破壊します。というのは，FOG で搾取する人々と，搾取されるがままになっている人たちは，愛あるいは思いやりの気持ちで行動しているわけではないからです。真実の愛は，操作によって勝ち取ることはできません。操作は怒り，バーンアウト（燃え尽き症候群），憤慨，そして時には関係の喪失をもたらすだけです。FOG をとり除くとき，ボーダーラインの人は手に入れたいものを明確に求めることができますし，ノン・ボーダーラインの人は，自分が純粋にしたいと思うことだからという理由で，ボーダーラインの人の望むものを与えることを選択できるのです。

アクション・ステップ 35
FOG と闘うテクニック

　バイオリニストたちは，ある日，目覚めるなり，ニューヨーク・フィルハーモニックと協奏曲を演奏しようと決めるわけではありません。公演で見る演奏 1 分当たり，6 カ月も練習したかもしれないのです。一部の喫煙者は，完全に禁煙するまでに数回禁煙します。これまでに感情的脅迫と闘おうと試み，うまくいったとは言えなくても，テクニックを学び練習しさえすれば，これからでもやり遂げられます。

　以下のエクササイズの中で，感情的脅迫と闘う訓練をすることができます。これは，他の多くの人生の変化と同じように，内的な動機づけ，変化に対する本気の取り組み姿勢，練習，完遂を要求するスキルです。

内的な動機づけ

　感情的脅迫に屈服する代償を計算してください。自分の置かれた状況にあてはまる代償に○をしてください。

____怒りやいらだち，利用されている，罠にはめられている，ストレスがかかっている，燃え尽きている，操作されている，混乱させられている，憤慨している，傷ついている，欲求不満，圧倒されている，愛してもらえない，気力をくじかれるといった気持ち。

____自尊心，コントロール，高潔性の喪失。自分のための時間や，自分や他人のための計画があった時間の喪失。関係の中での喜びの喪失。他人に対してよい手本になる可能性の喪失。

____他の問題：反対意見なのに，同意することを強制された感覚。「付け入りやすい人」と考えられてしまうこと。自己主張をしようとするときに意をくじかれてしまう感じ。自分で自分をどう見るかよりも，他人にどう思われているかが気になってしまう。脅迫者にばったり会いうる場所を避けること。そして，自分の人生の管理者であるという気がしないこと（少なくとも選び取った大人の関係では）。最悪なのは<u>自発的に同意した</u>状況が幸せでないということです。

変化に対する本気の取り組み姿勢

　ノートに「変化への真摯な取り組み」証書を作成しましょう。個人的境界を明確化して，自分自身との契約書を書き出しましょう。何がしたいですか？　どのような条件下で他人を受け入れたいですか？　その頻度は？　見返りに何か期待しますか？　何かを得ている，人間としての完成を再生している，という感覚をもてるように，利益を現実的なものにせねばなりません。完璧でなくても心配しないでください。誰も完璧ではありませんし，特に新しい技術を学んでいる人は，完璧であろうはずもありません。

練習

　もし誰に対してでも「ノー」と言うことが難しいのなら、ボーダーラインを抱えていない人々に対して、簡単なしたくない依頼を断るところから始めてください。例にとったバイオリニストが、ニューヨーク・フィルハーモニックと一緒にスタートしなかったように、ボーダーラインの人とスタートしないでください。より危険が少なくて、依頼してくる人が人格障害を抱えたりしていないチャンスを見つけましょう。アサーティブネスのクラス（公正で効果的な自己主張方法を学ぶクラス）に参加しましょう。

　フォワード（1997）は、脅迫者に対して自分の決心を正当化したり、説明しないようにと勧めています。大胆な一歩に思われるかもしれません——「少なくとも説明は提供しましょう」と考えるかもしれません。けれども、大半の場合、実際にはそのようにしていないのです。もちろん、あなたとパートナーが子どもをもつことに合意し、それからあなたの気が変わったというのなら、状況が違います。しかし、自分のすべての決定について説明しようとし、それを正当化し、説明する必要性を感じるならば、BPとは話がかみ合わないままで終わるでしょう。大切なのは、あなたが生活の仕方を変えたいと願っている一方で、他の誰かがある特定のリクエストを文脈から断絶して見ているということです。弁解はBPに弾薬を与えるだけです。

　例えば、BPは通院外来治療の後、車に乗せるために、あなたがそこで待っていると想定しているとしましょう。とても理解しやすいリクエストです。けれども、あなたが仕事を離れたり、その他の形でスケジュールを組み直さないといけないということや、あなたが感謝されていないように感じていることに関して、BPは尋ねもしないし理解も示しません。説明しようとすればするほど、BPは「義務感」や「罪悪感」ボタンを押してくるでしょう。「仕事をしなければならないのです」と言う代わりに、もし単純にかつしっかりと「今回はその手は効かないですよ」と言えば、細工をするタネ——「私と仕事のどちらが大事なの？」といった具合に——を与えないで済むでしょう。

完遂

　以下のセリフを必要なだけ頻繁に繰り返し，決断を説明するという罠に陥らないようにしてください。論理の難点を見つけ，相手を窮地に陥れることだけを目標に，説明を聞く人々もいるのです。「どうしてハロウィーンのお菓子を今全部食べてはいけないの？」と12回も訊いてくる子どものことを考えてみてください。その間，あなたは12の理由に「済」という印をつけていかねばならないのです。

* 悪いけど，私にはできません。
* それが驚くようなことだったなら，申し訳ありません。
* 私は，ただただできないのです。
* そういうふうに感じるのはわかりますが，「いいえ」と言わなければなりません。
* それはあなたの選択です。こちらが私の選択なのです。
* 以前にしたことがあるとはわかっているけれど，今回はできません。
* 今ほど動揺していないときに，これについて話し合いましょう。
* あなたはもっともなことを言っているかもしれませんが，今回はできません。
* そういうふうに感じることはわかります。他の解決方法を見つけられることを希望します。
* 失望していることはわかります。問題に対して，別の解答をみつけられるとよいと思います。
* 私を脅迫してもうまくいかないでしょう。もうすでに決断をしてしまったし，それを尊重してくれるように頼んでいるのです。
* 感情的な脅迫に対する反応として用いる，独自の言い回しを考え出しましょう。

アクション・ステップ36
予想して実行すること

　ノートに，感情的な脅迫をされている場合の，総体的な会話を予想して書いてみましょう。脅迫者が望んでいる可能性の高いものは何ですか？　どんな圧力や脅しを使ってきますか？　最良と最悪のシナリオに戻ってください。各個人が自分自身の行動に責任があるということを忘れないでください。ということは，あなたは自分の決断を所有していて，脅迫者も自分の決断を所有しているということです。変化の可能性は高いものの，初めは不快に感じるでしょう。けれども，誰かが（魔女の怒りを受けた人間がされるように）カエルに化けたり，地獄に落ちたり，道端で物乞いをする羽目になったりはしないでしょう。これを成功させる度に新たな自尊心を得て，より自信がつくでしょう。そして次の回は，より容易になるでしょう。

　もし，BPがあなたの見解の変化に気づき，そう言ってきたら，「私は自分を第一に考えているのです」と，暗に意味するようなことを言うのは避けましょう。本当のことかもしれない一方で，これを口に出して言うと，見捨てられ恐怖に対する危険度最大のホット・ボタンを押すことになるでしょう。簡単に「私たちの両方にとって最善のことをしていると感じています。同意してもらえないなら残念です」と言ってください。なぜなら，本当に双方のためにやっているのですから。ふたりの関係において，あなたが自分自身のニーズに応えられれば応えられるほど，その関係は改善する可能性があるのです。

得られるものを心にとめ続けましょう

　変化は，あなたと脅迫者両者にとって難しいでしょう。したがって，自分の人生を取り戻すことと，ふたりの関係の健全さを確保するという両方の目的をもってやっているということを，心にとめておくことが大事です。脅迫

されていると感じるような関係を続けても，長い目で見て幸せにはなれません。非常に可能性が高いのは，脅迫に対処するよりも，関係の清算や感情的に自分を切り離すことの方が，はるかにずっと痛みを伴うということです。同時に，自分のケアをしながら，欲しいものを手に入れるより健全な方法をBPに教えているのです。「私にこういう気持ちを我慢できないわけがありません。大人の選択をするというのはこういう感じなのです。これが普通なのです」と自分に言い続けましょう。

　これまでに感情的脅迫の基礎を議論したので，境界性人格障害者に話を聞いてもらおうと試みる際の，正しい語の選択やどの道をとるかということの理解に関して，概観していきましょう。

第9章

話を聞いてもらうこと：
ボーダーラインの人との意思疎通

「これが私という人間です。これが，私の欲しいものです」と他の人に伝えるのは恐怖です。さらに一層恐ろしいのは，相手に私たちの決定や相違を認めるか認めないかという選択を与えるときに，そうせざるを得ないことなのですが，自分たち自身の真実――高潔性――を支え続けることです。けれども，完璧に理に適ったことを要求していることを忘れないでください。私たちは相手に操作を止めてほしいのです。

スーザン・フォワード "Emotional Blackmail"

正しいコミュニケーション方法を選択すること

"Stop Walking on Eggshells"（Mason and Kreger 1998）を書いて以来，ボーダーラインの人（BP）とのコミュニケーションのとき――激怒への反応にせよ，低機能BPへの対応にせよ，毒のあるコメントや皮肉への忍耐にせよ，見解を理解してもらうことにせよ――に，話を聞いてもらうということに関して，何十人ものノン・ボーダーラインの人たち（non-BP）と話してきました。一番の問題は，こういった状況のそれぞれが，異なるコミュニケーション方法を必要とするものなのに，大半のnon-BPがそれを理解していないということだとわかりました。

この習得は難しすぎて圧倒されそうだとか，量的にも多すぎるように見える可能性があります。しかし，誤った方法を用いることは，フォークでスープを飲もうとしているようなものなのです。異なった状況に対して，異なった方法を学ぶ必要があるのであり，第二の本性になるように練習してください。外国語を学習することと似ているかもしれませんが，その人と関係を維持していこうとするなら，意思伝達を避けて通ることはできません。沈黙さえもコミュニケーションなのです。この章では，異なったコミュニケーション法を必要とする，異なった状況に取り組んでいきます。

聞く能力と才能

　生物学的な研究が示していることによれば，ボーダーラインを抱える人々と（当事者がどう定義するにせよ）「トラウマ（心的外傷）」を幼児期に経験した人々は，脳の回路が異なっているようです。感情がとても高ぶっているとき，こういった人たちはあなたが何を言っていようとも，「聞く」ことができません。

　どういう現象かというと——ショックや否認が，喪失を経験したばかりの人を防護する役に立つのと同様に，脳の情緒部分が支配権をとってしまうのです。知的には何が起こっているのかわかります。けれども，脳の「情緒的」部分が認知的（思考的）部位を締め出しているのです。詰まった流しを想像してください。水（論理的思考）は，たまった髪の毛やごみくず，そして過去からたまってきたあらゆるもの（感情）で，ほとんど止められてしまうのです。

　これが，知的であることがBPとnon-BPの両者にとってハンディキャップになるひとつの理由です。Non-BPは物事が意味をなすことを期待し続けます。どうして，BPに出会う前に起こったことに関して，non-BPに落ち度があったなどということがありえましょうか。しても駄目，しなくても駄目というときに，どうしたら「勝てる」のでしょうか？　Non-BPが論理的な答えを探すことに時間をかければかけるほど，BPがなぜ自分の願望にとっ

て反生産的な形でふるまうのかを理解することは，難しくなるでしょう。

激怒しがちな人に DEAR を用いること

　もし，その BP が激怒しがちな人であれば，激怒に関する境界を設けるために比較的穏やかなときを選んでください。BP が耳を傾け反応できるときに，DEAR 法（第 7 章参照）を用いてください。激怒を辛抱したりしないことと，意味のある会話をもつことができる場合にのみ話をするということを BP に言ってください。BP が怒ったら，理性的で双方向の会話ができるようになるまで，単純に部屋を出るか，他の形でその場を離れると説明してください。

　この議論の間に，もし BP が激怒したら部屋を去り，別のときに境界を設定するように努めてください。BP がどうしても耳を傾けようとしないのならば，誰かがナイフを握って使うぞと脅迫した際にするように，逃げるのです。抜け出すのに相手の許可を求めたりしますか？　人々はそれほど深刻に受け取らない傾向がありますが，言葉による虐待は同じくらいに危険なものです。自分や子どもを切りつけるようなセリフにさらされないでください。あなたが私と意見を異にして，ボーダーライン激怒の間に議論をしたいのなら，身体的に脅かされた場合にするように，最低限，子どもの安全は確保しましょう。言語的虐待は浸潤性の害をなし，子どもの精神の健康にとって，身体的虐待と同じくらいに危険です。

　一緒に外出しているときに BP が激怒し，その場を去ることができなかったり，去ることを望まない場合，BP と共に車に乗り込んではいけません。乗らなければならないのであれば，別の車に乗りましょう。またはバスに乗ってください。乗車行為を除外しましょう。一輪車を買いましょう（2 人乗りできないように）。人に乗せてもらいましょう。<u>BP の罠にはまるような位置に自分を置かないように</u>。創造的になりましょう。車のない時代もあったのです。

　境界を一度決めたら，死守せねばなりません。BP が激怒したら，境界を冷

静に思い出させて，その場を離れましょう（あるいは，対抗手段として計画した，他のどのようなことでも実行しましょう）。見捨てられ恐怖に対処するため，いつ戻るのか，必ず伝えてください。これはとても重要なことです。子どもがそばにいるのに，BPが自分自身をコントロールできないのなら，子どもたちを他の場所に連れて行ってください。子どもたちを激怒の矛先においてはなりませんし，激怒を目撃させることすら避けましょう。もしBPがあなたの未成年の子どもであり，その場を去るわけにいかないのなら，自分ときょうだいたちを防護しましょう。こちらに対して野卑なことを叫んでいる間は，話をしないと言いましょう。必要なら，他の子どもたちと鍵をかけて寝室にこもりましょう。BPがペットを傷つけるかもしれないと思うのなら，動物も集めましょう。まだ安全でないと感じたり，ボーダーラインの子どもが自傷することが心配なら，911（注：110番。警察のこと）に電話しましょう。

✒ アクション・ステップ 37
激怒状態の間は離れること

以下のものは「その場を去る」いくつかの方法です。使えるものに○をつけましょう。

____ 電話を切る。
____ 別の部屋へ行く。
____ 洗濯物を持って，コインランドリーに行く。
____ Eメールを削除する。BPのメールだけ選択して排除する。
____ タクシーを使う。
____ ステレオのヘッドフォンをつける。
____ 子どもを望みの場所に連れて行く。

＿＿＿友人を訪ねる。
＿＿＿迎えに来てくれるように友人と事前に約束をしておく。電話をして，あらかじめ決めてあった，BP の目に入らない場所で待つ。
＿＿＿身の危険を感じるようであるなら，あらかじめ鞄に必要なものを詰めておき，どこへ行くか考えておく。必要であれば，911（警察）に電話する。警察では必ず報告書を作成し記録を残してもらう。

自分自身の方法を考え，下の空白の部分に記入してください。
_____
_____
_____

低機能 BP に話を聞いてもらうための秘訣

　低機能 BP は，悪意のない言葉に，話し手が意図しないような解釈を加えて，愛する人が自分をこき下ろしているとさえ考えるかもしれません。そのため，低機能 BP は，「ボーダーライン・ゾーン」にある場合──通常は正気の人なのに，ボーダーライン行動の引き金が引かれたとき──発言に注意をすることが必要なのです。

　テレサ・ホワイトハースト博士は，共感を提供し症状を引き起こすことを回避する試みにおいて，BP の家族にどのようにボーダーライン症状を認識し，引き金を予想し，言語的，非言語的なものとその他のコミュニケーション形式を使うかを教えています。博士は，爆発の潜在的可能性を秘めた状況の危険度を下げることに役立つように，家族にどのような言葉で文を組み立てたらよいのか指導しているのです。メンタルヘルスのサービスを利用するのは低機能 BP だという理由で（高機能 BP は自分がケアを必要としているとは考えません），博士の経験はこちらのタイプの家族とのものになる傾向があります。

「ボーダーラインであると診断された人々には，自分自身，他人，将来に対する感じ方の点で，言葉が大いなる違いをもたらします」と，ホワイトハースト博士はインタビューで私にこう語りました。「BPの『言語』を50%以上のケースで正確に解釈することを学習した家族のメンバーは，安全感，大丈夫だという感じ，聞いてもらえて理解されたという感覚を高めることができます」

ホワイトハーストは，事が起きる前に，差し迫る激怒なり問題行動をnon-BPに警告できる可能性のある，小さなサインや微妙な気分の変化に注意を払うことを家族に勧めています。「とは言え，解釈はプロセスの最初の一歩にすぎません」と博士は言います。「気分変動や怒りに満ちた非難，問題行動的ふるまいに，怒りではなく共感をもって反応するには，適切な言葉が必要です」

ホワイトハーストは，ある種の言い回しが他の言い方よりも，BPに家族が自分の感情やニーズに敏感であると感じさせることに役立つということを見出しました。私の経験では，ほとんどのnon-BPは，逆であるべきだと感じています——つまり，BPがnon-BPに対してもっと敏感であるべきだ，と。これは真実かもしれません。しかし，損傷した脊髄が歩くことを妨げるように，ボーダーラインは人々が相手の価値や主張を認めることを妨げる可能性があるのです。もしこのように状況を見るなら——道具をもたないでBPが何かをすることを，自分が援助しているとして見るなら——これらのコミュニケーション技術を学ぶために要する，付加的な努力に関してもっと気乗りがするでしょう。

ホワイトハーストは「私たちが正確な解釈と共感的な反応によってボーダーラインを抱える人たちに自分自身が最も高度なレベル，つまり言葉によるコミュニケーションを用いることを促進することに役立つのです。そして，激しく揺さぶられる感情（時には危機を生じさせる）と，ボーダーラインに対する一般的な恐怖を静めることができるでしょう」と述べています。

練習，練習，そして練習

　ホワイトハーストはBPとの白熱した状況で使用を試みる前に，友人や他の家族と，ある種の言い回しを練習することを勧めています。これらの言い方は以下のエクササイズに登場します。

◆→ アクション・ステップ 38
これらの言い回しを暗記しましょう

　インデックス・カードを使い，空欄にはさまざまな反応を書き込み，以下の表現を書きとめてください。持ち歩いて，列に並んでいる間や，待っている間，あるいは1～2分，暇な時間がある場合に暗記してください。

1. 「私には，あなたがちょっと＿＿＿＿＿＿＿＿＿＿＿＿＿＿＿＿と感じているかもしれないというふうに聞こえます」

2. 「私は＿＿＿＿＿＿＿＿＿＿＿＿＿＿＿＿＿＿＿＿を聞いています。＿＿＿＿＿＿＿＿＿＿＿＿＿＿＿＿＿のせいで＿＿＿＿＿＿＿＿＿＿＿＿＿＿＿＿＿と感じているのですか？」

3. 「私が言ったりしたりしたことが，あなたが，〈イライラしている／怒っている／不安・焦燥を感じている〉ことの原因になったのかと，気にしているのです」

4. 「この点で，私は誤っているかもしれませんが，あなたが少しばかり，〈孤独だ／失望した／裏切られた／やる気を損なわれた〉と感じているのではないかと思います」

5.「もし，これが私の身に起こったら_____と感じるでしょう。あなたはどうですか？」

6.「あなたが_____を始めると私は_____と感じます」

7.「約____（分／時間）経ってから，この議論を再開することができますか？」

「私」主語の文を用いること

　直前の練習中のすべての文には，2つ共通点があります。

1. すべての文が「私」という言葉で始まります。自分の感情に関しては，自分自身こそが世界をリードする専門家なのです。自分でならば変えることができても，誰にも取り上げることや，「正当と認められる」あるいは「不当である」などとレッテルを貼ることはできません。もし実際にBPが「そんなふうに感じるべきではない」などと言ったら，単に「でも，感じるのです。感情というものは必ずしも理屈に合いませんし，合わねばならないということもありません。感情はあるがままなのです。あなたの感情を尊重するので，私の感情も尊重してほしいと希望しています」と言いましょう。

2. これらの言い方では，どのようにBPが感じているのか，わかっているふりはしていません。BPは午前1時に車の警報器よりも大音響で激怒していても，自分の怒りを否認するか，あるいは意識していないかもしれないのです。彼女はナイアガラの滝のようにすすり泣き続けながらもなお，悲しいのだということを否認することもあるでしょう。そしておそらく，それは喜びの涙なのでしょう。BPが何を思っているのか，または，何がBPの感情の中心にあるのか，想定を設けずに関心を寄せるこ

とが，よりよいコミュニケーションにつながります。

「ある程度一貫してこのような対応を，長期にわたって用い続けると，最終的にはBPのあなたとの関係を変容させることができます」とホワイトハーストは説明しています。「もしボーダーラインを抱えている人がセラピーを受けているのなら，この変容はBPの感情的自己抑制，成熟，自尊心における成長への努力を強力に後押しします」

覚えておくべきこと

* 語句表現というものは，まばゆいほどに素晴らしい使い方をしたところで，ボーダーラインを治癒することはできないということを覚えていてください。加えて，定番の言い回しはあるときには機能しても，いつでも効果があるとは限りません。これは，失敗したということではないのです。単に，あらゆる状況が異質だということを意味しているのです。
* これらの言い方を忘れたといって，自らを痛めつけることはやめて，この新しい言語が，毎回適切というわけではないことを受け入れてください。一夜で有効となる変化はありませんし，他の方法で何カ月もあるいは何年もコミュニケーションをしてきたはずです。無痛で永久的に脂肪を寄せつけないダイエット薬が存在しないのと同様に，コミュニケーション・テクニックは完治をもたらすものではなく，精神状態が最良の，適切な相手に対して適当な状況で適正に用いられれば，プラスになりうる道具なのです。
* BPが突然，うつ状態になったり，怒ったり，あるいは，けんか腰になったとしたら，これまでの口論になりがちなパターンに陥ることは簡単です。異なる状況に向けた，多様な対応を書きとめておくこと（もっといいのは暗記しておくことですが）は，予想外の口論や感情状態に直面した際にあなた方両方を，より肯定的な道へのせてくれるでしょう。

異なった気分状態に対しての異なった対応

　ボーダーラインである人々——特に子どもたち——は，30秒のうちに家族全員の気分を容易に変化させることがありえます。好戦的なものから，協調的なものへと自分の対応を変えることによって，口げんかや癇癪発作を回避することができるかもしれません。

　次ページの表は，異なった気分に対してホワイトハーストが勧める応答のいくつかです。この表は前出の対応法リストを発展させたものであり，色々な状況に対する適切な対応と不適切な対応とを対にして表示しています。

第9章 話を聞いてもらうこと：ボーダーラインの人との意思疎通　229

状　　況	弱い対応	賢い対応
BPの気分が落ち込んでいっているように思われるが，本人はそうは言っていない。	元気を出して。映画でも見たいですか？何が問題なのですか？	間違っているかもしれないけれど，少し落ち込んでいるように見えます。気分はどうですか？どんなふうに感じているのか話してくれれば，役に立つかもしれません。いつ話したいと思いますか？今，何があなたにとって助けになるか，思いを巡らせています。
BPが不安なり，悲しみなり，いらだちなり，落ち込みなりを感じているとあなたに言う。	今度は何なのですか？悲しまないで。私にあたらないで。心配しないで。	そのことを話したいですか？自分が助けられることが何かありますか？言葉でどう感じているか話してくれているのは，とてもよいことです。そうすれば，もっとよくあなたを理解できます。
BPが，感情を内に向かう行動化，あるいは外に向かう行動化であなたに示す。泣くこと，金切り声をあげること，ドアをバタンと閉めること，物を投げること，悪態をつくこと，沈黙措置など。	やめて；ひとりにして。自分をコントロールして；大人らしくふるまって。私に怒っているのですか？甘えっ子みたいに行動しています。私に話をしてください。あなたのことがとっても心配です。私の家で暮らしている限りは，私の言うことをしなさい。私の前から失せて。	どんなに取り乱しているのかわかるので，もう少し冷静になったら，状況に関して話し合いたいです。愛しているので，あなたの頭と心の中で何が起こっているのか聞きたいのです。でも，あなたが腰かけて話してくれるまでは，何の助けにもなれません。たった今，あなたの心が静まることに役立つのは何でしょうか？安全だと感じるまでは，私に対する不満を聞くことはできません。もし，極度に怒っているとか，抑制が利かないのならば，休憩することにして，後でそのことを話すために会いましょう。話を聞くと約束します。

不正確な憶測に対しての対応の仕方

しばしばBPは，あまりにも自分たち自身の感情にとらわれてしまい，あなたが言うことや，することに対して誤った思い込みをします。あなたの理屈をBPが理解しなかったら，以下のホワイトハーストから引用した対応例のうち，1つなりそれ以上なりを試してみましょう。

* 「もし私があなたを苦しませるようなことを言ったり，したりしたのなら，言ってほしいのです」
* 「私がそれを言ったときに，〈悲しく／不安に／ストレスを受けたように／嫌がらせを受けたように／気が散らされたように〉感じ始めたように見えます」
* 「〈怒り／心配／失望／混乱〉を感じるのも不思議ではありません」
* 「私があのことを〈言った／した〉とき全く悪気はなかったと言ったら，信じてほしいのです。それでも，私の〈言葉／行動〉が実際に〈苦痛／困難〉を引き起こしてしまったようです」
* 「許してくれることを望んでいます。そして，このような〈結末／問題／感情〉をあなたにもたらすつもりではなかったと言うときに，私の言い分に耳を傾けてほしいのです」
* 「今後は，この種の問題を防止するための方法を考え出せるかどうかと，あれこれ思いめぐらしています。何かアイディアがありますか？」

斬って捨てるようなセリフや皮肉

ぶっきらぼうな言葉や皮肉は，曖昧で遠回しながら傷つける（伝達ではなくて）ことを意図されているので，対応が困難です。相手の顔をぶつ口実を得るために，「押してみろよ」と誰かを挑発する，学校の校庭で幅をきかせるいじめっ子と言語的に等価の行為なのです。よって，この手のコメントを処

理する最善策は，極力小さなことと受けとめ，わざと意図を誤解し，ボーダーラインの人がそういったコメントに付与しようとしている重大性を認めることを避けることです。

皮肉への対応

　自己防衛，説明，正当化，反撃（すべてが口論に巻き込まれる元です）あるいは，ただ引きこもること（言葉による虐待を自分に許すことを暗示します）はやめましょう。その代わりに以下のことを1つあるいは複数，実行してみましょう。

* 意地悪な意図に気づかないふりをしましょう。もし，BPが「驚いたな，あのチョコレートケーキはどう見てもカロリーが高い」と，あなたは食べるべきではないとほのめかしながら言うならば，「わかっています。すてきでしょう？」と応えてもいいでしょう。
* こちらが同意しなくても，あなたの批判者は意見をもっているということを認識してください。「そんなことをするなんて信じられません」と，もしBPが言ったなら，「信じないでしょうね」と言ってみましょう。もし，ボーダーラインのティーンエイジャーが「親が家にいないというだけの理由で，アーロンのパーティーに行かせてくれないなんて，信じられないわ。大嫌い！」と言うならば，「私たちがまるで，地球上で最も意地の悪い親のようにみえるのだということは，わかっています。でも，事実は変えられません」。
* もしBPが，あなたの述べた意見について，何か皮肉を言うなり，否定的なコメントをしたならば，当たり障りのない曖昧なコメントをしましょう。例えば，「そういうふうに考える人もいます」あるいは「何をおっしゃろうとも」と言うように。BPの意見を特に気にしていないことを示すような，気楽な感じの言い方で言ってください。誰かの無意味あるいは不注意なコメントを質問として言い直すことは，いかに非論理的かとい

うことをまさに示してくれます。もしBPが「今，午後2時で，6時には夕食だから公園には行けません」と言うならば，「ということは，午後6時に夕食だから，今，2時なのに公園に行けないと言っているのですね？」。

心にとめておくべき，最も大切な2つのポイント
1. たとえ，あなたの側の対応が，するべき大事なことがあると言いながら，立ち上がって歩き去ることであったとしても，傷つけるようなコメントを素通りさせてはいけません。時間経過に伴い，毒の小さな一滴も蓄積して，メンタルヘルスにとって非常に有害になってくるのです。
2. BPのしていることを論じたり，実行して，コメントをまともに受け止めていることを示してはいけません。

アクション・ステップ39
練習，練習，そしてもう少し練習

　新しいリアクション方法は自動的に生じては来ません。効果を現すようにするには，変化に関する努力をせねばなりません。

1. BPの典型的な皮肉コメントを振り返って，ノートに書き出してください。
2. この章で与えられた可能な対応を指標として用いて，最も心地良いと感じられる応答を書きとめてください。
3. ひとりのとき，それらの表現のひとつひとつを，声に出して言う練習をしましょう。スムーズに舌が回って，すっと言葉が出てくると感じられるまで言い続けてください。
4. 想像されるBPによる反応を書き出してください。

5. 同じ表現を繰り返す練習をしましょう（「壊れたレコード」テクニック）。穏やかで抑制を保っているあなた自身を思い描いてください。深呼吸して，心臓が速く打ったりせずにできるようになるまで，あるいは不快感が消失するまで，コメントを繰り返している自分の姿を心に思い浮かべてください。BPが何と言おうとも，断固として自分の応答を繰り返すのです。BPは釣り針をあなたに向かってブラブラさせていて，かみついて口論に引きずり込むように挑発しているのだと思ってみてください。その餌をとることはひたすらに拒まねばなりません。
6. 良い友達のところへ行って，していることを説明し，その友人にBPの役を演じてくれるように頼みましょう。友人にはBPが何を言うかがわからない場合には，ノートに記したあなたが予想する反応を見せてください。違和感がなくなるまでこれを練習してください。激怒から沈黙措置に至るまで，ありうるすべてのボーダーライン反応に対して，確実に心の平静を保てるようにしてください。BPの役を演じることを依頼できる人を誰も知らなければ，BPが言うであろうと想像するコメントをテープレコーダーで録音しましょう。そうすれば，作成したテープで対応を練習できます。

自分のものの見方を認めさせること

多くのボーダーラインの人たちは，ある瞬間には激怒したり，辛辣になることなしに，現実的な話し合いをすることができます。そのようなときには，あなたの視点について最も心を開いているのです。しかし，それは双方向通行の道路であって，多分あなたが先にBPの言っていることを聞いていることを示すことで，誠意を示さなければならないでしょう。この種の会話は最も技術を要します。

以下は会話全体の中で使用可能な3段階の単純なテクニックです。これはBPが言ったことを<u>繰り返し</u>，感情をこめて「私」文を用いて<u>応答し</u>，ふたり別々の意見をもっている可能性を<u>認める</u>ことを要求します。

【ステップ1】繰り返すこと

　アイコンタクトをしながら，BPの言い分を繰り返して（引用あるいは言い換えして）ください。これは，同意していることを意味するものではありません。単に聞いたということを示しているのです。<u>話を聞いてもらえたと感じるとき，人は気分がよくなるものです。たとえ，相手が同意しなかったとしても。</u>

　自分が話す番を待つよりむしろ，BPに耳を貸すという点でより努力すべきです。単に聞いて，言い分を繰り返すのに十分なくらいによく理解しましょう。必要ならBPにスピードを落とすように頼みましょう。BPの言ったことを繰り返した後で「これが言いたかったことですか？」と尋ねましょう。違っていたら，繰り返してもらいましょう。

　最初はBPが言うことを，ただ繰り返してください。これが楽にできるようになったら，BPがある特定の感じ方をしているのか尋ねて，「感情の表現」を付け加えるように試みましょう。

✒ アクション・ステップ40
語句を繰り返すこと

　BPの言ったことを繰り返すとき，わざとご機嫌とりのためにへりくだっているとか，怒っている，あるいは優越な立場から被保護者の面倒をみているかのように聞こえないようにすることが大事です。単にセリフをオウム返ししているように聞こえるのも望ましくありません。「あなたの言っていることをしっかり聞いていますよ」と語るトーンを達成するように努力しましょう。あなたのBPが言ったセリフを言い換えた言葉を使用して，以下の役に立つ言い回しを完成しましょう。ノートに書きとめましょう。

＊では，＿＿＿＿＿＿＿＿＿＿＿＿＿＿＿を信じているということを言っ

ているのですか？

* ＿＿＿＿＿＿＿＿＿＿＿＿＿＿＿と考えているように思われますが，合っていますか？

* もし私がこの権利をもてば，あなたは＿＿＿＿＿＿＿＿＿＿＿＿＿＿＿を望みますか？

* あなたの言うことを聞いているということを確認させてください。私に＿＿＿＿＿＿＿＿＿＿＿＿＿＿＿してほしいのですか？

* ＿＿＿＿＿＿＿＿＿＿＿＿＿＿＿と信じていると，あなたは言っています。それが言おうとしていることですか？

* ＿＿＿＿＿＿＿＿＿＿＿＿＿＿＿と感じているように聞こえます。当たっていますか？

　今度は記憶して，ぴったりの声の調子で口に出して言えるまで，これらの言い回しを練習してみましょう。BPの役割を演じてくれる友人に対して言ってみて，練習してください。

【ステップ2】応答すること
　完璧な世界でならば，あなたがBPのコメントに応答すると，BPがあなたの言ったことを繰り返すことによって，理解したということを確かめるでしょう。しかし，これはオズの世界においては，おそらく可能なことではありません。BPがもちあわせていないようなスキルが要求されるからです。けれども，自分自身の言いたいことを表明し，BPと同様に自分には自分のものの見方，意見，リアクションを所有する権利があるのだということを自己確

認することで，自分の価値を裏づけしていくことができます。たとえセラピストにかかっているにしても，発散できるように耳を傾けてくれる友人たちのグループを周辺におくことを強く勧めます。運がよければ，こういう仲間のひとりは特に機知に富み，悲しみや欲求不満のために泣く代わりに，あなたを笑わせてくれることでしょう。

　何年も前，私はボーダーラインを抱えた人の子どもに関係する深刻な状況に直面しました。私は同じように怒っている友人と会って，BPの耳には決して入らないBPに関する歌を作ったものでした。BPの苦痛と，なぜその人が実際にしていたようなことをしてしまうのか，よくよくわかってはいましたが，わかっているということで気が済むというわけではありませんでした。そこで，その女友達と私は，なじみのメロディーで歌詞を変えたBPに関する替え歌を作ったのです。どちらがより過激な歌詞を考えつくか，交代で競ったのです。3時間の車の旅の間に，知っているすべての曲を使い尽くしたに違いありません。私は今日，状況全体のフラストレーションよりも，替え歌を歌った楽しさの方をよく覚えています。そして私たち以外は，誰もこれらの歌を聞かなかったので，誰も傷つきませんでした。

　「私」を使ったセリフは，論争の余地がないものです。もし子どもが，「私の弟は，怪物のようにふるまう」と言ったなら，弟のふるまいに関するあなた自身の意見で対応できます。しかし，もし子どもが，「私は弟に焼きもちを焼いています」と言えば，その子にそのように感じてはいないと言うことはできないのです。実際に感じているのです。その子ともっと時間を過ごすことで，嫉妬心を和らげることを助けようとはできるでしょうが，その子に何を感じるべきか命じることはできません（あるいは命じるべきではありません）。感情に，正しい，間違っている，正当，不当ということはありません。ただただ存在するのです。感情表現が「あなたは間違っていると思います」というような意見にならないように確認しましょう。感情というのは，とても怒っている，悲しい，嬉しい，恐ろしい，あるいは混乱している，ということの何らかのバリエーションなのです。感情のコメントの後に，意見なり

視点なりを描写する別の「私」を主語にした文を続けることはできます。

BPの現実と言い争うよりは，自分の現実を並列させてみましょう。例えばBPが「蜂は嫌いだ」と言ったなら，「授粉で大切な役割をするのだから，蜂は好きになるべきです」とは<u>言わない</u>ように。次のようになら言ってもいいでしょう。「私は蜂をありがたいものだと考えています。蜂がいなければ，植物は授粉が受けられないかもしれないのですから」。かすかな違いのようですが，自分の見方や感情を表すために，BPの側を論駁したり無効化する必要はないのです。

感情と「私」を用いるセリフ

以下は，気持ちと「私」主語の言い方の例です。自分自身の状況に合うように，○○○を語句で埋めてください。

* 「私はそういうふうには感じません。私は○○○と感じています」
* 「私は誤解されたように感じています。私の意図は○○○でした」
* 「私はその言葉に関して混乱しています。どういう意味なのですか？」
* 「私はそれについて違うふうに感じます。私の意見は○○○です」
* 「あなたを傷つけるつもりだったと思ったとしたら，ごめんなさい。私が○○○と言ったとき，私の意図は○○○」
* 「私は○○○を愛しているので，決して○○○なことは意図的にはしません」

アクション・ステップ41
正しい対応を選びましょう

以下の対になった対応を読んでください。感情と「私」文のコメント，つまり口論の口火を切る可能性が少ない方に✓印をつけてください。章末に正

解があります。

1. ☐ a)「あなたは，私があなたのことを嫌いだと言うのを聞いたわけでは決してありません」
   ☐ b)「私は，あなたが嫌いなのではなく，愛しているのです」

2. ☐ a)「私は自分の仕事を楽しんでいて，誠心誠意やれば見返りを受けられると思います」
   ☐ b)「あなたは誤っています。私は仕事に過度の時間を費やしてはいませんし，もし仕事に長すぎる時間を費やしているならば，多分家に戻りたくないからでしょう」

3. ☐ a)「私は自分の家のプライバシーを守ることを好みます。だから，もし家へ来るときには，前もって電話をしてくれるとありがたいのです」
   ☐ b)「電話をしないで訪ねて来るのは無礼です。これ以上しないでください」

4. ☐ a)「私は，あなたがお姉さんをそんなふうに扱うのをそのままにしておくことは拒否します。無礼であり，思慮に欠けています」
   ☐ b)「私はサラの母親として，サラが安全で，どんな扱いを受けるかということに関して不安がないようにする責任を感じています」

【ステップ3】認めること
　自分の立場を論ずるよりは，どんなテーマについても，あなた方両方が自分の感じ方や意見をもつ権利があるのだということを，純粋に認めてください。手本となる表現には，以下のものが含まれます。

＊意見が異なるのだということに合意できると思います。
＊私たちは，ふたりとも独自の意見があるということなので，それはそれとして争わないようにしましょう。
＊わかりました。あなたは○○○と感じ，私は○○○と信じています。物事を見る場合には，いつも少なくとも２つの見方があるのです。

上級のコミュニケーション技術

　前出のコミュニケーションモデルを用いることに自信をもてたとき，もう少し複雑なモデルに挑戦したいと思うかもしれません。私はそれをPUVASと呼びます。このテクニックは，投影したり，非難したり，過度に責めたてたり，批判したり，あるいは，理不尽な要求をしてくるBPに対応するのに使えます。PUVASは以下の頭文字でできています。

＊<u>P</u>ay：注意を払う。
＊<u>U</u>nderstand：十分に理解する。
＊<u>V</u>alidate：BPの感情を価値あるものと認める。
＊<u>A</u>ssert：自分の現実に関する言明で自己主張する。
＊<u>S</u>hift：BPの気持ちと行動に対する責任をBPに返還するか，BPと責任を共有する。

　この技術を単純化するために，２段階に分けて見ていきましょう。BPのためのものであるPUVとあなたのニーズに働きかけるASです。<u>ステップは正しい順番で実行されねばならず，どれも飛ばされるべきではありません。</u>これ以前のテクニックと同様に，BPがとても刺々（とげとげ）しいとき，皮肉っぽいとき，激怒しているとき，虐待的になっているときには，PUVASを試みることはできません。これらの状況は，この章の前の方でカバーされた他のテクニックを必要とします。以下はPUVASの使用法に関する記述です。

P：注意を払う

　聞く番になったら，本気で聞きましょう。何を言おうかということは考えないでください。BP がしていないこと，言っていないことで責めてきても，防衛的になったり，BP から波長をずらして聞くのをやめてはいけません。この点に関しては，後で取り組むチャンスがあるでしょう。このようにすれば 2 つのことが達成できます。つまり，BP の感情を認めてあげることに役立ち，表面に出ていない気持ちを探知することも助けるということです。

U：十分に理解する

　理解できない，どのような曖昧な一般化に対しても，穏やかに疑問を投げかけるようにしてください。BP に詳しく説明するように求めましょう。尋問調にならずに，具体的に話すように頼んでください。目標は BP に問題を引き起こしているのが正確には何であるのか発見し，「いつも」とか「決して〜ない」といった言葉は誤認であろうことを，BP が理解するのを助けることです。ここでもまた，自己防衛はしないでください。

V：BP の感情を価値あるものと認める

　BP の気持ちは，あなたにとってはナンセンスなものかもしれませんが，BP には意味をなすのです。たとえ，言えることといえば「あなたが○○○と感じていることはわかります」として，BP が表現した感情を繰り返すことだけだとしても，砂のカップの中から金塊を探し出し，それに対して肯定的に対応しましょう。感情を評価したり，否定したり，矮小化したり，「正当」と考えているかどうか論じたりするのはやめましょう。あなたの認識が正しいかどうか BP に尋ね（明白である場合でも，BP はどう感じていると言われたくはないのです），気持ちを聞いていることを示しましょう。庇護者ぶった感じや，へり下ってこびへつらうような感じは避けましょう。あなたが，自分の心配事を真剣に受け止めていないように思われると，BP は激怒しうるのです。

A：自分の現実に関する言明で自己主張する

　事実を伝える現実の言明というものもあります。例えば，「何かが焦げているにおいがすると言ったとき，あなたの料理に関して述べていたわけではありません。単に焦げるにおいに気がついていただけです」のように。意見を反映するものもあります。「友達と映画を見たがることが自己中心的だとは思いません。2人の人間が結婚していようとも，他の友人をもつことや独自の関心を追求することは，両者にとっていいことだと思います」。当然のことながら，BPはあなたの意図や，結婚生活の中で友人の占める位置に関して，全く違った意見をもっている可能性が高いです。論争はやめましょう。ただ自分の信じることを繰り返し，その点では意見が異なるということを受け入れましょう。万事に関して同意する必要はないのです。

　交渉しよう——特定の日には友人と外出するが，他の日にはしない，というふうに——という決定を下すかもしれません。あるいは，意志堅固で妥協はしたくないかもしれません。説明したり，BPが口論をしかけてくる隙を残さないようにしましょう。「これが，私の必要としているものです。あなたや他の誰かは，違ったふうに感じうると理解しています。しかし，私たちは皆同じではありませんし，この関係の中でこれは<u>私が</u>必要としているものなのです」と言ってください。

S：BPの気持ちと行動に対する責任をBPに返還する

　BPにサポートすると知らせることはできますが，究極のところ，BPの気分を改善できるのはBP自身なのです。以下の会話は，ガールフレンドのサラと議論をしている，ノン・ボーダーラインのリチャードによって使われているPUVASの例です。サラがどんなに怒ったり動揺しても，リチャードは平静を保ち，落ち着いています。

サラ：親友のバーバラに言い寄ったことを知っているのよ。
リチャード：どうしてそんなことを考えるんだい？

サラ：一緒に話しているのを見たし，彼女を見る見方が目に入ったし，パーティーで他の皆から離れて彼女と一緒にいたでしょう？　私をだますことはできないわよ。

リチャード：おやおや。一度にひとつのことを話そうよ。どうして君は僕の君への愛を疑うんだい？

サラ：第一に，あなたは，私のことを十分にセクシーだとは思っていないんだわ。

リチャード：君のことをセクシーだと思っていないだって？　僕のしたことで，そんなふうに考えるようにさせたのは何だったのか，話してくれないかい？

サラ：普段は週末にセックスをするけれど，あなたは，この週末，私の方に，全く近づいても来なかったじゃないの。

　この状況において，サラに詳しく説明するように頼むことは，切に必要としている情報をリチャードに与えることになりました。もし彼がその非難を否認することで，ただちに反応していたとしたら，本当の問題を見出すことなしに長々と口論していたことでしょう。いつもの性生活の習慣が変化したことで，サラの見捨てられ恐怖に火がついたのです。会話は続きました。

リチャード：君は本当に取り乱して，怒っているようだね。声の調子や顔の表情からわかるよ。僕が君を性的に魅力的だと思っていないと考えたならば，取り乱すのも無理はないよね。今，気持ちが傷ついていて，悲しいのかい？

サラ：そうよ！

　リチャードは，ここで彼の見方を主張しながら，自分の「現実に関する言明」をしました。

リチャード：週末をバスルームの模様替えをして過ごしたので，僕たちはふたりとも疲れていて，気分が乗らないと思ったんだ。君をとてもセクシーだと思っているよ。けれども，疲れていたし，君の方も疲労でぐったりしているのだと思ったんだ。

リチャードの最終ステップは，BP の気持ちに対する責任を，BP 自身に戻してやることでした。サラに援助できるということを知らせますが，究極のところ，サラ自身にしか自分の気分は改善できないのです。

リチャード：たった1回の週末のことで，僕が君を性的な意味で，全面的に見捨てたり拒否したと考えているように聞こえるね。でも，他の時にした素晴らしいすべてのセックスを思い描いてごらん。たった1回のセックス抜きの週末で，僕が誰か他の人に魅せられていると君が確信してしまうのは何故かわからないけれど，自分がそんなふうに感じていないことはわかっているし，君にそのように考えさせるようなことを，故意にはしなかったよ。

最善の対人コミュニケーション技術でさえも，人格障害を取り除くことはできません。ある時点で，BP との関係とそれに費やす時間や労力について，決断を下すことが必要になりますが，これは次章で述べようとしている事柄になります。

アクション・ステップ 41 に対する解答
1．b　　2．a　　3．a　　4．b

パート2

賢い決断をし，実行する

第10章
選択肢を考察し，決断すること

　　　渓谷を横断する，中空にある漫画のキャラクターのような気分です。谷間
　　に転落するのか，超えて反対側に行けるのか，どうなることやら，と。
　　　　　　　　　　　ジュディス・ヴィオルスト　"Necessary Losses"

　あなたの選択肢は，ボーダーラインの人（BP）との関係のタイプによって大いに異なります。したがって，私はそれぞれの人間関係を別々に論じていきます。たとえどのようなタイプの関係の中にいようと，第5章のアクション・ステップ16は，人生の中から何を本当に欲しているのかを知ることに役立てることができます。

BPがあなたのパートナーである場合

　数カ月かかるノン・ボーダーラインの人（non-BP）もいます。数年かかる人もいます。しかし最終的には全員が，パートナーが変わることを拒むとき，人生をもっと生きやすいものに変えるため，何ができるか決断を下します。
　自然なことですが，最初に考えるのはたいてい現実的なことです。子ども（もしいるならば），お金，など。しかし，あなたが本当に欲するものを追究したいので，一時の間，これらの問題は脇においておきましょう。さまざま

な理由から，自分の益を棚上げにしておくことを決断するかもしれませんが，自分の立っている位置を知り，人生から求めているものを知ることは，必要不可欠なことなのです。結局，何であるかを知らなければ，それを手に入れることはできないのです。そして，ひとたび欲しいものに全身全霊をこめると決めたなら，こうした変化を起こすために努力をする意志がより強固になるでしょう。

ミラ・カーシェンバウム（1996）は次のように考えています。2つの選択肢の間で揺れるほとんどの人々が，人間関係について決断を下そうとする場合，1枚の紙の一方の側に，「賛成」理由のリストを，もう一方の側には「反対」理由のリストを作ります。

しかし，このアプローチは，弁護士（証拠を掘り出す）と陪審員（決断をする）のように行動することに酷似している，とカーシェンバウムは言います。考慮すべきさまざまな項目は，同等の重要さをもっているわけではなく，人間関係は固定的なままにとどまることはありません。加えて，あらゆるパートナーの中で，ボーダーラインを抱えたパートナーは態度の明確化を拒む可能性が最も高いということを思い出してください。

このやり方でなく，カーシェンバウムは医師がするように，関係を診断することがよいと考えています。単独にせよ，集合的にせよ，行動の方向性を明確化してくれる手がかりを探すのです。人間関係一般に応用できるアドバイスですが，ボーダーラインにからんで考察すると有用なものです。特にBPとの関係に取り組むために，質問やコメントの一部を修正しました。回答や自分の考えをノートに書き記してください。

アクション・ステップ 42

関係を診断すること

ノートに，以下の質問に対する回答を記してください。

* 物事が最高であったときについて考えると，パートナーとの本当の親密さとパートナーに関する熟知の時期に入って，落ち着いていましたか？ あるいは，関係初期のよそ行きの顔をしている時期でしたか？ 言い換えれば，あなたのBPの実際の人間性を求めていますか，それとも，BPがそうであるふりをしていた人物の方を求めていますか？

* アクション・ステップ16からのインデックス・カードを見てください。BPには満たすことができない，あるいは満たそうとしないであろうような，優先度の高い事柄のカードを再検討しましょう。BPが満たすことができないニーズは，どれくらい重要でしょうか？ そしてBPがあなたの他のニーズを満たす努力をするかどうか確認するため，どのくらい長い間待つ意志がありますか？

* あなた，あるいは子どもに対する身体的な暴力が2回以上ありましたか？ もし，そうであれば真剣に去っていくことをアドバイスしますし，まだそうしていないのなら，必ず，安全策をまとめておくことをお勧めします。

* あなたのポケットから1枚の硬貨を取り出してください。宙に投げて受け止めてください。上になっているのが表ならとどまり，裏ならば去ることにします。コインが落下するのを見てください。ここでとまって，目を閉じてください。目を開ける前に，表であるというふりをしてみましょう。どんな気分ですか？ 裏であるというふりをしたら？ どう感じますか？ 硬貨が着地するとき，真の気持ちが姿を現すのがわかるかもしれません。

* あなたのパートナーは，あなたが必要としているものを与えることを，故意に避けようとしているように見えますか？——たとえ非常に些細なことであっても。もし，そうであるなら，その人は権力とコントロールに対する，平均値よりも高い欲求をもっているかもしれません。これは，あっという間に慢性化し，親密さを破壊するものです。

* ほとんどの時間，透明人間のように無視されるとか，辱められたと感じ

る段階にまで事態が進行していますか？　自分にとって大事なことに関して話したいときに，黙らされてしまいますか？　警察犬の助けを借りてでも見つけられないほどに，自尊心が小さくなっていませんか？　このような関係が有毒だということは，カウンセラーに言われるまでもないことです。

* あなたのパートナーは習慣的な嘘つきですか？　真実を言うよりは，むしろ嘘をつきますか？　これが大問題なので，冷笑的になってしまいましたか？

* この関係にあなたの側が投じたすべてについて考えるとき，スコアがプラスマイナスでゼロになると予想することは，現実的だと思いますか？　もし思えないのなら，そのことで心が乱されますか？

* あなたのパートナーは，ふたりの関係の中での問題に対して，何らかの責任をとりますか？　その人は，現状は変わらないだろうと言いましたか？　ボーダーラインを５年以上学んで，私は問題を<u>一緒に</u>みていくことに前向きであることが，他のいかなる要因よりも長期的な成功を的確に予言するものだとわかったのです。

* 「待ち続けの罠」にはまりましたか？　その罠は次のように機能します。昇りエレベーターを求めてボタンを押すとします。そして待ちます。１分，２分，３分。まもなく，あなたは２階分昇る必要しかなく，階段はすぐそこだということに気がつきます。しかしもう４分が経過しました。段階へのドアを開けるのとほぼ同時に，エレベーターが来るという確信があります。しかもすでに，５分間待ちました。いいえ，６分間です。７分後に，エレベーターは到着します。全員が乗り降りするのに，さらに３分かかります。おめでとうございます。あなたは，待ち続けの罠に落ちてしまったのです。５分間の旅に１０分間，かかってしまいました。その結婚における待ち続けの罠も，とても似たように機能します。パートナーが変化するのをすでに５年間待っているとするならば，２年や３年がどうだというのでしょう？　しかし，３年が３０年になり，何も変わ

らない，ということになるのです。
* あなたが要請したような変化を起こすために，理にかなった期日をあなた自身に言い渡してください。それまでにパートナーが変化できなかったとしたら，決して変化しない可能性が高いのです。
* 行動は，言葉よりも声高に物語るのだということを思い出してください。
* パートナーと一緒の素晴らしい時間でさえ，悪転するという恐怖から，限定するようにしていますか？　例えば，思考や感情を共有することや，質問すること，パートナーを外出に誘うこと，疑問を語り合うこと，その日の良かったこと，悪かったことを分かち合うことを避けますか？　ひどい時間が近づいているに決まっているので，良い時間が怖いですか？
* パートナーに関して，存在しなくなれば寂しいと思う点を明確化できますか？　「素晴らしいユーモアのセンス」のような個人的なものではなくて，「一緒にいる人」とか，「出費の分配」のように，一般的なものですか？
* あなたのパートナーは，「汚い戦い方」をしますか？　パートナーがより多くの武器を持っていて，それらを使う意志がより強いので，交渉するのが怖いですか？　というのは，パートナーがより多くの武器を持ち，より進んであなたに敵対するために使おうとするからですか？　パートナーは，パートナーシップより，自分自身のことを優先しているようですか？

安心感という要因

　関係それ自体よりは，誰かとの関係の中にいることの安心感を重視する人々は……

* 弱くて無力に感じます。

* パートナーが先に去るのを待ちます。
* 出口がないように感じます。
* 配偶者がいなくては，生きていけないように感じます。
* 将来が恐ろしく，麻痺した感じがします。
* 他者の承認が得られないことが怖いと感じます。
* パートナーシップの中にとどまるために言い訳をし，言い逃れをします
  （例：「私は彼女を幸せにできるたったひとりの人間です」）。
* 以前に出て行くと決めましたが，BPの怖れ，義務感，罪悪感の使用でくじけてしまいました。

　安心を求めて，ボーダーラインの人との関係の中にとどまることは不毛なことです。ボーダーラインをもつ人々は情緒的に不安定であり，安定性を得ようとして期待しても，絶望的です。この関係の中で，すでにあなたが自足しているものについて考えてみましょう。諦めようとしているものは厳密には何でしょうか？　そして，それを手に入れるための別の方法はありますか？　回答をここに提供された空欄に記入してください。

_____
_____
_____
_____

アクション・ステップ43
決断することを避けること

　かつて，ある人は「決断しないことにするというのは，決断です」と言いました。時々，自分の状況について決断しないことは，実際，決断すること

なのです。以下のものは，一部の人々が，待ちに待つ理由として挙げるものです。どれでも，自分の理由と似ていると感じるならば，○をつけてノートに自分の考えを記入してください。

____「おいおい，私には子どもがいるのです！」

多くのnon-BPには子どもがいます。それでも，そのことは望むものの追求を阻みませんでした。養育権に関する法と伝統で，母親が養育権を掌握することを好むような法廷があることは事実です。しかし，ある男性たちは，この事実を厳しい選択をすることを避けるための言い訳として使っています。どうしてわかるのでしょうか？ 男性たちは，養育権や共同養育権を得られないだろうと不満を言います。以下のような場合でも。

＊自州における法がどのようなものか，手続きがどのように進むのか全く知りません。書籍を読む代わりに，噂に頼って最悪のシナリオを信じてしまいます。

＊弁護士に一度も会っていないか，あるいは1人の悲観的な弁護士によって怯えさせられて，逃げ出してしまったのです。

＊望むものをいかに手に入れるのかを学ぶために，父親の，あるいは子どもの権利団体の人と話をしてきませんでした。

＊離婚が子どもに及ぼす影響は，虐待のある環境の中で生きていくことの影響より悪いのだと，自分自身に信じさせています。

____「私はパートナーがよくなるのを待っています」

もし，あなたのパートナーがセラピーを受けていて，あなたとふたりで共に新しいコミュニケーション方法を見出しているのだとしたら，これには意味があります。しかし，もしあなたのパートナーが否認しており，あなたを満足させるため，あるいは，現状を維持するためだけにセラピストにかかっているとか，積極的にあなたの人生を惨めなものにし

ているのならば，これ以上に良い状態にはならないという事実をまだ受け入れていないのです。十分に良い状態だということができますか？残りの人生にとって，十分に良いものと言えますか？ 子どもにとっても十分に良いと言えますか？

___「私はひとりになりたくはありません」

　　これは一部には，「二人一組」が支配する私たちの社会が永続化させている，とてもありふれた怖れです。もし，これがあなたの恐怖であったなら，今，共に過ごす時間や友情関係をパートナーからどの程度得ているか，自問自答してください。友人たちと家族とを再検討して，別れようと決心したなら，誰が支援してくれるだろうかということに関心をもちましょう。ひとりになることから得るものを，日記帳に書きとめてください。激怒，批判，叱責，あるいは満足させられることを拒む人を喜ばせようとする努力などは，もはや存在しません。その人に会うより前に何年も，あなたは自分の情緒的なニーズを自分でケアしていました。再びすることができるはずです。もし，BPがあなたの人生の中にいないとしたら，もっと楽しめるであろうと思う事柄の表を作ってください。

___「もしパートナーが，がんを患っていたら去ることはないでしょう。ボーダーラインであったからといって，なぜ去ることができるでしょうか？」

　　この比喩は正しくありません。もし，あなたのパートナーが，がんになったら，治療を受けていることでしょう。多くの高機能BPは治療を受けません。がんは伝染性のものではありません。ボーダーライン思考と行動は伝染します。がんにかかっている誰かは，感情を持続的に他人にぶちまけることで処理したりしません。ボーダーラインである誰かは，そうするかもしれません。パートナーたちは，がんと闘うために一緒に努力し，互いに支え合うでしょう。高機能BPのパートナーであるnon-

BPのほとんどが，あらゆる非難を押し付けられ，がんのように扱われます。もし，ボーダーラインであるパートナーが，治療で努力をしていたら，その比喩はもっと意味があるでしょう。治療を受けていないのなら，見当はずれな比喩です。

「他に誰も私を望まないでしょう」

　　これは現在の関係を今，断つ必要があるという確かなサインです。

治療はどうなのでしょうか？

　多くの人々は，個人あるいはカップルでの結婚問題セラピーを試します。こういったセラピーの成功は，セラピストの技術，困難な問題を見据えて変化するBPとあなたの意欲，存在している特定の問題，ボーダーラインである人の特徴，そしてあなた自身の覚悟によって決まります。

　もし，あなたのパートナーが，自分ではなく他の皆が問題を抱えているのだと思い込んでいたら，注意しましょう。これと下手なセラピストとの組み合わせは，離婚裁判で致命的となることがあります。

　直感を信じましょう。これは夫婦そして個人のカウンセリング，両方に当てはまります。臨床家は，問題を把握しているようですか？　真の進歩がないままで年月が過ぎてしまいましたか？　パートナーは進歩に向けての見せかけの動きとして，セラピーを使っているようですか？　どちらか一方でも，何か洞察を得ましたか？（子どもたちも——もしいれば——同じようにセラピーが必要かもしれません。インターネット上に，子どもとセラピーについての多くの情報があります）

　私の考えでは，最も良い臨床家たちは，過去（子ども時代，親との関係など）を探究することと，今，変えなければならない行動を修正することとの間で，うまくバランスを取ります。例えば，状況に対する反応として，過食してしまう場合，より深いレベルで状況を究明しながらも，他の代償行為を見出す努力はできます。パートナーが激怒する場合，障害自体に取り組む前

でさえも，臨床家は，あなたが境界を設定することを助けることができるのです。

ボーダーラインを抱えた人の多くは，薬物治療に良い反応を示します。もしあなたのパートナーが望むなら，ボーダーライン治療の経験豊かな精神科医の予約をとりましょう（第11章参照）。

もし去ることを決心したら

現在の関係をやめると決心したならば，"Love and Loathing : Protecting Your Mental Health and Legal Rights When Your Partner Has Borderline Personality Disorder" という小冊子を強く薦めます。もし，子どもがいて，子どもに会うことや，BPの保護監督における生活環境について心配ならば，"You're My World : A Non-BP's Guide to Custody" というCDセットが必要不可欠でしょう。これらの2点は，あなたの元パートナーが身体的あるいは法的にいやがらせをしかけてきたとき，何をすべきかを説明し，どうしてその関係を選び取ってしまったのか理解することを助け，子どもの養育権を獲得したり，関係を維持することを助け，さらには経験ある弁護士を選び，過程において何千ドルも節約する役に立ちます。

BPの見捨てられ恐怖が発動するとき

もし，あなたがその関係を断とうとすると，BPの見捨てられ恐怖が発動し，考えうるあらゆる方法をとって，あなたを関係に引き戻そうとする可能性が大いにあります。これには，変わるという約束や愛の宣言から脅迫（「もう二度と再び子どもには会えないでしょう」）まで幅があります。この行動パターンはあまりにもよく見られるので，インターネットサポートグループ・メンバーは，「フーバーリング（注：hooverは元々電気掃除機の固有名称で，クリーナー一般を指すようになった）」と名づけました。バキュームクリーナーに「吸引」されるかのようだからです。

この状況のほとんどのBPは，一晩で変化することができると，心から信

じています。不運にもこのような約束は，現実的でないだけでなく（人々は人格を一晩で変化させることはできません），強い苦痛と喪失の耐えがたい気持ちから生じているのです。よい意図は長くは続かず，もしあなたが屈服してしまったなら，ただ一点のみ変化していることでしょう——BP は，現実の行動ではなく，行動の約束であなたを操作しうることを知ることになる，ということです。

「フーバーされる」ことは，お腹がペコペコでサンドイッチにかじりついて，するとそれはプラスチックでできているとわかった，という感じです。けれども，たいていの non-BP は，BP が変わってくれることにとても熱心であるため，プラスチックを食べて，高級フランス料理店のカモのオレンジソースがけであるかのようなふりをします。用心しないと，あなたと BP とは，許しと非難と批判の蓄積，つまり，あなたは出て行くと脅かし，BP との関係にまた吸い戻されてしまうという果てしない循環にはまってしまいます。一部の non-BP はこのサイクルで何年も過ごしてしまいます。

アクション・ステップ44
あの大きな吸い込み音を消しましょう

インターネット上のノン・ボーダーラインであるヘレン・S は，以下のようなアイディアを「フーバーされる」こと，吸い戻されることに立ち向かうため，書き込みました。気に入ったアイディアに○をし，BP との関係から離れたのに，パートナーがあなたを引き戻そうとしている場合にどうするか，計画を立てるためにノートを使ってください。

____記録，記録，記録。今すぐ始めて，BP との関係の過程で，思い出せるかぎりあなたを本当に傷つけたすべてのことを書きましょう。あなたを中傷するために用いられた言いまわし，馬鹿げた口げんか，不貞行為，

公衆の面前での困りはててしまうような激怒，病的な嫉妬，言葉によるものや肉体的な虐待，そして感情的な虐待。

____「意見を知らしめる」試みが，BP の怒りと拒絶により失敗する度に，自分の視点を書きとめましょう。そして，こういうことに本当に耳を傾け，それを尊重してくれるパートナーと一緒であったら，どのような感じであるか想像してみてください。

____「普通の」人々と交際する（「普通の」をとても大雑把に使っています）。すなわち良き友人たち，家族（該当すれば），同僚たち，そして，良い，深みある，正直な会話をすることのできるどんな人とでも。それから，そういった会話のどれかを，一番最近，BP と詳細に及ぶ会話をしようと試みたときのことと対比してみましょう。

____ BP に会う前の古い写真を集めたものに目を通しましょう。どんなに幸せそうに見えたか，見てください！　それほど幸せそうに見えていたころから，どれくらいの時間がたってしまったでしょうか。本当に心地良く眠ったり，足取りも弾み，気持ちのうえでの妥協という犠牲を払って「買いとった」ものではない笑顔で目覚めてから，どのくらいになるでしょう？

____ あなたの BP に関して，ボーダーライン特性に全く無関係ながら，嫌なことがあるでしょう。どのようなものですか？　午前 3 時にトイレのシートを上げっぱなしにしますか？　シャワーの配水管が詰まるほど，髪の毛を残していますか？　このアクション・ステップのポイントは，あなたに BP への「憐れみレンズ」を捨てて，病気だという理由で BP のために言い訳をし続けるのをやめてもらうということです。その人に障害があることは確かですが，一人間でもあるのです。あなたが結婚し

ていなければ（そして，している時でさえ），「私は，自分の最も深い人間としての要求をすべて犠牲にします。私のために同じことはしてくれない他人のために」という契約にサインしたのですか？

____「共依存」と「依存症的な関係」に関する本を買うのに，来月の給料を使ってください。信仰しているごとくに，読み込んでください。ばかげて見えるセルフヘルプの質問票を埋めましょう。文章の一部にマーカーで印をつけてください。自分自身の過去と，自分の中にあるどのような感情パターンが，この種の満たされない，非相互的な関係に戻るように駆り立てるのか，真剣で正直な思索をしてください。

多くのアクション・ステップのように，これは自分の考えを変容し，自分の価値観を評価し，自分の思い込みを疑ってみることが関係しています。頭の中にあるベタベタした蜘蛛の巣を取り除くためには，時間と努力と適切な道具がいります。問題の関係に戻る前に，BPがセラピーを受け始め，あなたがこうされたいと望むようなやり方で接することを学習するまで，待ちましょう。BPの「フーバーリング」テクニックに陥れられないようにしましょう。そうすれば，BPにとってもあなたが望むような態度を覚える動機づけになるでしょう。

BPがあなたの子どもである場合

もし，BPがあなたの未成年の子どもであったなら，しなければならないかもしれない最も難しい決断のひとつは，子どもを病院，あるいは居住型の治療センターに入れるかどうかということです。もし，他の親と話し合えば，ホラーストーリーから，逆転した人生を称える賛美歌に至るまで，玉石混交の結果を耳にすることになるでしょう。このような反応の幅は，あなたとあなたの子どもにとって何が最善かということを決定することを，より一層難

しくします。

　最善の決断をするために，何ができますか？　先行きを計画し，そして自分自身を教育してください。もし子どもが危機に直面したら，どんな設備，サービスなどが使えるのか知っていれば，良い選択をするチャンスが広がるでしょう。もし，あなたの子どもがこれらの選択肢を——まだ——必要としなければ，それほど感情的にならずに，より効率的に選択肢探しができることでしょう。

入院

　あなたの子どもの精神科医——もし子どもがかかっていたら——は，1カ所あるいは複数の病院に入院の受け入れをしてもらえる特典をもっているはずです。精神科の施設もありますし，精神科のフロア，あるいは部署がある一般病院もあります。精神科医に何故，ある施設を他より勧めるのか，尋ねてみてください。填補範囲に関して調べるため，保険会社にも接触すべきです[注1]。

　精神科病院とは，高い鉄のフェンスで囲まれた近づきがたい所で，社会が危険で精神的に不安定な人々から守られている場所だ，としばしば人々は考えています。実際は，病院は大体が患者たち，特にボーダーラインである患者たちを，自分で自分に危害を与えないようにしておく場所です。

　ボーダーラインの子どもたちのための入院というのは，多少，議論の余地のあるものです。専門家たちの中には，ボーダーラインである患者たちは，病院の構造化された世界に依存しすぎるようになるので，病院滞在は最小限にしておくべきだと感じる人たちもいます。その一方で，病院での，あるいは居住型の治療プログラムは，ボーダーラインの患者が自分の病気を理解し，対応戦略を発展させることを助けると考えている専門家たちもいます。

　入院の世界を詳しく調査する前に，違う種類の選択肢を理解する必要があ

注1）日本とアメリカの保険システムは非常に異なるため，このままでは日本の現状には合いません。

ります。

短期入院

　時おり、「急性期の措置」と言われます。このタイプの入院患者の入院は、一般的には2～7日間になります。この措置は精神科ユニットのある通常の病院や、精神疾患を扱う精神科病院で行われます。このタイプの入院は、大概、危機介入あるいは危機の安定化と考えられます。長期にわたる治療が意図されているわけではありません。

　自殺をすると脅かしたり、深刻な自傷行為を続けていたりする、あるいは他の形で医学的に不安定な子どもに対してすべきことなのです。「このような子どもたちは、とても危険な状態なので、技術の優れた監督指導と危機介入とを大幅に必要としています」とウィスコンシン州ラシーンのオールセイント・ヘルスケアシステムで児童・青少年サービスの監督をしているポール・メイソン, M.S.は述べています。「こういう子どもたちは、全家族と一緒の危機介入を必要としているかもしれません」。近頃、短期入院においては、1週間というのは長い滞在だと考えられています。

州立病院での長期入院

　ここでは、子どもたちは数カ月から数年の期間、滞在することができます。「それにより、家族や子どもたちと仕事をする時間が、もう少し多くスタッフに与えられます」とメイソンは言います。「しかし、州立病院は、しばしば数が少なくて離れた場所にあり、とても長時間の運転が必要となることがあるので、家族とともに作業をすることが難しいことがあります。また多くのケースで、そもそも州や郡のヒューマンサービス部署が乗り出したのは、その人の行動があまりにも問題となり、広範囲に影響していたからなのです」

私立の精神科施設での長期入院

　これらは利潤を目的とした病院です。こういった病院のクライアントたち

は，支払いが可能な限り，長期にわたって入院するのに十分な資産のある人々なのです。多くの人々は，私立の施設では最高の治療が可能であり，州立病院では最悪のものになると信じています。メイソンは「私はこの意見に同意しません」と言います。「プライベートの施設は，大変快適で豪華でしょうが，スタッフたちは州立病院のスタッフよりも質が高いとは言いきれません。実際，多くの州立病院は大学のトレーニングの場所であり，非常に高い資格の専門家が配置されています」。メイソンは，最善の選択をするために，選択肢を綿密に調べることの重要性を強調しています。

アクション・ステップ45
治療センターをリサーチすること

ほとんどの病院や治療センターは次のようなゴールを目指して動いています。自分の状況に対して，ふさわしいものに○をつけてください。

____自分で加える危害から患者を守り，他のリスクの高い状況に陥らないように援助する。
____患者が自分の疾病を受容して，治療が成功するように努力し始めるように働きかける。
____既存の外来治療を評価・改善し，患者のニーズに合うように調整していく。
____患者とその家族に，お互いから離れての休憩を与える。
____精神病期間から患者が脱することを援助する。
____外来治療に対する否定的なリアクションのパターンを断絶する。
____コントロールの利かない情緒的なリアクションに取り組む。
____自己破壊的，衝動的な行動に働きかける。

居住型の治療センター

　「子どもを居住型の環境に入れることがどんなに大変なことであるか知っていますが，それがまた救世主でもあるのだということもわかっています」とある母親は言います。この人の娘は親が選んだセンターに連れて行くために，専門家を雇わなければならないほど，扱いが難しかったのです。この母親は「娘は暴力的で，遁走の危険が大いにありました」と言い，続けて「でも，そのセンターは文字通り，娘の命を救ったのです」と言っています。

　「見知らぬ街の見知らぬ部屋に，娘を他人と残して涙ながらに去るというのは，胸が張り裂けそうなことでした」と別の母親は言います。「この情景は，一生抱き続けるイメージでしょう」。しかし，何年も経って振り返ると，これは娘のためにした全行動の中で，最善のものだったと言います。

　居住型センター，グループホーム，あるいは他の移行的なプログラムは，たいていの親が提供できるよりも緊密な監督保護と，より厳しく統制化されたプログラムを必要とする子どもたちに，施設内で長期間のケアを提供します。病院には，公式に登録された看護師，心理学者，精神科のソーシャルワーカー，そして精神科医が職員として働いている一方で，居住型治療施設で働いているスタッフには，問題を抱えている子どもたちやティーンエイジャーたちと働くための訓練を積んできた，多数で多岐にわたる，学位はもっていないようなヒューマンサービスのワーカーたちが含まれます。このタイプの施設は，スタッフとして，看護師と監督する医師を抱えているべきです。顧問の精神科医が，指導監督と薬の処方をするために定期的に訪問するでしょう。

　このようなプログラムは，州により許可されねばなりませんが，精神科の施設よりはむしろ，グループホームとして許可されるかもしれません。重点的に取り扱うものは，急性期のケアや鎮静化ではなく，集中的ではない長期的なケアなのです。居住型の施設は，通常，専任の教官を雇ったり，地元の公立学校のシステムを通じて，教育サービスを提供しています。

居住型ホームの質は，はなはだ広範囲にわたります。もし，この選択肢を考えているのであれば，居住型施設にいる人々が，ボーダーラインである子どもについての知識と経験をもっていることを確認してください。ほとんどの保険会社は，居住型の施設に対する支払いをしませんが，1カ月当たり3〜5千ドルの費用がかかるのです[注1]。しかし，国家あるいは州から経済的援助が得られることもあります。

経済的な援助を受けるためには，多分，国家から得られるCHINS（Child in Need of Service＝サービスを必要とする子ども）という請願書に記入しなければならないでしょう。これは堅苦しい手段ですが，より多くの選択肢を提供してくれます。ほとんどの親は，ここまでやりたがりませんが，カウンセリング・サービス，表示されたサービスへの紹介，そして家族を支援するための他の活動を利用できるようにしてくれるのです。それはまた，あなたの子どもにトラブル歴があるということを示す書類を残すことになります。万一，子どもが虚偽の虐待の告発をした場合，この記録はとても貴重なものになる可能性があります。書類を書く場合には，暴力的爆発，警察への通報，そして薬物に対する反応を含めてください。

■→ アクション・ステップ46
居住型施設の背景事情を評価すること

居住型の施設の質は非常にまちまちです。カリフォルニア精神医学協会は，次のような特徴を備えている施設を探すように奨励しています。色々な施設を見る場合，評価するために以下のチェックリストを用いてください。ノートにそれぞれの特性の査定において，各施設がどの程度の出来であるか，記録してください。上は「A」（素晴らしい）から下は「F」（落第）まで，設備

注1）日本とアメリカの保険システムは非常に異なるため，このままでは日本の現状には合いません。

に等級をつけてください。

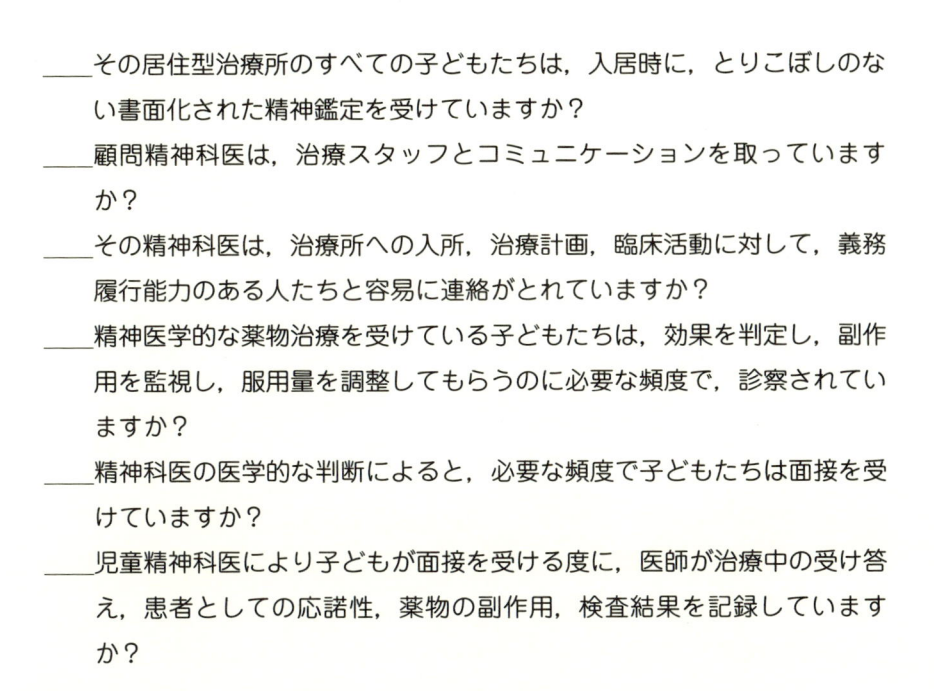

____その居住型治療所のすべての子どもたちは，入居時に，とりこぼしのない書面化された精神鑑定を受けていますか？
____顧問精神科医は，治療スタッフとコミュニケーションを取っていますか？
____その精神科医は，治療所への入所，治療計画，臨床活動に対して，義務履行能力のある人たちと容易に連絡がとれていますか？
____精神医学的な薬物治療を受けている子どもたちは，効果を判定し，副作用を監視し，服用量を調整してもらうのに必要な頻度で，診察されていますか？
____精神科医の医学的な判断によると，必要な頻度で子どもたちは面接を受けていますか？
____児童精神科医により子どもが面接を受ける度に，医師が治療中の受け答え，患者としての応諾性，薬物の副作用，検査結果を記録していますか？

長期プログラムを選ぶこと

　しばしば親は，緊急の入院に対して多くの選択肢をもってはいません。危機的状況では，精神科のある最も近い病院へと行くものです。しかし，いったん子どもが安定して，長期間にわたる入院を考えるとなると，あらかじめたくさんの調べ物をしなければならなくなります。ここにいくつかの提案があります。もし，子どもがボーダーラインであり，長期にわたるケアを考えているとしたら，次のアクション・ステップを行ってください。とろうとしている行動に○をつけましょう。これらの提案の多くは，ボーダーラインの子どもをもつ親によって与えられました。

アクション・ステップ47
長期プログラムを評価すること

___ 施設を探し始めます：子どもが，急性期ケアユニットから退院する準備が進むまで待っていてはいけません。

___ 検討しているどの施設でも，訪問して全体を見学し，スタッフに会いましょう。日中にも夜間にも，さまざまな時間帯に行き，連絡なしに訪ねてみましょう。

___ スタッフについて，できる限りすべてのことを調べてください。学歴，訓練，そしてどのようなタイプの業務内トレーニングを施設が要求しているか，など。

___ その特定の施設が，ボーダーラインである子どもを扱う経験があるのかどうか，調べてください。もし経験がないのなら，用心してください。

___ セラピストあるいは病院スタッフに，見識や推薦を求めてみましょう。

___ 治療に関するアプローチや方針を調べてください。そのために所長や医療スタッフに対して，徹底的なインタビューを実施してください。特に「そもそもここに送られる理由となった，まさにその行為を子どもがしたら，どうなりますか」と，尋ねましょう。

___ その施設は，子どもがかかっている外部の精神科医や心理学者が子どもに会い続けることに前向きな姿勢かどうか，尋ねてください。

___ そこでの経験について話してくれるような，以前の患者の親がいるかどうか尋ねてみましょう。

___ その施設には，どれくらい空き室があるか調べるために，地元紙を見てください。もし多くの空きがあるとしたら，その理由を調べましょう。

___ これらの施設の多くが特に複数回犯罪を犯した，あるいは青少年司法システムで管理されている青少年たちを，特に扱っているのだということに注意を払いましょう。

＿＿里親方式の場合では，何時間の訓練を里親が受けているのか，そして，毎年，どのくらい施設での訓練をするように要求されているのかを調べましょう。また，ボーダーラインである子どもたちの面倒をみたことがあるのかどうかを調べてください。

ティーンエイジの子どもが治療を拒否した場合

　すべての州には，子どもが入院させられるかどうか自分で決められる，同意年齢があり，たいてい 14 歳から 16 歳の間です。もしその年齢を超えた子どもが，病院や治療施設に入ることを絶対的に拒否した場合，親は不随意の入院手段をとらなければなりません。これは容易ではありません。子どもが自分自身あるいは他者に対して，いつ何時危険なことをするかもわからないという状況でなければならず，これは証明が困難です。またこれは子どもにも親にも，同様に多大な精神的苦痛を伴うものです。インターネット上で，ある母親は語りました。「子どもが手足を拘束され，明るいオレンジのジャンプスーツを着て，小股に歩いているのを見たこと，輝くスチールの手錠をかけられた柔らかな子どもの手首を見たこと——そのイメージは，今日まで私の心の一番深い傷となっています」
　しかし，強制入院は心臓を絞られるごとく苦痛に満ちていますが，多くの場合，親は正しい手段であると感じています。それが休息となり，結婚生活や他の家族に，あらためて関心を向ける機会となるのです。「日々，いくらか気分が軽くなります」とひとりの父親は言います。「私は息子がいるべき場所にいて，息子のことや私たちのことを不安に思わなくてもよいことがわかり，よく眠れるのです」
　強制入院は多くの場合，子どもが自殺のそぶりを見せたり，あるいは自他に対する危害を与えるという証拠がある場合に，通常，保安官あるいは警察によって処置されます。保安官あるいは警察官は，子どもを緊急勾留します。これは多大なストレスと際限ない書類記入を意味しかねません。

「時々親にとって，裏目に出ることがあります」とメイソンは警告しています。「その審査官は通常子どものアセスメント（評価）に72時間を費やし，治療割り当てを決定します。もし，審査官が家に戻した場合には，警察に通報したことで，子どもはあなたに対してとても怒っているでしょう。しかし，その子はあなたの境界を知ることになるでしょう。すなわち，あなたは暴力や虐待には関わらないのだ，ということです」

キャリヤーズ・イーストマウンテン・ユースロッジのコーディネーターであるフランク・ピックオウン，L.C.S.W.と，キャリヤーズ・イーストマウンテン・ユースサービスのディレクターであるカール・サリエーノは，親に戦闘方法を選択するように強く促しています。問題のティーンエイジャーが，自他に危害を加えず，治療に対する準備ができていないのであれば，待つ方が無難かもしれません。

「多くの親は，ティーンエイジャーとの勢力争いに陥るという，ありがちな過ちを犯します。その過ちを犯せば，毎回負けることになるでしょう。なぜなら，思春期の若者は船と共に沈む覚悟ができているからです」とピックオウンは言います。子どもがあなたに従うように要求するのではなく，何が期待されているのか伝え，もし彼が拒むのであれば，「当然で理にかなった」結果を実現するようにしましょう。「青少年は，親が本気で心配しているということ，けれども行為に対する結末というものは存在するということを理解する必要があります」とサリエーノは断言しています。もし，あなたのティーンエイジの子どもが宿題を終わらせないのなら，その子の教師に落第点を与えるようにさせてください。出席が悪いということが，同じ学年をもう一回繰り返さなければならないことを意味するのならば，留年させましょう。「ティーンエイジの子どもたち自身が自分の人生に精力を注いでいる以上に，親が投資をしてはいけないのです」とピックオウンは述べています。「青少年期の最も大切な課題のひとつは，成人としていかに機能するか学ぶことにあります。究極の教師は，あらゆる褒美と罰をもたらす，人生それ自体なのです」

入所措置が効果をあげていないことを示す赤旗信号

時々,子どもたちは病院や治療センターで,まずい状況に陥ります。多分,施設があまり良くないのか,その子に合っていないのでしょう。

アクション・ステップ48
預け先を監視すること

ほとんどの子どもたち(ボーダーラインである子どもたちを含む)が,自分の都合のいいように話を歪曲するので,その預け先が子どもにとって良くないものだということを,どうしたら知ることができるでしょうか? メイソンによれば,いくつかの兆候が悪い状況を正確に見抜く方法を指し示します。もし,その居住施設について心配しているのであれば,次の起こりうる問題を調べてみてください。

____適切と思われない治療アプローチ(あるいは治療センターがいかなる認められた治療方法をも用いていない)。
____子どもへの身体的な罰や虐待の噂。
____打撲傷やひっかき傷,あるいは他の虐待の兆候。
____プロでないスタッフと並んで仕事をしている,資格のあるスタッフメンバーの不足。
____なぜかということに関して適切な説明なしでの,訪問権に対する制限。
____薬物の過剰使用。

子どもが次のように言うのは予想がつくことです。「こんなところは大嫌い。意地悪な人たちです」と。特に施設入り当初には。治療過誤に対するいかなる告発に対しても,追跡調査をする必要がありますが,一部のボーダー

ラインを抱える子どもには、自分が望むようにするために物事を誇張する傾向があるということを、心にとめておかねばなりません。

BPがあなたの親である場合

　これは群を抜いて最も複雑な関係であって、丸ごと一冊専用のワークブックに値します。他のどのような人間関係よりも、親があなたを今日のあなたにしたのです——小さな子どもであって、参照したり比較したりする対象が何もないときに、影響を与えたのです。そこで、多量の情報を要約しようとするよりはむしろ、あなたがボーダーラインの親に会いたいと思うか、許したいかどうか、そして、大人としていかに自分の2本の足で立ち、自己主張するかということを決断するために役立つように、適切な方向へと導きたいと思います。さらなる情報については、以下の著作を読んでください。

* "Toxic Parents : Overcoming Their Hurtful Legacy and Reclaiming Your Life" (Forward 1989)
　特に、親と一緒のときにどうふるまうか、一緒にいるときにどう感じるか、その関係に対する信念についてのチェックリストを見てください。
* "Understanding the Borderline Mother : Helping Her Children Transcend the Intense, Unpredictable, and Volatile Relationship" (Lawson 2000)
　特に後半部。

　これらの本をゆっくり、余すところなく読みながら、新しく発見したことをメモしましょう。それらの本は、必要だったものを手に入れることができず、もう一方の親によって適切に保護されなかったという事実にもかかわらず、自分自身を愛することを学ぶ過程を穏やかに導いていってくれるでしょう。

アクション・ステップ49
自分の感情に対処すること

　このアクション・ステップは，たとえどんなタイプの関係をBPとの間でもっていようとも，決断に関する感情に対処することを援助するように企画されています。それは未知への恐怖——私たち全員がもっている問題——に取り組むものです。

【パート1】
　5分くらいの間，邪魔が入らないような静かな場所を選んでください。深呼吸してリラックスし，気が散るような考えから心を解放してください。ひとたび気楽になったら，BPに関連した最大の恐怖を考えてください。BPが，あなたの人生でまさに最悪の日を生み出す方向で，しでかしうることとは何でしょう？　シナリオ全体を心の瞳で詳しく描いてください。これがもたらす感情に注目してください。心の映像に浮かび上がってくる，あらゆる音，光景，あるいはにおいにでさえ，注意を払ってください。その映像を数分間維持しましょう。

　心の中にひとたびその映像をしっかり構築したなら，「今，ここ」へと，自分自身を引き戻してください。効果があるようなら，あくびをし，ストレッチをしましょう。

【パート2】
　思考の帽子を再びかぶる時間です。ノートを手にとり，たった今作り上げた心の映像を言葉で表現してください。現実的に，今，創り上げた想像上のシーンのどの部分が実際に起こる可能性が高いでしょうか？　そのような要素のリストを作ってください。

　このリストの下に，たぶん起こらないシーンについての，別のリストを作

ってください。

　両方のリストを見て，どの出来事が実際の経験からよりは，むしろ純粋に恐怖から創り上げられたと思われますか？　書いてください。これで，3つのリストを手にしたはずです。現実的出来事，非現実的出来事，そして，恐怖から生じる出来事です。これら3つのリストを比較対照してみましょう。

　時として，私たちの脳の理論的な側面は，想像的な側面とぴったり一致して機能しません。例えば，私たちが自分の恐怖を認めなければ，そのようなことが起こります。結果的に私たちの恐怖は，子どものころに存在を信じて怯えていた，クローゼットの中のお化けのようなものになります——見たことは一度もないけれど，大きさの点でも，獰猛さの点でも増大していくものです。

　もし脳の論理的側面と想像的側面の両方から，何かを慎重に見るために時間をとれば，これらの両側面をお互いに対話させることになり，物事を解決できる可能性が高まります。言い換えれば，脳の論理的な側面が，ぞっとするような「幽霊」の恐怖を除去する可能性が高まります。

✒ アクション・ステップ50
違うやり方で行動するために決断すること

　この練習は，自分自身の人生を髣髴とさせるような想像上の背景の中に導くことによって，あなた自身の状況を見極めることに役立つでしょう。自分の声で以下の台本を録音して，エクササイズをしている間に再生してください。

【パート1】
　10分から15分の間，邪魔をされないような時間と場所を選びましょう。

ペンと鉛筆，ノートを手にとってください。始める用意ができたら深呼吸して，リラックスしてください。

　城の下にある地下牢に閉じこめられているのだと想像してください。暗い場所です。冷たい灰色のみかげ石の壁の湿気が見え，そのにおいをかぐことができます。空気はかびくさいにおいがします。なぜ自分がそこにいるのかすら，完全にはわかりませんが，誰かしら大変な権力者を大いに怒らせたに違いないということは確かです。あなたは怯えていて，とても喉が渇いています。小さな独房の先端の錠をかけられた重い木製のドアに，あなたは触れてみます。そうしていると，誰かが遠くでひどい苦痛のせいか，もしかすると孤独から発狂しかけて叫んでいるような，かすかだけれども無気味でぞっとするような声が聞こえます。同じ運命があなたに降りかかったのかと想像し，恐怖の氷にはさまれたような急な痛みを腹部に感じ始めます。
　突然，弱々しい足音を聞きます。だんだん大きくなっていきます。木のドアの隙間から，光が見え始めます。足音はだんだん大きくなり，ドアの前で止まりました。チリン，チリンという音が聞こえ，錆びついた錠穴の中で，古い鉄製の鍵がこすれる音も聞こえます。
　錠が回って，大昔からある古い扉が大きくきしんで開き，手提げランプを持って，前身ごろを金色のブローチでとめた重そうな黒いケープを身につけた，背の高い，親切そうな顔をした若い男の姿が現れました。何も言わず，しかし，優しく励ますように微笑み，ついて来るように動作で示しました。あなたは怯えますが，拒むのも恐ろしかったので，扉の外に出て手提げランプの光の中に入りました。彼は向きを変えて，石でできた廊下を自信に満ちて歩いていきました。長い間，冷たい石の床に座っていたので，体が凝ったように感じましたが，ついて行くように自分を押し進めました。あなたがつらそうなことに気がついて，彼は振り返って待ってくれました。

彼はほの暗い廊下を左に曲がって，次に右に曲がり，石の階段を一階分上り，さらにもう一階分上りました。上へ行くに従って空気が軽くなり，澄んでくるように感じます。この見知らぬ人に感謝の気持ちを感じましたが，まだ何が起こっているのかわかりません。一瞬，死刑執行人のところへ連れて行くのではないのかといぶかしく思いましたが，すぐにその考えを打ち消そうとしました。ほどなくあなたは鉄の門のところに立っていて，門の反対側の方には，日の光と緑色の草が見えました。その見知らぬ人は振り返り，もう一度優しく微笑んでから，大きな真鍮の錠を取り出し，門の錠穴の中にはめ込みました。ちょっと奮闘して，錠を外し鉄の門を開けました。そして最後にもう一度微笑み，言いました。「あなたは解放されました。行っていいのです」

　門の向こう側のどこかで，泉の水が飛び散る音が聞こえ，とてものどが渇いていることを思い出しました。是が非でも，暖かい陽光とひんやりした草のある外の世界に出たいのですが，まだ怖れていました。自分に自信がもてないので，その見知らぬ人の方へ向きを変えて尋ねました。「しかし，誰が私を地下牢の独房に閉じ込めたのですか？　そして，なぜ？　私はまだ問題を抱えていますか？　再び私を追って来たとしたら，どうなるのでしょう？　そのとき，何ができるでしょうか？　そして，あなたは誰なのですか？　なぜ，今解放してくれるのですか？」応えて，彼は振り返り，温かで思いやりに満ちて落ち着いた瞳であなたをまっすぐに見ました。彼はシンプルにもう一度繰り返します。「もう行っていいのです。自由なのです」

　混乱しましたが，よりよい場所へ出られて嬉しくて，あなたは暖かな日の光の中に向けて外界に踏み出しました。服，髪，腕，顔に太陽を感じることができました。水が飛び散っている音がしている方へと向きを変えると，プールのまん中に大きな白い彫像が立っている大きな噴水が見えました。人々はカップや水差しを水で満たしながら，皆が澄んだ冷たい水を集めて，泉のそばに静かに隠やかに立っていました。両手に水

第 10 章 選択肢を考察し，決断すること　275

を満たし，立っている場所で飲んでいる人もいれば，いっぱいに満たした水差しを運んでいる人もいます。あなたは泉に向かって歩きます。自分がどう感じているのか，考えずにはいられません。ちょっと前まで，迷子のようで，監禁され，無力で混乱していました。今，まだこの先に何が待っているのか，さだかではないけれど，少なくとも暖かく，快適で自由なのです。少し前にいた場所と今いる場所との対照性について考えます。ストーリー全体に関して，まだ何か変な感じがして，説明がつかないものがあります。

　あなたは，これらの出来事を心の中で何度も色々な角度から考え，見知らぬ若者が最後に言ったことについて考え続けます。「もう行ってもいいのです。自由なのです」。それは，あなたにとってのターニングポイントでした。もし，外に歩み出さなかったとしたら，どうなっていたでしょうか？　怖れすぎていたら，どうなっていたでしょうか？　再び鉄の門に錠をかけてしまったでしょうか？　これらの疑問をあれこれ考えていると，奇妙な混じりあった感情が心を流れ抜けていきます。誰かが，あなたの手にぴったりの陶製のカップを手渡して言います。「お飲みなさい。ここには水がたっぷりあるのです」

【パート 2】
　さて，ここで「今，ここ」へと注意を戻しましょう。ゆっくりと深呼吸して，吐いてください。では，ゆっくりと周りを見回して，いる場所と周りにあるものに注目してください。すぐ身の回りの音，そしてにおいに注目しましょう。では，思考の帽子を再びかぶる時です。話が展開する各段階で，どう感じていたか思い返してください。地下牢の独房にひとりでいるときに，どんな気持ちでしたか？　ノートに，できるかぎり上手にその気持ちを言葉で表現してください。実生活でそのような気持ちになったことがありましたか？　いつですか？　どのような状況においてですか？　感じたことがあるのであれば，いつ，どこで，どんな状況の中で以前にそのように感じたのか，

書き記してください。他の誰かが，おそらく自分以上に苦しんでいるということに気づいたときに，どのような気持ちでしたか？

　ストーリーが展開し，誰かが独房に向かって来るのが聞こえたとき，どんな気持ちがしましたか？　扉を開けてくれたときは？　歩み出るように誘ったときは？　これらの感情の中に，どれか慣れ親しんだものがありましたか？　同じように，これらの各質問に対する回答を書いてください。もっと大切なことに，自由への扉の敷居の上に立ったとき，どんな気持ちでしたか？　時間をかけて，それらの気持ちを言葉にし，書きとめましょう。

　人間として，私たちは習慣に作り出された生き物です。環境に適応することは生き残りのメカニズムなので，どんなものであれ，決まりきったやり方をしていることが快適になります。しかしながら，自分の習慣や状況に慢心した状態が，マイナスに働く時や場所というものもあります。

　そのような状況では，自分に破壊的な影響をもたらすような物事に，慣れてしまう可能性があるのです。こうなってしまえば，「学習性無力感」と呼ばれるような状態になる可能性があります。これは単純に，意識的にしろ，無意識的にしろ，ひたすらおとなしくして，自分に注意を引くようなことをしなければ，生き残れる可能性が増えるようなものとして，自分の置かれている状況を認識することを意味します。この段階に達してしまうと，自己主張することや，自分の状況をコントロールすること，自分で自分のために行動することを怖れるようになることもあるのです。

　ボーダーラインには，しばしば，家族に対して長期にわたって累積的影響力を伴うように思われる何かがあります。ボーダーラインの人は内的な安定性，感情的な安定性を求めているということ，そしてこの病の経過について教育されていないボーダーラインの人は，当然のことながら，周囲にいる人間をコントロールすることによって安定を見出そうとする傾向がある，ということを忘れないでください。

　もし引き受けるというのでしたら，あなたの使命は，<u>あなたの</u>行動をコン

トロールすることで自分の感情をコントロールしようとする，BPの誤った知識と誤った方向づけによる努力は，誰のためにもならないものであり，あなたがサポートすべき理由はないという事実を理解することです。不慣れで，不快で，恐ろしいことですらあるかもしれませんが，自分の人生のコントロールを回復することは<u>可能</u>なのです。

　各種の関係には特有の基準があります。簡単にいえば，BPが，別のもっと重要な関係を保つために，関わっていかなければならない人であるのならば，支えられ，距離をとり，防衛的でないコミュニケーションを使い，争いに引き込まれることを拒否することが重要です。例えば，義理の娘との関係がこれに当たります。BPはあなたを脅威として見なすということを思い出してください。あなたのゴールは，人々は無限の愛する能力を有しているのだということを，BPに示すことです。

　BPに対し，あなたの要求を満たすことを期待しているなら，状況を現実のままに——過去の姿や希望する形でなく——直視して，あなた自身にあなたのニーズをもつことを許してやるということが，努力課題となるでしょう。決断は幻想でなく，現実に基づいていなければなりません。

　BPが虐待的で，その人からの防護が要るのであれば，この困難な仕事を深刻にとらえてください。言葉のうえのものでも，感情的なものでも，身体的なものでも，性的なものでも，虐待はどのようなものでも合理化してはいけません。もし，子どもが巻き込まれているなら，BPが子どもの親であろうときょうだいであろうと，あなたの子どもであろうと，子どもの安全が最優先です。BPは自分自身で選択をしなければなりませんし，あなたもしなければならないのです。確実に，自分の選択を長期的に見て正しいものにしましょう。

第11章
資格を有する専門家のヘルプを見つけること

　　　　ボーダーラインの妻のために助けを見出そうとすると，ボーダーラインな
　　　どというものは存在しないという臨床家もいるのです。「『うちの妻と1週間
　　　過ごしてみたらどうですか？』それから，どうおっしゃるのか聞きたいもので
　　　す」と言いたいです。
　　　　　　　　　　　　　　　　　　　　　　　　　　　インターネット上の一男性

　ボーダーライン治療の経験がある臨床家を見つけることは，ボーダーラインの人（BP）とノン・ボーダーラインの人（non-BP）が直面する最も困難な問題のひとつです。私たちは週に何回も，そういう先生を紹介してほしいと頼まれます。
　問題は，臨床家というものは本質的に，現在あなたに向けられている怒り，凍りついた悲しみ，その他の強力な諸感情に，BPがきちんと対処していけるようになるまで，ずっと援助していかねばならない，ということです。BPの求めに応じることができる一方で，個人的境界を設定し，変化するように動機づけながら，自分を愛することができるように助け，依存を促し過ぎずに親密な関係を発展させることは，熟練した人物でないと無理なのです。臨床家たちもあなた同様に，さまざまな引き金や個人としてのフィーリングをもっているのです。対処できるように訓練を受けているだけのことなのです。

第一に，有害なことをしないように

ボーダーラインのクライアントを扱っている臨床家を見つけるのは，難しいかもしれません。最善の場合でも，情報不足の臨床家は援助することができません。最悪の場合には，事態を悪化させてしまいます。これは，私とのインタビューで，匿名希望の臨床家が説明してくれたことです。

　私の重大な心配事のひとつは，ボーダーラインの認識と治療において，十分な訓練が欠如していることです。これでは多くの人々にとって，悪い結果に終わることになるわけです。私の現在のクライアントのほとんどは，何度も治療に失敗した後で，最終的に私のところへとやってきた人々であり，それというのも前のセラピストは善意ながら，プラスのことよりもマイナスなことをしてしまったからなのです。多くの害は，セラピストの側に問題があったり，トレーニングが不十分だったりして，境界設定がまずかったために生じています。

　セラピストが境界の違反行為に気づいて，ボーダーラインの患者を責めるようなことすらもしながら，突然ルールを変えると，「害」という結果になるのです。信頼，拒絶，安全性の問題は，ボーダーラインのクライアントにとって大変重要であるので，セラピストのこのような行動は非常に破壊的にもなりうるのです。

　害の第2のタイプは，長期治療の必要な患者が短期治療に招かれ，資金が尽きてしまうと投げ出されてしまうという形で起こります。ボーダーラインの患者たちは，何に着手しているのか正面から理解することが必要です。他の問題のほとんどは，単純なセラピストの無能力によって生じています。

臨床家を見つけることが難しい理由

　専門家のヘルプを見つけることが難しいことには，いくつかの理由が存在します。

1. 臨床家たちは，一般的には人格障害を扱うための十分な訓練を受けていません。私は専門家ではありませんが，クリニカル・ワークショップを行うたびに，ボーダーラインが家族に及ぼす影響を論じ始める前に，ボーダーラインを定義するために時間の半分を費やさなければなりません。1980年以前に学校に行った臨床家たちは，DSMの中でボーダーラインが正式の診断とさえ認められていない時点で学校を卒業したのです。
2. 臨床家は一般に，人格障害患者を避けます。例えば，"The Minds of Billy Milligan"（Keyes 1993）のなかで，精神科医フレデリック・ミルキーは患者のひとりであるビリー・ミリガンの治療技法について，法廷で証言したとして記録されています。司法長官補佐デイビッド・ベリンスキーによる，どのようにミリガンを治療したのかに関する質問に対しての答弁の中で，ミルキーは「巧みな無視を使って」と答えました。
3. 世界中の人々が治療を求めているのに，人格障害の治療に関する専門知識があり，実際に患者を見ている臨床家の国際的なデータベースは，現在のところありません。
4. ある人とはうまく仕事ができる臨床家が，別の人とでは良い関係を発展させていくことができないこともあります。どのような資格も推薦も，臨床家が，あなたなりあなたの愛する人を助けられるという保証にはならないのです。
5. ボーダーラインである人々は，治療をすることが最も難しい人々に入ります。ライリンド（2002）は，自分を担当する精神科医にとても腹を立てて，虚偽のセクシュアルハラスメント被害を訴え，一度は医師の車

の上に半ば脅迫のメモを残したということを描写しています。2人の臨床家が，カウンセリング・セッションの間に自傷行為に及び，緊急の医療ケアを必要としたボーダーラインの人について，個人的に話してくれました。それでも多くの臨床家は，ボーダーラインの人は治療すれば見返りも大きいと感じています。ボーダーラインの人との治療は長期にわたり，より困難なものとなりますが，治療の成功はその分より一層，深い満足感をもたらすのです。

6. 大学では人格障害を強調せず，臨床家は数時間しかボーダーラインに関するトレーニングを受けないかもしれません。教授たちは，必ずしも最新のリサーチについていっているわけではなく，学生がボーダーラインのクライアントを受けもつことを，避けさせたがるということも知られています。
7. 家を塗るためにペンキ屋を選ぶときのようにして臨床家を採用することは，患者となる可能性のある人々にとって，快適なこととは限りません。厳しい質問をすることに困惑を感じるべきではないと，ジェイムズ・ポール・シャーリーは説明しています。
8. 活発なリサーチが行われている分野ではあっても，ボーダーラインである人々に対して最良の薬物治療とセラピーに関して，明確な合意というのはありません。私たちはまだ，その障害の原因がわからず，そのためにセラピーに関して意見の一致をみることは，ほとんど不可能なのです。今までのところでは，一種の認知行動療法である，マーシャ・リネハン博士が進めてきた弁証法的行動療法（dialectical behavior therapy：DBT）が，最も効果的に思われます。DBTは，患者に実際的なスキルを教え，サポートを提供すること，そして，自己受容と変化の必要とのバランスをとることを強調します。

セラピー授受の関係には，2種類の問題があります。契約に関する問題と治療上の問題です。契約関係の問題点には，予約スケジュールや，専門家に

払う金額，さらには，ある臨床家が問題解決のために何か提供しうるのか否かといったことが含まれています。治療的問題は，契約の問題がいったん決定されたときに話し合うべきことで，考え，気持ち，行動，人生の状況，人間関係などです。きちんとした臨床家なら，治療関係に関する不安感の表現を聞くことを，大いに歓迎するでしょう。もし，臨床家がこのような不安の念を，あなたの方に「問題がある」ことを示すものであるかのように扱うのであれば，その臨床家にかかって，それ以上時間を無駄にする必要はありません。「進め」の標識を超えてしまったり，200 ドル（初診料）を取り返そうなどとはしないように。そこで進行を中断して，別のセラピストを探しましょう。あるセラピストのもとで，まさにそのような類の不快感を経験した一人物を知っています。漠然と何かおかしいと感じながらも，はっきり何が，と限定できずにいて，後々，独自の調査でその「プロ」が開業する免許さえなかったことを発見したのです。

弁証法的行動療法

　DBT はまた，どの臨床家についても，治療基準が不変である唯一の治療法です。BPD セントラル（www.BPDCentral.com）あるいはインターネットで弁証法的行動療法を探すことができます。これを主題にした著作もあります。リネハンのトレーニング組織である行動技術移行グループ（The Behavioral Technology Transfer Group）は，弁証法的行動療法（DBT）のトレーニングを終えた臨床家の最新情報の公表を準備中です。http://behavioraltech.com 上の資料を参照してください。特定の地域の DBT 訓練を受けた臨床家の情報を探していて，インターネットで見つけることができなければ，オフィス（206-675-8588）に電話をしてください。あるいは，グループ (information@behavioraltech.com) にメールしてください。DBT で訓練を受けたセラピストを探す別の場所は，http://brtc.psych.washington.edu です（'Clinical Services' をクリックしてください）。

多くの臨床家たちは——DBTで訓練を受けた人々を含めて——自傷行為，物質乱用あるいは摂食障害を伴う，低機能BPの治療の方に精通しています。臨床家たちと面談しているときに，オズにはボーダーライン患者に関するステレオタイプに合致しない，高機能BPもまた住んでいるということを，そのセラピストが理解しているかどうか確認してください。

どこにいても臨床家を見つける方法[注1]

DBTの訓練を受けた臨床家でなければ，あなたにふさわしくないというわけではありません。適切な臨床家を探すには，多くの時間と努力が必要です。しかし，保険プラン[注1]次第で（この点に多額のお金を費やしているかもしれませんけれど），少なくとも，新しい車を購入する場合と同じくらいは調査をすべきでしょう。もっと大切なのは，境界を守れないとか，ボーダーラインに関する研究を継続していない，あるいはボーダーラインの仮面にだまされるような臨床家を信頼してしまい，誤った選択をすると，事態を悪化させる可能性があるということです。

この方法を試みたとき，2つの異なった病院に電話をして，同じ精神科医の名前を教えてもらいました。"SWOE"のためにインタビューをしたので，よく知っている人だったのです。

地元の臨床家を探すのに役立てるために，以下のステップを用いてください。

【ステップ1】
2〜5名の精神科医の名前を収集してください。一番いい入院形式の精神

注1）日本とアメリカの医療システムは非常に異なるため，このままでは日本の現状には合いません。アメリカでは50％以上の人が保険制度に参加しておらず，保険の種類も多種多様で，保険の種類によっては保険会社が指定した医療従事者のサービスしか受けられないので，自分の希望する医療機関を必ずしも利用することができません。

科ケアが受けられる，地元の病院のリストを作ってください。もし，大学に付属している研修病院があれば，それをリストに載せてください。そして，電話をして，精神科の看護師長か医療スタッフ局の管理責任補佐につないでもらいましょう。フレンドリーに話して，いい関係を築き，話すのに都合がいい時間か尋ねましょう。友人に対して用いるような声で，人格障害（境界性人格障害と特定するのはやめましょう）を専門にしている精神科医を探していると伝え，推薦するような人がいるか聞いてみましょう。拒食症や薬物乱用のような二次的な問題があれば，触れましょう。相手が多忙なら，かけ直すか，できれば自分の番号を残しましょう。こういった人々は毎日，精神科スタッフと働いているので，評判を知っているのです。

　もし，HMO[注1]なら，あなたが見つけた医師のひとり，例えば「スミス医師」が診察している病院に電話をしてください。ただし，医師の名前は言わないように。会話の最後に医師の名を挿入しましょう――「ああ，ところで，人格障害の患者をみているスミス医師を知っていらっしゃいますか？」。念入りに聞いてください。医療スタッフに対して不敬なことは，誰もしないでしょう。けれども，言いよどみ，曖昧な反応，あるいは誠意がこもっていないような答えに注意して聞くのです。「友達に勧めなければならないとしたら，どなたを推薦しますか？」と聞くこともできます。相手の人に，共感してもらえるようにもっていけば，1人，2人，名前を挙げてくれるでしょう。そこで得た名前はノートに書いておきましょう。

【ステップ2】

　推薦された医師が，自分の保険プランに入っているかどうかを調べてください[注2]。もし，入っていたらオフィスに電話をして，職員に同じ質問をしてみてください。そこで働くことを楽しんでいるスタッフは，臨床家に関して

注1）Hearth Maintenance Organization の略で，この医療サービスシステムに登録している人のみが使える医療サービス。
注2）前ページ（p.284）の注1参照。

も熱心な態度をもっているでしょう。楽しんでいなければ，熱意も弱いでしょう。直感を使いましょう。一番よさそうに聞こえた人たちに予約を入れましょう。面談になったら，状況を話し，以下の質問をしてください（ノートにその回答を書きましょう）。一般的に経験を積んでいて，しかも疲れきってはいない臨床家を探すべきです。多くの知識をもっているけれど，広くさまざまな可能性にオープンで，面倒見がよいけれども，安定した境界を守れて，長期間，誰かと仕事をしていける忍耐力のある人です——必要とされるプロ根性をある程度もちながら，輝き出るような思いやりの情がある人ということです。

精神科医に尋ねるべき質問

* ボーダーラインである人々を治療していますか？ もし，しているのなら，どれくらいの人数をすでに治療しましたか？（最低限，人格障害のある人々の治療に豊かな経験をもつ人が望まれるのです）
* ボーダーラインをどのように定義しますか？（ほとんどの臨床家は，高機能 BP と彼らが引き起こしている問題についてよく知りません。とどのつまり，高機能 BP はセラピーを求めないのです。
* ボーダーラインの原因は何だと思いますか？（ボーダーラインの原因について臨床家と見解が一致するかどうか確かめましょう。多くの臨床家は，研究が進んで逆方向を指す証拠もあるというのに，ボーダーラインは親による虐待から生起すると信じています）
* ボーダーラインのクライアントに対する治療計画はどうなっていますか？（具体的なゴールを立てていて，クライアントをセッションごとに迷わせないようにしながらも，柔軟性のあるプランを探しましょう）
* ボーダーラインの人々は改善すると信じていますか？ もし，そうであれば，自らボーダーラインの人を治療して改善したことがありますか？
* その障害をもつ人と共に暮らすストレスを，どの程度知っていますか？（臨床家に "SWOE" を読むように薦めたいと思うかもしれません。多く

の人がこの本のことを知ってはいますが，皆が実際に読んだわけではありません）。この問題をどの程度重要なものと考えているか，医師の回答からヒントが得られるでしょう。一般論として，個人だけでなく，家族と共に治療に取り組んでいる臨床家を探しましょう。あなたと臨床家が一緒になって，同じ方向性で努力をし，お互いを補強し合えることが不可欠なのです。

＊高機能BPを治療したことがありますか？

ジェイムズ・ポール・シャーリーは，人々は訪問した臨床家に対する本能的な直感に依存するものだという，強い信念をもっています。

　　直感を信じましょう。人生のCEO（最高経営責任者）にしては困りますが，しっかりと偵察情報をもたらす信頼できる急使のようには扱いましょう。
　　ボーダーラインの治療技術がないのに，プロとしての限界を認識せず，ましてやクライアントやその家族に，自分の限界をオープンに認めたりはしない臨床家がいます。また，救助者でありたいという駆りたてるような欲求を感じ，悲嘆にくれている深窓の令嬢を救う，白馬に乗った騎士になりたいと望んでいるので，ボーダーラインの人が自分を善と分裂し，結果的にノン・ボーダーラインであるあなたを永遠の悪人役にはめるたびに，得意になってしまうセラピストも存在します。幸い，そのような臨床家は少数派であり，専門家全体の代表ではありません。しかし，存在するには違いありませんから，決してこういう臨床家が，より一層事態を悪化させる可能性を，見くびってはなりません。心と常識を使い，直感を信じてください。何か変だと，静かながら横腹を小突いてくるような，じわじわと続く違和感を覚えたなら，多分，何かがおかしいのです。ある臨床家の周辺で妙な不安感を感じたら，その感覚をさらなるチェックが必要な情報として扱いましょう。何よりも臨床家に，あなたの

心配事を「症状」として扱うことは，決して許してはいけません。

【ステップ3】

状況次第で，あなたかあなたの愛するBPは，アセスメントのために精神科医と会うことを考えるべきです。精神診断も治療を提供する精神科医もいます。

あなたが実際に訪ねるかは別として，精神科医は，ボーダーラインに関する経験を積んだセラピストにあなたを紹介できて当然なのです。

用語解説

見捨てられ恐怖

　見捨てられ，ひとりぼっちにされるという，非現実的に強烈で圧倒的な恐怖で，一般にひとりでは生き延びられないという，子ども時代の信念から派生します。さまざまな異なる形で表現されるかもしれませんが，ボーダーラインの人の主たる特性です。

アクティング・イン（自分に向かう行動化）

　間接的（わざと自分を危険な状況に置く）あるいは直接的（例：かみそりで自分を切りつける）に自傷することで，苦痛に満ちた感情を表現すること（または，よい気分をもたらそうとすること）。"Stop Walking on Eggshells"（Mason and Kreger 1998）で詳しく論じられています。

アクティング・アウト（他者に向かう行動化）

　外に向けられた行動で感情を表現すること。しばしば，より大人らしい他のやり方（自分の感情を熟考したり，理解の努力をしたり，言葉で表現したりする）ではなく，劇的な形（激怒，批判，非難，身体的・精神的な虐待）で現れます。"Stop Walking on Eggshells"（Mason and Kreger 1998）で詳しく論じられています。

オール・オア・ナッシング（白か黒か，二つに一つ）

　分裂を反映する態度。人々なり状況を「すべて善い」か「すべて悪い」として見ます。

BP

　この本では，境界性人格障害と診断された人や，アメリカ精神医学協会が定めた「診断と統計のためのマニュアル第4版（DSM-IV）」（APA 1994）でのボーダーラ

インの定義にあてはまると思われる人を指します。一冊の本の情報に基づいて人々を診断すべきではありません。ボーダーラインの診断と治療の経験を積んだ専門家のみが診断を下すことができるのです。

境界（boundaries）あるいは個人的境界（personal limits）

ある人物が他人にどういう扱いを受けることを期待するかということに関する，理にかなった予想。人々はしばしば，あなたが自分自身を扱うやり方を見て，どのようにあなたを扱うか学ぶので，自分の境界を設定して遵守することが大事です。ボーダーラインである人の中には，どこまでいけるか確認するため，境界を無視して侵入してくる人もいます。これを予期して計画を立てておけば，境界を守ることが容易になるでしょう。

共依存

さまざまな異なる共依存の定義を見出せますが，大半は他人の幸福に過度に焦点を当てて，自分の人生を生きることを中心にしたもので，特に他人への注目が，自分自身の幸福や個人的境界を無視する事態を引き起こしている場合がこれに当たります。共依存状態の人は，しばしば必要とされることを必要としていて，「救済」したり，変えたりできると考える人たちに惹かれます。

認知行動療法

ある個人の非合理的な思考を変え，異なる信念に導き，行動変化という結果をもたらすことに焦点を当てるタイプの療法。

認知の歪み

誤った結論に導くような，歪んだ方法で出来事を解釈すること。これに含まれるもの：白か黒かという思考（分裂），過度の一般化（結婚式に招かれなかったので，皆に嫌われていると想像する），メンタル・フィルター（些細なネガティブなことに注目して，全体像を見失う。ボーダーラインの母親が，電話をするのを忘れたと言って，あなたがひどい娘だと不満を言う），ポジティブな面を打ち消す（一言の

批判が素晴らしいパフォーマンスだという論評をかき消す)，何らの証拠のない読心（上司と口論した際に，あなたのパートナーの機嫌の悪さが，あなたに向けられると想定する)，占い的発想（「いずれにしても失敗するというのに，どうしてわざわざやってみるのです？」)，感情的な理屈づけ（感情と事実が等価であるという信念)，動機づけの方が求められているときに，自分を罰すること（「今日は食べ過ぎてしまったけれども，明日はもっといい選択をするでしょう」と考えることもできるのに，「あのケーキを食べてしまうなんて，私は太り過ぎでだらしのない人間だわ」と考えてしまう)，レッテル貼り（「自分は失敗者で，これからもいつもそうでしょう」のような，自己の過度の一般化)，そして個人化（単に引き金となっただけかもしれないのに，ある出来事の全責任を引き受ける)。

一貫性
　一貫性の欠如は人間の条件の一部でしょう。私たちはロボットではなく，同じ刺激が何十もの要因次第で，異なる反応を引き起こします。けれども，ボーダーラインの人と接している際は，一貫性——毎回同じように反応したり，リアクションをとったりすること——がその人の行動を効果的に形成する最善策です。約束したり脅迫したりする前に，最後までやり遂げられることを確かめましょう。

反撃
　変化に対する防衛的な反応。自己主張を始めると，ボーダーラインの人は自分も変わらねばならないことに気づくでしょう。そのとき，ボーダーラインの人はあなたの新たな境界が心底本気で定めたものか試すために，「望まれない行為」を増幅したり，きわどいハッタリをかましたりするでしょう。境界設定をして，言葉に反する退行をしてしまうと，ボーダーラインの人はあなたが本気でものを言わないのだと学習してしまうので，これはとても大事なポイントです。

防衛機制
　不快な感情に対するよくある代替策。抑制，抑圧，あるいは感情の否定，投影，昇華（感情を受け入れられる活動に移行する)，合理化が含まれる。

否認

確固たる証拠が十分あるのに，明白な事実を継続的に否定すること。悲嘆過程の第一歩（例：ある人が亡くなったことを「忘れて」，夕飯の食卓にその人の席を用意してしまう）にもなりうるし，継続的な防衛機制にもなりうる（例：「お父さんは素晴らしい人でした。私が悪いことをして，本当に必要なときだけ，私をベルトで打ちました」）。

解離

ボーダーラインの特徴である非現実感，あるいは「頭の中が真っ白」のような状態。どの特定の形をとるか次第では，全面的に望ましくないというものではありません。ボーダーラインの場合，解離はボーダーラインの人が，極度に苦痛を伴う出来事を忘れることを可能にするという役割を果たしますが，ボーダーラインの人が実際に起こったのとは全く違う形で物事を思い出す事態となるので，対人関係に問題を引き起こします。解離はボーダーラインの人と付き合う人に，多大な混乱を引き起こし，しばしば「自分は頭がおかしくなっていっているのだろうか」などと悩ませます。

極度の落ち込み（dysphoria）

多幸感（euphoria）の反対語。うつ，不安感，激怒，絶望感の混ざったもの。

空虚感

多くのボーダーライン行動の発動源となっている，慢性的で苦痛を伴う情緒状態。ボーダーラインの人はしばしば，セックス，浪費，あるいはその他の衝動的な活動を，内的な虚無を満たす努力として使用します。

飲み込まれ／見捨てられ

ボーダーラインでとてもよく見られる2つの恐怖感。ボーダーラインの人が「飲み込まれ」を怖れるときは，誰か感情的に近い人が自分の人格を「乗っ取る」ことを怖れます（自分自身のアイデンティティーが，とてもはかないものだと感じてい

るので）。そこで，例えば，喧嘩をしかけてその相手から遠ざかります。コインの表裏のように，これと切っても切り離せないのが見捨てられ恐怖，つまり見捨てられて，ひとりぼっちになってしまうことへの強烈な恐怖です。これら2つの恐怖がボーダーラインの中で作用して，ボーダーラインの人が他人にあまり近くに来てほしくないけれど，同時にあまり離れていってほしくないと感じる，押しては引く状況を作り出します（嫌いです―見捨てないで）。ノン・ボーダーラインの人はこの双子の恐怖を，しばしば，押しやられることと引き寄せられることが，同時に起こっているかのようなものとして経験します。

融合化
　相手の内部に自分のアイデンティティーを喪失してしまうほどの浸透性がある，他人との強烈な情緒的絆。一個人がどこまでで，どこからが別個人なのかわからないこと，と描写する人もいます。相手がすぐ近くにいないと喪失感があるのは，融合化の例です。ノン・ボーダーラインの人もボーダーラインの人も，お互いに有害な形で相互に融合化してしまうことがあります。

FOG
　3つの強力な感情的武器，Fear（怖れ），Obligation（義務感），Guilt（罪悪感）の頭文字を合わせたもの。

混乱させること（gaslighting）
　古い映画の『ガス灯』（Gaslight）からとった名前で，この戦法は自分が「狂気である」と信じ込むほどに，誰かに自らの正気を疑わせようとするプロセスです。

高機能
　ボーダーラインに関しては，この語は仕事をこなし続けることができ，社会的な人間関係を維持でき，大体において完璧に健康なように見えるボーダーラインの人を指します。これが可能になるのは，親密性，見捨てられ感，その他の苦痛を伴う感情は，ボーダーラインの人が近い存在と感じ，失うものがあるような人々によっ

てのみ，引き金が引かれるので，こういうことが可能になります。高機能のボーダーラインの人（高機能 BP）と関係するノン・ボーダーラインの人は，通常とても多くの価値承認を必要とします。なぜなら，唯一彼らだけがボーダーラインの人の混乱を呼ぶ，人を傷つけるふるまいを目撃するからです。高機能 BP は，めったにセラピーを受けません（必要だと思っていないのです）。この本を読んでいて，この内容に感ずるところがあるのなら，あなたはおそらく高機能 BP と関わっているのでしょう。

フーバーリング
　相手が引いた後で，関係に引き戻すために，想像できる限りのことをすること。しばしば，バキューム・クリーナー（フーバー）で，「吸引」されているかのように感じます。

過度の警戒状態
　一般に，状況が現実的に要求するよりも過度に，継続的にガードを固めた状態。「赤・警戒信号」にとどまる習慣。この文脈では，とても「ビクビク」しているとか，他の人々が反応しないようなやり方で，突然の動きや雑音に過剰反応することも含むことがあります。しばしば PTSD（外傷後ストレス障害）の要素となっています。

「私」主語の文
　文を「私」で始めることで，あなた自身に関して伝達する一法。「私」文は，防衛的な反応を避ける手段として役立ちます。ボーダーラインがからんでいる場合，「私」文を作ることは身につけることが大切なスキルです。ボーダーラインは批判が意図されていても，されていなくても，人を批判に対してもろく過敏にしてしまうからです。

衝動性
　現実的な事実や，ある状況の帰結を十分に考慮せずに，何かを性急な願望から行うこと。

自分の高潔性を尊ぶこと

　誰もが倫理規範——日々私たちを導いてくれるガイド役——というものをもっています。私たちはこうした価値体系を，さまざまなものの組み合わせから発展させていきます。育てられ方，宗教上の信念，経験が教えてくれたこと，などです。「自らの高潔性を自分自身に向かわせる」人々は，愛情と敬意をもって自分を扱い，自尊の価値観をしっかり守ります。自分の高潔性を汚してしまう人たちは——例えば，価格より低い額の請求を受けたときに，お金を返さなかったり，他人に個人的境界を侵害させてしまったりして——自分の行為を合理化したり（例：「こんなことをするのは今度だけです」），価値観を変容するかもしれません。長い目で見ると，自分の高潔性に敬意を払わないことは，自尊心の喪失につながります。他の誰もあなたの行為に気がつかなくても，あなたはわかっているのです。

無効化

　無効化とは，誰かに対してその人の感情，個人的な経験，あるいは視点が間違っている，あるいは有効なものでないという，言語的あるいは非言語的なメッセージを与えることです。誰かに対して「抱きしめてほしいなんて思うには，年が行き過ぎています」とか「男の子は泣かないものです」と言うことは，ひとの（悲しみや親密性を必要とする）感情を無効化している例です。無効化はまた，誰かの現実感を否定するひとつのパターンにもなります（例：「私が寒いのだから，セーターを着に行って」）。

　時間の経過に伴い，無効化された人は「自分はどこかおかしいのだ」とか，「私には，自分自身の面倒をみられるという信頼感もない」といったメッセージを受けます。ボーダーラインの人々は，自らが無効化を受けるような環境で育てられた可能性があり，しばしば意識的にせよ，無意識のうちにせよ，ノン・ボーダーラインの人に対して，ボーダーラインの人が「正しく」ノン・ボーダーラインの人が「間違っている」と確信させるために，この手法を用います。

　ノン・ボーダーラインの人にとって，この混乱と抑うつのハムスター・ホイール（ハムスターが回転させて運動する遊具）から降りるための鍵は，他の支えてくれる人たちに価値を認証してもらい，自分で自分を承認し，必ずしも同意せずに言い分

を認める（ボーダーラインの人が聞いてもらったと感じられるように）方法を身につけることです。また、しばしば唯一の「真実」というものはなく、ボーダーラインの人は独自の視点をもつ権利があるということを認めることも、とても重要です。ボーダーラインの人に自分の意見をもつ権利があるのなら、他の皆にもあるのです——あなたも含めて。

　承認（有効化）されるということは、理解されたと感じることです。12歳の少女にとって、人気者の集団に無視されることは、押しつぶされるような打撃です。父親は同情し、それが彼女にとってどういう意味なのかがわかると示すことにより、娘の感情を承認できます。もし、まだ若くて、これからの人生で友達ができるだろうから、嫌な気分になったりしないようにと娘に言えば、（たとえ、彼の言うことが真実でも）彼女の感情を無効にしているのです。承認は「真実」がポイントではなく、相手の感情を認めるというのが大事なのです。一部の研究者は、無効化を受ける環境がボーダーラインの発症に関わると信じています。

低機能
　ボーダーラインに関しては、この用語は自傷行為や、他人が精神・情緒疾患の存在を認めることが容易となるような、その他の極端な行為を行う人を指します。低機能のボーダーラインの人たち（低機能BP）は、頻繁に入院したり、障害者手当てを給付されていたり、深刻な摂食障害を抱えていたり、薬物乱用を行います。家族の一員に問題があることが明白なので、低機能BPを抱えているノン・ボーダーラインの人は、高機能BPと一緒にいるノン・ボーダーラインの人ほどは孤立したり、無効化されたり、混乱してはいません。けれども、ボーダーラインの人が非常に情緒的に虚弱で、依存的なので、他の心配や恐怖を抱えています。

ノン・ボーダーラインあるいはnon-BP
　「ノン・ボーダーラインの人」（non-BP）という語は「ボーダーラインでない人」という意味ではありません。ただし、一部の人はこの意味で使います。そうではなく、この語は「ボーダーラインを抱える人の行動によって影響を受ける親類、パートナー、友人、その他の個人」を指す略語です。Non-BPはBPとあらゆる種の関

係でつながっている可能性があります。私たちがインタビューした non-BP は，ボーダーラインの人たちの配偶者であったり，未婚のパートナーであったりするほか，友人，子ども，親，きょうだい，義理の娘，おば，いとこ，そして同僚もいました。Non-BP はさまざまな形で BP の影響を受ける，多種多様な人々の集合です。ボーダーラインを抱える人に対して，とても献身的な non-BP もいれば，言葉のうえであるいは身体的に虐待を加える人もいます。Non-BP は自分自身が精神の健康に関する心配を抱えている場合もあります。うつ，薬物依存，注意欠陥障害（ADD）や境界性人格障害です。ボーダーラインの人でも，別のボーダーラインを抱える人に対処しているのなら，non-BP とみなされます。

個人的境界の遵守

　他人の希望を尊重するような態度で行動すること。例えば，個人的境界を守るとは，相手を待たせずに時間を守ることです。

人格障害

　ある個人の人生への対応を含んだ，より深層にまで及ぶ「状態」障害。比較対象となるのは，より一時的で，人物の構造において不可欠とはいえない，「症状」障害（うつ病など）。これらの障害は DSM-IV（APA 1994）にリストされています。

外傷後ストレス障害（PTSD）

　この障害は精神的な衝撃の大きい攻撃に，繰り返し継続的に曝露されることから生じます。症状には過度の緊張，心的外傷となった出来事の回帰的・侵入的で，苦悩を引き起こす記憶の喚起，その出来事に関連する思考，感情，会話を回避する努力，その出来事の重要な側面を思い起こすことの不能，入眠や睡眠の困難，集中困難，驚かされた際の極端な反応などがあります。障害は社会生活，職業生活，あるいはその他の面での機能における，臨床的にみて重大な苦悩や阻害を引き起こします。

激怒

ボーダーラインにおいては，よくある怒りの爆発。なんらかの出来事が引き金のように思える場合もあれば，降ってわいたような場合もあります。

現実チェック

誰もが自分版の「現実」というものを持っています。例えば，カップルになぜ別れたのか聞くと，おそらく異なる 2 つのストーリーを聞くことになるでしょう。ボーダーラインの人は，自分の現実に関して，それがあなたのネガティブな特性であろうと，操作のような（あなたははっきりわからないでしょう）要求であろうとも，極度に力強く主張する可能性があります。何であれ，まっとうであると「感じ」ないことを受け入れる前に，誠実で，板ばさみになったように感じず，精神的に健康だと信じられる友人から情報を得て，現実チェックをしましょう。

安全な安全対策

ボーダーラインの人物があなたや家族の人たちにとって，脅威と感じられるようなやり方で暴れている期間に，ボーダーラインの人およびあなたと未成年者たちへの危害を避けるための，具体的で特定的な計画。

自傷（self-harm, self-mutilation）

自傷は低機能 BP が圧倒的な精神的苦悩——通常は恥，怒り，悲しみ，見捨てられることなどの感情——を放散するため，あるいはそれに対処するために使う，生き残りのメカニズムです。これは自殺企図ではありません。実際，これは生きている感じを高め，麻痺感と虚無感を抑制します。自傷の理由はさまざまです。自己処罰やより「生きている」と感じるため，他人に感情的な苦痛を伝えるため，あるいは助けを求めるための場合もあります。自傷行為をするすべての人がボーダーラインであるわけでも，すべてのボーダーラインの人が自傷するわけでもありません。不運にも多くの臨床家がこのことを知りません。なぜなら，セラピーに来る人にしか会わないからです。"Stop Walking on Eggshells"（Mason and Kreger 1998）は，自傷への対処方法を提案しています。

分裂

　境界性人格障害の研究者であるマーサ・リネハン博士（1993）によると、「ボーダーラインの個人は、厳格に保たれながらも相反する視点の間を頻繁に揺れ動きます。現実を『すべて』ではなく『どちらか一方』という極化した形で、とても固定化した参照枠の中で見る傾向があります。例えば、このような人が、本当に些細な失敗でも、ある人が内面的に『よい』人であることを不可能にすると信じてしまうことは、珍しいことではありません。ボーダーラインの人における、このような思考は『分裂』と名づけられています。子ども時代に虐待の被害者となった人たちは、虐待の責任を、白か黒かの二項対立で概念化します。虐待の加害者が虐待をしたという理由で『すべて悪い』であるか、あるいは虐待されたせいで、自分たちが『すべて悪い』なのです。これは精神分析の用語でいうと『分裂』にあたります」。

スティグマ

　極度にネガティブなレッテル。多くの精神医療の開業医は境界性人格障害という診断を避けます。理由はこの病が保険提供者や、他の精神科医にとってさえ、強いスティグマを伴っているからです。

　ボーダーラインがこれほどのスティグマを抱えている理由のひとつは、精神保健の世界が、ずっとこれを治療不可能とみなしていたからです。これは事実ではありません。困難で時間がかかる一方で、投薬とセラピーが大いに効果をあげることもあります。しかしながら、メンタルヘルスの実践治療者にとって、自分の限界、あるいは専門家集団としての限界を認める代わりに、ボーダーライン患者たちを「悪い」とか、変化する気がないと見る方がずっと楽なのです。この見解が反映している一例として、1968 年の DSM-II の導入以来、公式の精神医学の術語の中に入っていないという事実にもかかわらず、character（性格）障害という時代遅れの用語が、いまだ人格（personality）障害の患者の描写に対して、広汎に使われていることが挙げられます。（注：英語の personality は対人関係における行動、思考、感情の基礎となる特性を指し、character は道徳や倫理に関係した個人の性質を指します。日本語の「人格」という語は英語の character と近いので、パーソナリティーという表記が好まれる場合もあります）

自殺

境界性人格障害者の約1割が最終的に自殺します。自殺の脅しは，常に真剣に受け止めるべきです。この点に関する詳細な提案は "SWOE"（Mason and Kreger 1998）に載っています。

試すこと（testing）

ある人物が示した個人的境界を，守られるのかどうか確認するために無視してみること。境界を試してみるのは，正常な子どもと一部の青少年では，典型的な行動です。これはまたボーダーラインである成人の間でもよく見られます。誰かがあなたの境界を試してきたら，行動が言葉よりも声高に物語ります。誰かに境界を超えさせてしまうと，何を言おうともその人は侵害を続けるでしょう。それゆえ，境界を設定する前には，どのようなものにするか，必ず真剣に考えましょう。

引き金

過去の経験を思い出させる感情の雪崩を引き起こすような，出来事，行為，におい，言葉やその他のもの。例えば，もしあなたとかつての恋人が，「私たちのテーマ」とみなすような歌があったのなら，関係が終わった10年後にその曲（不幸にもそれが，ミューザックだったとしても）（注：ミューザックとは，レストランなどでかかっているバックグラウンド音楽）を耳にすると，その恋愛に関する強くて慣れ親しんだ連想（考え，思い出，感情）が喚起されるでしょう。ノン・ボーダーラインの人が知らず知らずのうちにボーダーラインの人の「引き金」を引いてしまうこともあるでしょうし，逆もありえます。連想がポジティブなものであれば，物事はスムーズに進行します。けれども，ネガティブなもの——例えば，とても深刻な喪失を思い出させるもの——であれば，あなたは理解できない何ものかを，ネガティブに受け止める側に立たされるでしょう。

承認を与える・有効化する環境

自分の思考，感情，そして個人的な経験が「OK」だというメッセージを与えられる環境。ノン・ボーダーラインの人はボーダーラインの人が数々のこと——通常は

ノン・ボーダーラインの人に投影された感情やふるまい——で糾弾してくる期間,承認を与えてくれる環境を提供してくれるような友人が必要だと感じます。マーサ・リネハン（1993）は「無効化するような環境」がボーダーラインの原因の一部になっていると指摘します。すなわち,自分の感情を「間違ったもの」と言われてしまったということです。親としては,「順当なもの」とか「正常なもの」と思おうが思うまいが,子どもの気持ちを承認することがプラスになります。

有効化・承認

信じられ,価値を見出され,信頼と認証を与えられたいという,普遍的な人間の要求。このプロセスを通じて,自分は本物で,根を張っていて,価値があると実際に感じられるようになります。承認がないと,実際に「頭がおかしい」と感じることもあります。特に,何かが現実であるとわかっていて,その人の意見があなたにとって大事であるような相手が,あなたに異を唱えた場合にそうなってしまいます。

文　献

American Psychiatric Association. 1994. *Diagnostic and Statistical Manual of Mental Disorders (DSM-IV)*. Washington, D.C.: American Psychiatric Association.

Begley, S. 2000. How it all starts inside your brain. *Newsweek*, February 12, 40-42.

Black, J., and G. Enns. 1997. *Better Boundaries: Owning and Treasuring Your Own Life*. Oakland, Calif.: New Harbinger Publications.

Cauwels, J. 1992. *Imbroglio: Rising to the Challenges of Borderline Personality Disorder*. New York: W. W. Norton.

Cracchiolo, E., and R. Kreger. 1997. Non-BP list survey. Unpublished.

Dimitrius, J., and M. Mazzarella. 2000. *Put Your Best Foot Forward: Make a Great Impression by Taking Control of How Others See You*. New York: Scribner.

Driessen, M. J. Herrmann, K. Stahl, M. Zwaan, S. Meier, H. Hill, M. Osterheider, and P. Petersen. 2000. Magnetic resonance imaging volumes of the hippocampus and the amygdala in women with borderline personality disorder and early traumatization. *Archives of General Psychiatry* 57(12):1115.

Engel, B. 1990. *The Emotionally Abused Woman: Overcoming Destructive Patterns and Reclaiming Yourself*. New York: Fawcett Columbine.

———. 2000. *Loving Him Without Losing You: Seven Empowering Strategies for Better Relationships*. New York: John Wiley and Sons.

Forward, S., and D. Frazier. 1997. *Emotional Blackmail: When the People in Your Life Use Fear, Obligation, and Guilt to Manipulate You*. New York: HarperCollins.

Gaskins, D., and E. Wilton. *Final Truth: The Autobiography of a Serial Killer*. Atlanta: Adept, Inc.

Hamilton, M. 2001. *Serenity to Go: Calming Techniques for Your Hectic Life*. Oakland, Calif.: New Harbinger Publications.

Henderson, D., J. Schaeffer, and L. Brown. 1998. Gender-appropriate mental health services for incarcerated women: issues and challenges. *Family and Community Health*. October 1.

Keyes, D. 1993. *The Minds of Billy Milligan*. New York: Penguin Books.

Kirshenbaum, M. 1996. *Too Good to Leave, Too Bad to Stay*. New York: Penguin Books.

Kreger, R. and K. Williams-Justesen. 1999. *Love and Loathing: Protecting Your Mental Health and Legal Rights When Your Partner Has Borderline Personality Disorder.* Milwaukee, Wis.: Eggshells Press. (See appendix A for Eggshells Press contact information.)

Kreisman, J., and H. Straus. 1989. *I Hate You—Don't Leave Me.* New York: Avon Books.

Lawson, C. A. 2000. *Understanding the Borderline Mother: Helping Her Children Transcend the Intense, Unpredictable, and Volatile Relationship.* Northvale, N.J.: Jason Aronson, Inc.

Linehan, M. M. 1993. *Skills Training Manual for Treating Borderline Personality Disorder.* New York: The Guilford Press.

Linehan, M. M., H. E. Armstrong, A. Suarez, D. Allmon, and H. L. Heard. 1991. Cognitive-behavioral treatment of chronically parasuicidal borderline patients. *Archives of General Psychiatry* 48:1060-1064.

Linehan, M. M., H. L. Heard, and H. E. Armstrong. 1993. Naturalistic follow-up of a behavioral treatment for chronically parasuicidal borderline patients. *Archives of General Psychiatry* 50:971-974.

Mason, P., and R. Kreger. 1998. *Stop Walking on Eggshells.* Oakland, Calif.: New Harbinger Publications.

Null, G. 1995. *Be Kind to Yourself: Explorations into Self-Empowerment.* Oakland, Calif.: New Harbinger Publications.

Paterson, R. J. 2000. *The Assertiveness Workbook: How to Express Your Ideas and Stand Up for Yourself in Work and Relationships.* Oakland, Calif.: New Harbinger Publications.

Perry, P. 1997. Personality disorders: coping with the borderline, *Saturday Evening Post,* August, 47.

Preston, J. 2001. *Lift Your Mood Now: Simple Things You Can Do to Beat the Blues.* Oakland, Calif.: New Harbinger Publications.

Reiland, R. 2002. *I'm Not Supposed to Be Here: My Recovery from Borderline Personality Disorder.* Milwaukee, Wis.: Eggshells Press. (See appendix A for Eggshells Press contact information.)

Sanderson, C. J., and T. A. Widiger. 1995. Toward a dimensional model of personality disorders. In *DSM-IV Personality Disorders,* edited by W. J. Lindsay. New York: The Guilford Press.

Santoro, J., and R. Cohen. 1997. *The Angry Heart: Overcoming Borderline and Addictive Disorders.* Oakland, Calif.: New Harbinger Publications.

Winkler, K., and R. Kreger. 2000. *Hope for Parents: Helping Your Borderline Son or Daughter without Sacrificing Your Family or Yourself.* Milwaukee, Wis.: Eggshells Press. (See appendix A for Eggshells Press contact information.)

著者紹介

ランディ・クリーガー

　ランディ・クリーガーはプロのライターであり，広報とマーケティングの要職にあります。ノン・ボーダーラインに対する BPD の影響に関して，十分な情報が得られなかったので，インターネット上で調査を開始し，最終的にはこの障害の破滅的な影響を扱う，1,000 以上のストーリーを収集しました。クリーガーはその後，"Stop Walking on Eggshells : Taking Your Life Back When Someone You Care About Has Borderline Personality Disorder" を著しました。この本は BPD に関するベストセラーとなりました。クリーガーは non-BP のための 12 にのぼる E メール討論グループを管理し，BPD に関する総括的なウェブサイトも維持しています。

ジェイムズ・ポール・シャーリー

　ジェイムズ・ポール・シャーリー，L.M.S.W., C.C.J.S. は長きにわたり人格障害に関心を寄せているソーシャル・ワーカーです。この本には，入院精神科治療，外来依存症治療，物質乱用予防といった広範囲にわたる職業上の経験と，さらには禁固刑に服している凶悪犯とのセラピーや社会的スキルのクラスを含む，刑事訴訟組織での経験に基づいて貢献しました。ポールは，人格障害の知識を，最近の神経学の研究がもたらす発見と統合するように研究しています。

訳者あとがき

　本書に出会ったのは，3年前の夏のボストンであった。私は，私のスーパーヴァイザーのスーザン・ヴォーゲル氏と共にハーバード大学の生協に行った。そこに本書は，ひっそりと置かれていた。BP者とBP者に関わるnon-BP者は，両者とも苦渋に満ちている。しかし，これまでの私の臨床経験とこの5年間の私的経験を通して，苦しみがいつか柔らかになることを信じ諦めず工夫を続けることが，BPD治療の秘訣ではないかと私は思う。本書は具体的なスキルを身に付け実践するための道しるべになるであろう。

　より洗練された翻訳をするための助っ人としてご協力いただいた北里大学の黒澤麻美先生，そして共訳者束原美和子先生に御礼申し上げます。また一貫して必要なサポートを下さった遊佐安一郎先生，星和書店の石澤雄司社長に深く感謝いたします。そして私の生を支え続けて下さった山田一成先生，若林邦夫先生，看護スタッフの皆様，本当にありがとうございました。最後に身内ながら細かい手伝いをしてくれた長男に，お礼を述べます。

2005. 7. 5.

野村　祐子

《訳者紹介》

野 村 祐 子 (のむら ゆうこ)

群馬県出身　臨床心理士
1979 年　国際基督教大学卒業
その後，長谷川病院に 21 年間勤務
代官山メンタルヘルス相談所にてカウンセラー，スクールカウンセラーなどを行う
専門は，家族療法，クリニカルソーシャルワーク

東 原 美 和 子 (つかはら みわこ)

東京都出身　臨床心理士
1975 年　聖心女子大学文学部教育学科臨床心理学卒業
1984 年　順天堂大学医学部精神医学教室研究生（〜 1990 年）
1985 年　下坂クリニック心理療法研究室在室
主として摂食障害，境界性人格障害などの精神療法，家族療法に携わる
（専門　精神分析的精神療法，家族療法）
2002 年　オーストラリア，シドニー在住

黒 澤 麻 美 (くろさわ あさみ)

東京都出身
1989 年　慶應義塾大学文学部卒業
1990 年　英国オックスフォード大学留学（〜 1993 年）
1991 年　慶應義塾大学大学院文学研究科修士課程修了
帰国後，複数の大学で英語講師として勤務
2005 年−　北里大学一般教育部専任講師

《監訳者紹介》
遊佐安一郎（ゆさ　やすいちろう）

福島県出身　臨床心理士
1970年　上智大学英語学科卒業
　　　　ICU大学教育心理学科に一時在籍後，ニューヨーク州立大学オールバニー校留学
1972年　修士課程修了
1977年　教育博士号取得
　　　　米国ニュージャージー州専門心理士（Professional Psychology）免許取得
1977年－Syracuse Developmental Center, Pilgrim, Central Islip, Kings Park Psychiatric Center等でPsychologistとして勤務
1987年－South Beach Psychiatric CenterでChief of Serviceとして勤務
1996年－長谷川病院クリニカル・コーディネーター
著書に『家族療法入門―システムズ・アプローチの理論と実際』（星和書店）
訳書に『認知療法入門』（星和書店）

境界性人格障害＝BPD　実践ワークブック
――はれものにさわるような毎日をすごしている方々のための具体的対処法――

2006年2月20日　初版第1刷発行
2008年4月14日　初版第2刷発行

著　　者　Randi Kreger　　James Paul Shirley
監訳者　遊佐安一郎
訳　　者　野村祐子　　東原美和子　　黒澤麻美
発行者　石澤雄司
発行所　㈱星和書店
　　　　東京都杉並区上高井戸1-2-5
　　　　電話　03（3329）0031（営業）／（3329）0033（編集部）
　　　　FAX　03（5374）7186
　　　　http://www.seiwa-pb.co.jp

Ⓒ2006　星和書店　　Printed in Japan　　ISBN978-4-7911-0593-9

境界性人格障害＝BPD はれものにさわるような毎日を すごしている方々へ	P.T.メイソン、 R.クリーガー 著 荒井秀樹、野村祐子、 束原美和子 訳	A5判 352p 2,800円
ここは私の居場所じゃない 境界性人格障害からの回復	R.レイランド 遊佐安一郎 監訳 佐藤美奈子、 遊佐未弥 訳	四六判 736p 2,800円
BPD（境界性人格障害）を 生きる七つの物語	J.J.クライスマン、 H.ストラウス 著 吉永陽子 訳・監訳 荒井まゆみ 訳	四六判 528p 2,500円
マンガ 境界性人格障害＆ 躁うつ病 REMIX	たなかみる 著	四六判 196p 1,600円
マンガ リストカット症候群から 卒業したい人たちへ	たなかみる 著	四六判 192p 1,600円

発行：星和書店　http://www.seiwa-pb.co.jp　価格は本体（税別）です